日本老年歯科医学会監修

高齢者歯科診療ガイドブック

●編集
下山 和弘
櫻井　薫
深山 治久
米山 武義

財団法人 口腔保健協会

序　文

　2008年3月に本学会監修にて「口腔ケアガイドブック」が刊行されました．歯科関係者以外にも多方面で実施されている口腔ケアですが，本学会として専門的立場から口腔ケアの基本的な知識と技術をまとめたものです．今回は，高齢者歯科診療に携わる歯科医師・歯科衛生士・歯科技工士に標準的な歯科診療を提供し，また介護・看護職の方および広く医療に携わる方々にも高齢者歯科診療を理解していただけるようにまとめました．

　高齢者では加齢による心身の変化は個人差が大きく，かつ口腔疾患以外に全身にいろいろな問題を抱えている方がほとんどです．これまでスタンダードとされてきた歯科診療とどこが違うのか，どのような配慮が必要なのか，患者の希望にどこまで応えられるのか，歯科診療の限界はどうなのかなど多くの問題点が浮かびます．最終的には高齢歯科患者に対して，その患者の状態に見合った必要かつ十分な歯科診療を安全に提供することがわれわれの使命です．高齢者だからといって低いレベルの治療で終わっては国民の期待に応えられません．

　執筆者は高齢歯科診療の最前線で活躍されている方々ですので，本書には日常診療における示唆が多く記載されています．しかし，私たちは日常の臨床や研究に没頭していると，つい周囲の状況を知らないまま過ごしてしまいそうです．私たちが意識するかしないかにかかわらず，年齢構成や経済情勢などの社会構造や科学技術の変化は，医療・歯科医療にも影響を与えます．今後も視野を大きく持ちながら，本書をもとに高齢者歯科診療のupdateを心がけていく必要があります．

　周知のように，これほど急速に超高齢社会になった国はありません．わが国の歯科医師は高齢者歯科診療の機会が増え続けます．日本老年歯科医学会の活動は24年前（1986年）から始まり，わが国の高齢化を追いかけるように，またその先を予測しながら学会会員総力で高齢者歯科診療を体系化してきました．そのひとつの形が本書です．ページ数が限られましたので十分とは言えませんが，皆様の座右においていただき日々の診療に多少でもお役に立てれば幸いです．また，読者の皆様より多くのご意見を頂き，今後の本学会の活動に反映したいと存じます．

2010年5月

一般社団法人　日本老年歯科医学会
理事長　山根源之

編集にあたって

　口腔の健康がQOL（生活の質）に大きく影響することは広く知られています．誤嚥性肺炎や人工呼吸器関連肺炎の予防に果たす口腔ケアの役割，歯周病と糖尿病・脳梗塞・心筋梗塞との関連などは保健・医療・福祉の分野に携わる専門家には周知のことといえます．しかし，高齢者の口腔内の状況は必ずしも良好とはいえないのが現状です．日本老年歯科医学会ではこのような状況を鑑み，高齢者の歯科診療に関するガイドブックを上梓することにしました．

　本書刊行の目的は，高齢者の歯科治療を安全・安楽・効果的に行うための基本的な知識・技術を提供することにあります．歯科医師，歯科衛生士を本書の対象としていますが，医師，看護師，保健師，言語聴覚士など多くの専門職種にも本書を活用いただけるように配慮いたしました．歯科治療の範囲は非常に広く，すべてに対応できるガイドブックを目指しますと頁数が膨大な書籍になってしまいます．そこで，本書では高齢者の歯科治療に必要なエッセンスを記載することにしました．青壮年を対象とした歯科治療と共通の項目は簡略に記載し，高齢者の歯科治療に特に必要な事項を詳しく記載するよう執筆者に依頼させていただきました．頁数の制限のなかで執筆者それぞれの創意工夫がみられる内容になりました．超高齢社会といわれるわが国において本書が役立つことができれば幸いです．

　用語は日本老年歯科医学会編集の老年歯科医学用語辞典に準拠しています．しかしそれぞれの現場の声，議論があるものなどがあり，「歯科訪問診療」など用語集とは異なる用語を用いたものもございます．用語の統一や内容の調整などのために執筆者には完成直前まで原稿の修正をお願いしましたが，読者にとっては必ずしも十分とはいえないことをお許し願いたく存じます．

　日本老年歯科医学会の監修によるガイドブックとして高齢者の歯科治療のエッセンスを読者に提供したいと考えていましたが，現状を鑑みると本書の内容はもとより十分とはいえません．読者のご批判・ご意見をお願いしたいと存じます．

　最後に，日本老年歯科医学会ガイドブック作成ワーキンググループの一員として終始有益な助言をいただいた渡邊　裕氏，戸原　玄氏，菅　武雄氏に，また本書の完成に労を惜しまなかった口腔保健協会関係諸氏に深く感謝の意を表します．

2010年5月

編集者一同

CONTENTS

日本老年歯科医学会監修
高齢者歯科診療ガイドブック

序文
編集にあたって

第Ⅰ章 超高齢社会における歯科診療システム論 ……………………1

1. 歯科診療の現状と将来 …………………………………………………2
2. 診療の流れ ……………………………………………………………9
3. チームアプローチ・協働 ……………………………………………14

第Ⅱ章 高齢者の特徴 …………………………………………………19

1. 身体的な特徴 …………………………………………………………20
2. 口腔の老化 ……………………………………………………………23
3. 心理的・精神的な特徴 ………………………………………………27

第Ⅲ章 安全の確保 ……………………………………………………35

1. 全身管理 ………………………………………………………………36
2. 問題発生時の対応 ……………………………………………………45

第Ⅳ章 高齢者の歯科診療 ……………………………………………51

1. 歯科治療の基本方針 …………………………………………………52
2. 口腔外科学からみた特徴とその診療方法 …………………………56
3. オーラルメディシンからみた特徴とその診療方法 ………………66
4. 歯科保存学からみた特徴とその診療方法 …………………………81
5. 歯科補綴学からみた特徴とその診療方法 …………………………90
6. 歯科麻酔学からみた特徴とその診療方法 …………………………103

第Ⅴ章 歯科診療の実際 ……………………………………………………………………… 105

1 外来における歯科診療―外来通院患者の現状と問題点への対応― …………………… 106
2 医療施設（病院）における歯科診療 …………………………………………………… 115
3 施設における歯科診療 …………………………………………………………………… 127
4 居宅における歯科診療 …………………………………………………………………… 130

第Ⅵ章 摂食・嚥下障害 ……………………………………………………………………… 135

1 摂食・嚥下障害の基本的知識 …………………………………………………………… 136
2 摂食・嚥下障害に対する歯科的アプローチ …………………………………………… 156
3 食事に対する指導 ………………………………………………………………………… 161

第Ⅶ章 歯科受診を妨げる要因と対応 …………………………………………………… 169

1 歯科受診を妨げる要因 …………………………………………………………………… 170
2 移動手段の確保 …………………………………………………………………………… 172
3 診療室・診療台への移動・移乗の方法 ………………………………………………… 175
4 車いすの利用可能な診療施設 …………………………………………………………… 187

第Ⅷ章 歯科治療時にみられる問題と対応 ……………………………………………… 191

1 1歯残存症例への対応　抜歯か保存か ………………………………………………… 192
2 在宅における摂食・嚥下障害患者への対応 …………………………………………… 195
3 重度の認知症患者への対応 ……………………………………………………………… 198
4 脳血管障害患者への対応 ………………………………………………………………… 201
5 カンジダ症患者への対応 ………………………………………………………………… 211
6 口腔乾燥を訴える患者への対応 ………………………………………………………… 218
7 痛み・麻痺を訴える患者への対応 ……………………………………………………… 225

索引 ……………………………………………………………………………………………… 228

第 I 章 超高齢社会における歯科診療システム論

1 歯科医療の現状と将来

1 現状

　急激な人口の高齢化はわれわれの前に大きく立ちはだかる問題であると同時に，今後の歯科界の進むべき方向を示唆する重要なテーマである．これから半世紀の人口推計を見てみると，生産人口と高齢者人口の割合が限りなく1対1に近づいている[1]．つまり，急速に高齢化が進み，これまでにない社会構造の変化がわが国に起きつつある．問題は歯科医師一人ひとりの中でこの認識が欠如していること，そしてわれわれ歯科界の対応が他の医療に携わる職種に比較し，遅れをとっている感があるということである．

　超高齢社会を迎えて，歯科医師，歯科衛生士は医療と福祉の両面に精通する必要がある．福祉，介護は歯科とは関係ないと多くの歯科医療従事者は考えており，地域で医療・福祉を支える多職種の中で完全に浮き上がってしまっている．歯科診療システムを考えるうえでの最も大きな問題は，福祉や介護に対する認識の欠如であり，安全で信頼される歯科医療を構築するうえでのハードルになっている．卒前，卒後の教育の中で「多職種との連携」，「地域完結型の診療システム」を提唱する必要があると考える．

2 問題点

　社会は診療室での臨床に加えて，病院や施設，在宅などにおける歯科訪問診療という新たな臨床の取り組みを求めている．この対象は高齢者であるだけでなく，多くの疾病や障害を有する方々も含まれる．加えて，歯科医師が経験したことのない，ターミナルケアまで担う可能性が出てきた．

これまでも歯科訪問診療システムは機能していたが，あくまで歯科医療の一つのオプションという性格を帯びていた．しかし人口の高齢化の速度は，オプションという生ぬるい認識では到底対応できないほど急激である．つまり歯科医療の一つの「確かな在り方」という認識でないと国民の要望には到底応えられない．われわれ歯科医師はこの変化に対応できるであろうか．問題は大きく，かつ深い．

　かつての小児う蝕の洪水の時代に，各歯科大学が先を競って小児歯科の講座と診療科をつくったときの対応の速さと比べ，超高齢社会を迎え，多くの職種を巻き込み介護保険制度が改正される中にあって，切迫感があまりに乏しい．従来のたてわりの治療学の高齢者版ではなく，医科との連携を密にし，口腔機能全体の低下および障害に対する治療法を研究する高齢者歯科学に裏付けられた高齢者歯科診療体系が必要となってくる．

　近森リハビリテーション病院の元院長で脳外科医である栗原正紀氏が，論文[2]の中で歯科医師に是非知っていただきたいこととして，次のようなことをあげている．①高齢者が病気で救急搬送される原因として，最も多いのは肺炎である．そのほとんどが誤嚥性肺炎であり，高齢者が口から安全に食べられていない現状がある．②高齢者や重症の患者の大多数が，口腔機能の障害を持っている．③救急入院した患者の多くが，義歯を外され使えなくなっている．そして，これに対して対応してくれる歯科医師が非常に少ない．④脳血管障害で倒れると咬合が変化するが，これに対して現実にどう対処したらいいのか．⑤今以上に，医科・

歯科の連携を進めていくべきではないか．⑥現状の保険医療制度の中では，歯科衛生士が歯科医師のいない病院の中で働くことが難しい．このままでは多くの患者の口が放置されてしまう．⑦歯は食べ物を単に咀嚼するためにあるのではなく，美味しいものを美味しく，そして安全に，皆と楽しく食べるためにあるのではないか．⑧リハビリテーションは，障害の軽減，改善に努めるが，たとえ障害が残っても自立した社会生活ができるように支援するのも大切なリハビリテーションの役割である．口に障害が残った患者の支援はだれが行うのか．

栗原氏は決して歯科医師を批判しているわけではない．むしろ，社会の中でもがき苦しんでいる多くの患者（国民）にしっかり歯科医師は向き合ってほしいと熱いエールを送っているのである．

3 解決策

脳外科医であり，リハビリテーションの専門医である栗原氏の上記の論文（質問状）は社会の切実な叫びのように聞こえてならない．社会的正義のうえからも，最も緊急の問題として，歯科医師，歯科衛生士の組織が，この問題に取り組むべきであると考える．そしてこの問題提起から今後，歯科が担うべき道筋がはっきり見えてくる．歯科は失なわれた器官の一部である歯の修復を行うという点でそもそもリハビリテーションの性格が強い領域である．さらにいえば，歯科は予防とリハビリテーションを柱とする専門領域である．リハビリテーションの世界に入っていくと歯科は今まで考えられなかった重要な役割を与えられる．それはとりもなおさず，社会的評価の向上につながる．

1）歯科医から口腔医への脱皮

残念ながら歯科医師というと「歯の先生」というイメージでとらえられる．われわれの守備範囲は，歯はもちろんのこと，口腔から全身の疾病に至る広範囲のものである．今から30年以上前までは，多くの時間を小児のう蝕治療に費やしてきたが，近年は成人歯科保健の必要性が叫ばれ歯周病治療の充実が国民の求めるところとなった．そして，高齢社会，超高齢社会を迎え，ライフステージの後半に至り，人生を全うするための口腔保健が火急の課題となっている．歯と口腔の持つ働きは，実に多岐にわたっている．例えば要介護高齢者で口腔衛生状態が悪く，嚥下機能や口腔機能が低下してくると誤嚥性肺炎のリスクが非常に高まる．誤嚥性肺炎は高齢者にとって致死率の最も高い疾病である．歯科医師は，口腔科医として医師や看護師，言語聴覚士また広くは介護士等の福祉関係者と連携し，肺炎の予防にかかわる．つまり，超高齢社会を迎えて，われわれは口腔医，口腔科医に脱皮しなければならない．

2）在宅歯科医療の充実

地域に生活する住民に対して「安心と安全」を保障する医療提供システムの構築が非常に大切な視点である．在宅において展開される歯科医療は，外来中心の医療とは異なり，高齢で，かつ障害を持つ患者に対し生活の場において対応する歯科臨床である．すなわち，複数の基礎疾患を有する高齢者，また自立した生活能力に困難を有する高齢者に対して「食べられない・話せないなど」という口の機能にかかわる問題と「う蝕・歯周病・義歯…など」の器質的な問題を，他職種と連携し，患者の生活の場で解決を図る臨床の展開である．このように訪問で展開される歯科臨床を図Ⅰ-1のように，高齢者リハビリテーション研究会では「専門的口腔ケア」と定義し，健常者から要介護高齢者までの在宅などにおける歯科のかかわりとして明らかにしている．

これら在宅医療の取り組みは，個々の歯科医療従事者のみで達成することには限界があり，在宅での生活支援を担う多くの職種と連携し，在宅で

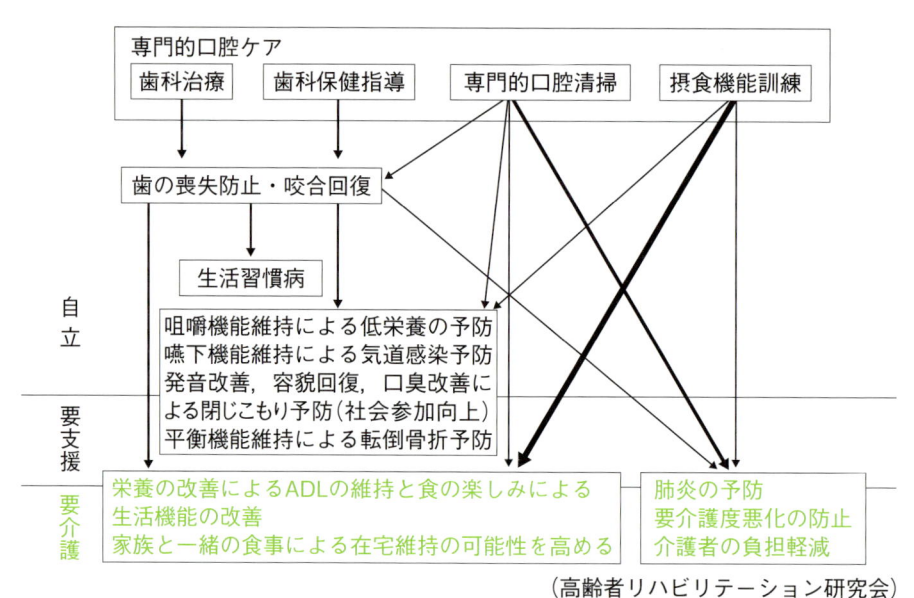

図Ⅰ-1 口のリハビリテーションの概念図
（高齢者リハビリテーション研究会）

の歯科医療の提供を行うわけである．ここに，地域における医療連携の取り組みが出てくることになる．また在宅において提供される医療は，多くの場合，介護保険という医療保険とは異なる制度の中で，介護サービスと一体的に提供することになる．

3）かかりつけ歯科医機能の強化

診療室で永年診ている患者も，いずれ高齢となり医療や介護サービスを受ける立場になると予想される．そうしたとき，その患者の口腔状態を一番知っている，かかりつけ歯科医が最も安心で的確な医療を提供できる可能性がある．何をおいても，かかりつけ歯科医の機能やネットワークを強固にすべきである．具体的には介護，保健医療に携わる他職種との連携，地域包括支援センター，行政との連携を密にする必要がある．

4）診療室は介護予防の前線基地

近年，地域では，介護予防事業がますます盛んになってきている．日常臨床と直接関係ないように思われるが，当初から口腔に関係するプログラム（口腔機能向上プログラム）が入っている大切な事業である．われわれは，むしろ診療室を介護予防の前線基地にすべきである．

歯科医院通院中の高齢者が「運動機能低下，低栄養，閉じこもり，認知症，うつ」に該当すると考えられる場合や，歯科医療終了時にさらに口腔機能の向上が必要と考えられる場合には，患者や家族に基本健康診査受診や地域包括支援センターへの相談を勧めることも，かかりつけ歯科医の役割の一つであると考えられる[3]．

基本健康診査や介護認定審査会で，特定高齢者，要支援1，2とされた高齢者に対して，地域包括支援センターで介護予防ケアマネージメントが実施され，口腔機能向上の事業やサービスが必要とされた対象者が，事業参加やサービス利用を承諾した場合，特別養護老人ホーム等に設置された通所サービス提供事業所や市町村保健センターなどで「口腔機能の向上」プログラムが実施される．

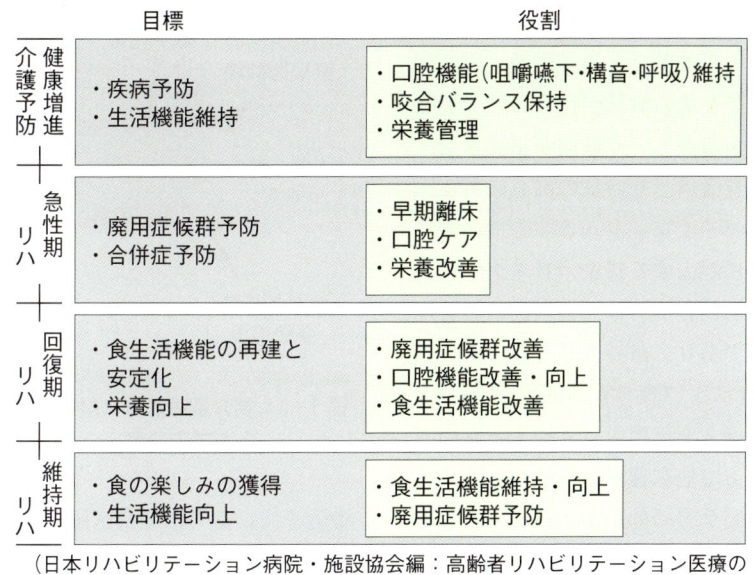

	目標	役割
健康増進 介護予防	・疾病予防 ・生活機能維持	・口腔機能(咀嚼嚥下・構音・呼吸)維持 ・咬合バランス保持 ・栄養管理
急性期リハ	・廃用症候群予防 ・合併症予防	・早期離床 ・口腔ケア ・栄養改善
回復期リハ	・食生活機能の再建と安定化 ・栄養向上	・廃用症候群改善 ・口腔機能改善・向上 ・食生活機能改善
維持期リハ	・食の楽しみの獲得 ・生活機能向上	・食生活機能維持・向上 ・廃用症候群予防

(日本リハビリテーション病院・施設協会編:高齢者リハビリテーション医療のグランドデザイン,41,青海社,東京,2008.)

図Ⅰ-2 高齢者リハビリテーションと歯科の介入

歯の喪失の予防と義歯等による咀嚼機能の回復が高齢者の口腔機能の維持・向上に非常に重要である.また,特定高齢者や要支援者は通院が可能なので,「口腔機能向上」により口腔に関心が高まり受診行動につながることも予想される.また「口腔機能の向上」が介護予防効果をもつとの認識が高まれば,自立した高齢者や成人期の受診行動にも少なからず影響を与える.

5)病診連携と地域連携パス

病診連携とは,患者を歯科診療所から専門医のいる大学病院や医療設備の充実した中核となる病院に紹介して,高度な検査や治療を提供し,治療が終了した患者は,もとの診療所で診療を継続するシステムである.

医科では,医療機関の機能分担と連携が進むにつれて,施設内ですべてが完結するのではなく,地域で完結する医療形態の必要性が叫ばれてきた.医科では2008年より地域連携クリニカルパスが診療報酬の対象となり,地域連携の普及に追い風が吹いた.一方,歯科は,一つの診療所内で自己完結する治療が大半を占め,連携をするシステムが育ってこなかった.しかし,超高齢社会の到来を迎え,歯科訪問診療において地域医療連携加算や在宅療養支援歯科診療の設置など,一般開業医が病院や施設と地域で連携を構築しながら高齢者医療を支えていく保険診療体系ができてきており,医療連携を積極的に利用して歯科治療を継続していくことが医療サービスの向上につながる.そして,何より医療の連携こそが安全な歯科医療を提供できる基盤となる.

地域連携パスの作成は,関係者による連携会議の設置と十分な議論が何よりも大切とされている[4].このためには,医・歯の学会間の連携,医師会・歯科医師会の連携といった全国的な環境整備と,地域における医療従事者と歯科医療従事者との密接な連携が望まれる.高齢者のリハビリテーションには歯科として,さまざまなステージでかかわることができる(図Ⅰ-2).今後の展開が期待される.

6）専門的口腔ケアを確立し，育てる

口腔ケアを普及する段階で，歯科医師，歯科衛生士が行う口腔ケアと他の職種が行う口腔ケアとは，どこに差異があるかという疑問が出てきた．専門的口腔ケアの特徴は，その質の高さにある．つまり，徹底したバイオフィルムの除去である．これによって口腔に起因する感染のリスクが減少する．さらに専門的口腔ケアは，専門的口腔管理の中核をなすものであり，歯科として培った専門性を活かして，「食べる」「話す」「呼吸をする」といった口腔の持つ働きを専門的に支援するものである．しかし，一方で他職種との連携があって，はじめて専門的口腔ケアの効果が期待できる．口腔に関する連携の要を担う専門職としての自覚が強く求められる．

7）しっかり食べられる義歯製作と摂食・嚥下リハビリテーションの推進

喪失歯の多い高齢者に対して歯科医師の一番大切な仕事は，口からしっかり食べられるように，口腔内の環境の整備を先頭に立って行うことである．そのためには，安心して口から食べられるようにしっかり噛める義歯を作ることである[5]．そして，食べるところをしっかり確認するまで責任を持って，治療にあたることである．この場合，きわめて技術的な修練が求められる．他の職種に納得していただける臨床の力をつけることである．

摂食・嚥下リハビリテーションというと拒絶する歯科医師が多い．しかし，金子芳洋氏の言葉をかりて述べさせていただくならば，「誤解を恐れずに言うならば，いままで歯科医療関係者が持っていた知識と技術に，ほんの少しばかりの知識・技術と，ほんの少しばかりの新しい道具を加えれば，運動障害部位の多くが口腔期にある在宅の慢性期の摂食・嚥下障害患者には，とりあえずは対応できるのです」[6]．在宅での摂食・嚥下障害患者の一

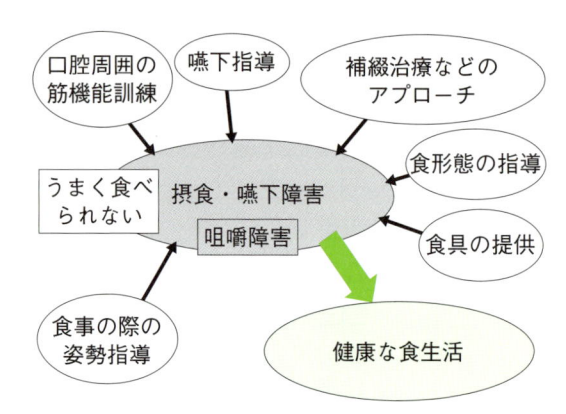

図Ⅰ-3 要介護高齢者に対する歯科医の摂食機能医としての役割

番近くにいるのが歯科医師であることを忘れてはいけない．

8）栄養サポートチーム（NST：Nutrition Support Team）と歯科保健医療

NSTは，入院患者の低栄養への対応から生まれた．患者の低栄養は，免疫機能の低下や創傷治療の遅延などを招き，入院期間の延長から医療費の増加にもつながり，生命予後まで影響するといわれる．急性期の病院における在院日数を短くするだけでなく，慢性期の療養施設においてもADLの改善などにもNSTが有効であることが認識されてきている．いくつかの病院では，歯科医師がNSTのメンバーとなって活躍している事実はあるが，まだ普及していないのが現実である．

2009（平成21）年3月に介護に係る費用の基準の見直しがあり，栄養マネジメントは多職種が共同して取り組むこととされていたが，それに歯科医師が新たに加えられた．また，経口移行加算を算定する場合も多くの職種が協働することとなっていたが，これにも歯科医師が明記された．NSTと歯科との距離は急速に近くなった[7]．

歯科医師の一つの新しい姿は摂食機能医としての存在である．摂食機能医はさまざまな障害によって健康な食生活が阻害されたとき，図Ⅰ-3の

ように補綴治療をはじめとし，あらゆる方向から「食べること」を支援する[8]．

9）大学および地域での人材の育成

人口の高齢化が進み，疾病や障害を持つ人が急増している．健常者を対象としたこれまでの歯科医療では，国民の切なる要望に応えられない．大学での現行の教育だけでは，国民のニーズに応えられる人材は育てられない可能性がある．大学と地域医療の最前線に立っている臨床医が協働し，人材の育成に力を入れなければならない．これからの歯科医療従事者に求められる姿は，高齢者の治療に精通し，他の職種の規範となる口腔ケアを確立し，連携しながら啓発していく人物像である．

10）歯科医療と心の医療

嚥下障害のために口から食事ができなかったら，どれほど心がすさむだろうか．「なぜ私だけがこんな辛い人生を与えられたのだろうか」と自分自身と周囲を恨むであろう．

だれもが，心と体は加齢とともに退行性の変化をするものだと考えているが，体は相応に変化し，心はいつも若いときのままである．「自分は年老いた」と考えない．周囲が，その人の顔貌やしぐさや動きによって高齢者であるという認識を無意識のうちに強要しているケースが多い．この体と心のギャップが高齢者におけるいろいろな難しい問題を引き起こす．われわれの行う，口腔ケアや摂食・嚥下訓練によって閉ざされた心の扉をそっと開けさせてもらうことができたら，こんなにすばらしいことはない．

11）ターミナルケアと口腔ケア

生まれたら必ず死を迎える．これはだれも避けることができない．最近ターミナルケアについての話題が多くなってきたが，多死時代を迎え，死をどのように，またどのような場面で迎えるかということが国民の大きな関心事になってきたことを示している．この背景には病院ではなく在宅で亡くなることを多くの国民が望むようになってきたこと，高齢者でなくても癌などで死が近くなったとき，ターミナルケアというかたちでのかかわりが求められる場合が増えてきたことなどがあげられる．また「リビング ウィル」という，自分が死に直面したとき，どのように対応してほしいかを自分の意思として生前に明確にしておく考えも普及しつつある．だれも自分の死のことは考えたくないし，ましてや愛する家族のことは考えたくない．しかしだれでも必ず訪れる死という究極の問題について，口腔の専門職として今後どのようにかかわるかという課題が出てくるものと予想される．

ターミナルにおける口腔ケアの目的は，できるかぎり口から食べること，しゃべることを確保し，呼吸器感染を予防し，QOLの低下を防ぐことである．まさに口腔ケアが本領を発揮する．

4 超高齢社会と歯科医療の将来展望

現代医学は，器官，臓器別に細分化され，さらに細胞や，遺伝子レベルまでその研究が急速に進んでいる．医学の社会的な応用といわれる医療では「疾病ではなく，疾病で苦しむ人間を見よ」といわれてきたが，現実は疾病の診断が最重要視され，医学研究はより細分化の方向にある．しかし，一旦疾病で介護，看護される立場になると，生活者としての人の存在や家族の存在が相対的に大きくなり，逆方向のベクトル（リハビリテーション医学）のように生活の背景や心理に関する事項が非常に重要になる[9]．一方，多くの医療従事者の関心は急性疾患の診断や治療に偏っていて，予防医学や慢性期の治療やケアには関心が薄い．高齢者や要介護高齢者における口腔健康管理，口腔ケアの原点は，これまでの説明でいうならばどちらかといえばリハビリテーション医学のベクトル上

にあり，人間を取り扱う医療従事者としての資質や感性が強く求められる．かかりつけ歯科医が，失われがちであったこの視点に光を当てることができるならば，素晴らしい社会貢献となるであろう．

　歯科にかかわる話題は厳しいものばかりであるが，実際それほど，将来は暗いものであろうか．

　歯科の専門領域をもし，「歯」だけとしたら実に守備範囲が狭いものになる．しかし，「口腔全体」，「口腔から全身健康へ」としたら間違いなく，今のマンパワーでは対応できない．

　またターミナルケアにおける口腔管理の分野を伸ばすことができたら，歯科は妊婦から看取りまで人の一生にすべてかかわれることになる[10]．これほどユニークな専門領域はないであろう．筆者は，この口をどのように使うかで人生はいかようにも変わってくると考える．この口にかかわる歯科医師，歯科衛生士，歯科技工士が夢を持てなくなってしまったら，この国も活力を失ってしまうだろう．高齢者の方々に「生きている喜びを感じるときはどのようなときですか」と尋ねると，異口同音に「食べるとき」と答える．まさに，生きることは，食べることである．この分野をしっかり担ってはじめて，歯科界は救われると考える．

　歯科の将来を展望するとき，忘れてはならないテーマと言葉は，"地域リハビリテーション"である．地域リハビリテーションとは，障害のある人々や高齢者が住み慣れたところで，そこに住む人々とともに，一生安全にいきいきとした生活が送れるよう，医療や保健，福祉および生活にかかわるあらゆる人々がリハビリテーションの立場から行う活動すべてをいう[11]．われわれは結局一人では生きていけない．みんなの力によって生かされている．だれでも障害を持つ可能性を秘めている．住み慣れた地域で支えあうことがどんなに人生を全うするうえで，安心を与えることか．その中に歯科医療従事者はしっかりと根をおろすべきである．これが問題解決の第一義的な答えである．

　「夜明け前が一番暗い」，このことを忘れてはいけない．今こそ，われわれを求めている領域に他の職種と一緒に一歩踏み出していくときである．そして，若い歯科医師や学生たちに夢と希望をもっていただきたい．口腔領域を担うことの素晴らしさを知って欲しい．超高齢社会ほど，歯と口腔の大切さが再認識される社会はない．

（米山武義）

文　献

1) 角町正勝，米山武義：地域における医科歯科連携在宅医療・介護の取り組み，深井穫博，池主憲夫，川口陽子，米山武義編，口腔保健推進ハンドブック，35-42，医歯薬出版，東京，2009.
2) 栗原正紀：「口のリハビリテーション」のすすめ―救急医療から地域ケアまで―，歯界展望，101：993-1000，2003.
3) 大原里子：介護予防，深井穫博，池主憲夫，川口陽子，米山武義編，口腔保健推進ハンドブック，203-204，医歯薬出版，東京，2009.
4) 石井拓男：病診連携・診診連携・医療連携クリティカルパス，深井穫博，池主憲夫，川口陽子，米山武義編，口腔保健推進ハンドブック，212-214，医歯薬出版，東京，2009.
5) 加藤武彦：歯科在宅往診に関する"10の問題点"，The Nippon Dental Review, Vol.61 No.2, 2001-2002，東京，2002.
6) 金子芳洋：序，金子芳洋，加藤武彦，米山武義編，食べる機能を回復する口腔ケア，歯界展望別冊，医歯薬出版，東京，2003.
7) 石井拓男：NST，深井穫博，池主憲夫，川口陽子，米山武義編，口腔保健推進ハンドブック，215，医歯薬出版，東京，2009.
8) 菊谷　武：「摂食機能医」のすすめ，歯界展望，172-175，東京，2003.
9) 大田仁史：地域リハビリテーション原論，2-5，医歯薬出版，東京，2001.
10) 米山武義：口腔ケアの意義，下山和弘，米山武義，那須郁夫編，口腔ケアガイドブック，5-9，口腔保健協会，東京，2008.
11) 大田仁史：地域リハビリテーション原論，7，医歯薬出版，東京，2009.

2 診療の流れ

1 はじめに

　高齢者に対する歯科診療の特徴は，個々の患者が有する「条件」が多様であり，それら条件を加味した安全で確実な診療が求められる点にある．また通院条件の加味も診療方針の大きな分岐点になるので，これら患者の有する条件の加味が日常臨床に組み込まれているかどうかが診療の質を向上させることにつながる．

　安全で確実な診療を構築するためには，システムとして関連するすべての情報を診落としなく対応できることが必要である．診療システムは各病院，診療所によって地域特性や環境，人的資源などで異なってくるので，本稿では筆者の環境で用いている診療システムを紹介し，解説する．読者は自分の環境に合わせて改良して欲しい．

2 診療の流れ（図Ⅰ-4）

1）主訴・問題の把握

　診療は患者からの訴えをその起点とするが，例外もある．それは本人が訴えられない状況もしくは問題を認知できない場合である．要介護高齢者や急性期にある高齢患者では高頻度に認められる．多くは家族からの訴えや周囲のスタッフからの依頼となる．これらの場合には，情報の精度に配慮することと，希望との分離を考慮することが診療の第一歩になる．

　主訴は「主たる訴え」として，医療従事者と患者との最初の接点である．患者の訴えが多岐にわたる場合には，問題が大きく，優先的に対応を求められるものを主訴とする．診療録には訴えを番号付きで記録する事が望ましく，伝統的に主訴を#1，順次#2，#3と表記する．#はnumberの略号である．

例）#1：歯が痛い．
　　#2：歯の色が変わってきた．
　　#3：口臭が気になる．

2）医療面接

　医療情報の収集の手段として医療面接は重要である．主訴はもちろん，現症，現病歴，既往歴，全身的な問題，家族歴，通院条件を含めた環境の問題など，幅広く聴取する．患者が伝えたいことを的確に把握するためのコミュニケーション・スキルの習得は，臨床家として生涯続く研鑽の課題である．

　医療面接においては，コミュニケーション・スキルとともに「記録」が重要である．患者からの訴えは『患者の言葉』として，そのままの表現で記録する．医学用語に置き換えて記載する場合にはカッコ付きにするなどの工夫が必要となる．

例）『歯がいづい』：『　』は患者の言葉．
　　2日前より「噛むと痛い」：「　」は医療面接者の言葉（解釈）．
　　（右下臼歯部咬合痛）：（　）は医学用語への置換．

　他の医療従事者が記載内容を理解できるようにシステム化された記録方法も開発されており，問題指向型診療録（POS：Problem Oriented System）では重要4項目の頭文字を採りSOAP（ソープ）記載法を採用している．SOAPとは，

　S（Subject）：主観情報としての患者の訴え，現病歴．
　O（Object）：客観情報としての所見，現症，検査値．
　A（Assessment）：評価，診断．
　P（Plan）：上記3情報を基にした対応を指す．

主訴・問題の把握 → 医療面接 → 診査・検査 → 診療情報の収集 → 診断 → 問題点の抽出 → 診療方針の立案 → 治療計画の立案 → 診療 → メインテナンス

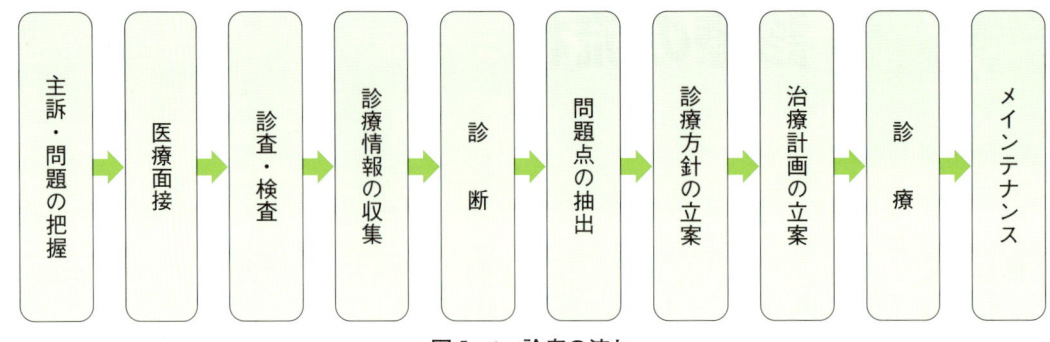

図 I-4　診療の流れ

例）S：歯が痛い．2日前から噛めない．
　　O：右下大臼歯の動揺．咬合痛．歯肉の炎症．
　　A：46, 47 歯周炎急発．咬頭干渉．
　　P：消炎処置．咬合調整．歯周治療．

　医療面接によって，訴えの内容を明確にし，必要な診査・検査の選択を行う．患者の認知機能やパーソナリティの概略把握も意識して行う．経験を積んだ歯科医師は口腔内を診察する前に診断予測が立つという．それは，患者の言葉や動作からも多くの情報を得ている場合があるということである．面接や記録のみに集中するのではなく，患者全体を観察して把握するように心がける．

3）診査・検査

　主訴への対応を中心に，口腔内・口腔外の診査・検査を行う．診察としては患者を最初に目にする段階，すなわち待合室での姿勢や態度，呼びかけへの反応（聴覚，認知，起立歩行などの運動器機能），診療室への誘導に対する反応の観察からすでに診察がはじまっている．
　皮膚，口唇，粘膜，舌，歯肉，歯，歯列，咬合，顎関節等に対し，視診，触診，打診，温度診などの診査を進める．
　診査・検査のなかには侵襲を伴うものもあるので，患者の全体像がつかめていない段階では控える場合もある．診療の流れの次項である医療情報の収集前には「一次診査・検査」として，侵襲の小さなものだけにとどめ，診療情報の収集後（全身的な問題の把握の後）に「二次診査・検査」として侵襲を伴う診査・検査を行う方法もある．

4）診療情報の収集

　医療面接も診査・検査も情報の収集であるが，ここでは医療情報として，内科や精神科などの医科からの情報収集を考える．
　高齢患者の多くが「かかりつけ医」や「主治医」を持っている．診療方針の立案に必要な全身的な問題の情報，すなわち病名，病期や重傷度，経過や予後見通し，処方薬剤や服用薬剤の情報，画像や血液検査などの各種検査結果が蓄積されている．歯科診療を進めるにあたり，すでに存在する情報に関してはできるだけ収集し，検査の重複を避けることが患者の負担（被曝や疼痛，時間的経済的な負担）の面からも，医療費の面からも有効である．かかりつけ医等への情報提供の依頼は「照会状」として書面で伝える．かかりつけ医がおらず，定期的な健康診断も受けていない患者の場合には「紹介状」も兼ねて高血圧への対応なども依頼することもある．
　これら病病連携（病院と病院），病診連携（病院と診療所）は有病高齢者の診療には重要となる．相互に交換する「診療情報提供書」は安全で確実な診療を構築するうえで欠かせない．

5）診断

診断には最初にくだす「主訴に対する診断」の他に、訴えにはなかったが医学的に対応が必要と考えられる疾患に対する診断がある。

診断の本質は「診断名（病名）をつける」ことである。すなわち、既知の疾患に合致するかどうかを診て断ずる行為である。診療行為に先立って診断が必要である。しかし、すべての訴え、病状に診断がつくわけではないので、その場合には「疑い病名」として「仮の診断」をつけたうえで治療への反応をみながら診療を進める場合もあり、診療の最終段階で診断が確定することもある。

「診断名をつける」ことの具体的な行為は、目の前の患者の現症および現病歴と、既知の疾患にみられる症状、検査結果等との間に矛盾なく説明がつく場合のみ、それを診断したという。

例えば歯周病のうち、慢性歯周炎は歯根膜に感染があり、アタッチメントロスが認められ、歯槽骨の破壊により歯の動揺が認められる疾患である。歯の動揺があるがアタッチメントロスが認められなければ、それは歯周病ではない。既知の疾患の必要条件としての症状・検査結果とのマッチング作業が「診断を進める」行為の内容である。矛盾なく説明がつくことが重要である。

6）問題点の抽出

診療を進めるにあたり、患者の有する「すべての問題点」を把握することが必要である。訴えがなければ診療の対象にしない、というのであれば歯科医師という専門家は必要ないであろう。その基盤は「医学」であり、経過観察を含めた「診立て」は、すべての問題点を把握したうえで判断されるものでなければならない。

問題点には歯科的な問題点と歯科診療上考慮すべき問題点の2種類がある。

①歯科的な問題点

歯科疾患はもとより、ケアの介入の必要度やリハビリテーションの必要度なども含んでいる。

②歯科診療上考慮すべき問題点

心疾患や認知障害などの全身的な問題に加え、通院条件などの問題が含まれる。

問題点は上記2種の問題点を1枚のシートの左右に重要度の高いものからリストアップして整理する。例えば、左欄に歯科的問題点、右欄に考慮すべき問題点を列挙する。

完成した表をプロブレムリストと称する場合がある。歯科医師としての質や熟達度がプロブレムリストに反映されるので、上級者のプロブレムリストから学ぶことは多い。また、自己研鑽の成果はプロブレムリストの変化として確認できるので、その見直し作業が研鑽そのものと考えている者もいる。

7）診療方針の立案

プロブレムリストが作成できたら次の段階に移る。具体的な対応を決めるこの段階を「診療方針の立案」と呼んでいる。これは治療方針とも治療計画とも異なる概念で構成されたものである。

旧来、診断と治療は不可分とされ、診断イコール治療とされてきた。しかし、高齢者の増加および疾病構造の変化などにより、この考え方が現実に適合しない例が散見されるようになってきた。

2つの例をあげて解説する。

例1：「急性全部性歯髄炎」の診断に対しては、すべて抜髄処置で良いのか？

旧来のシステムによれば、う蝕による急性全部性歯髄炎は麻酔抜髄の適応である。すぐに処置に移ることになっている。しかし、患者には心筋梗塞の既往があり、不整脈が頻発している急性期という条件がある場合など、麻酔抜髄は安全面からも検討を要する。つまり、安全性を考慮するシステムが必要と考えられる。

例2：脳梗塞の後遺症による左片麻痺の症例。義歯を製作することになった。旧来のシステム

であれば，通院による義歯の新製と調整を行うことになろう．しかし，患者は自力での通院が困難で介助が必要であり，利き手の麻痺により義歯の着脱も困難な状態である．外来診療が適切なのか，訪問診療で対応したほうが日常生活の中でのリハビリテーションが可能なのではないか検討する必要がある．

これら2例の対応を合理的に検討できるステップがシステムの中に必要である．歯科医師によって対応がまちまちなのでは医療の信頼性や平等性に支障をきたす．

そこで考案され，診療の流れに組み込まれたのが「診療方針の立案」のステップである．診療方針は患者の有する「すべての条件の加味」を目的とする．上記の例であれば，2例とも診療方針の立案の段階で方針が明確になる．

例1の診療方針：

プロブレムリストの左欄トップは急性全部性歯髄炎であるが，右欄に心筋梗塞と不整脈の記載がある．右欄が左欄に優先される．診療方針としては急性期での麻酔処置は避ける，内科（循環器科）主治医との連携を密にとる，鎮痛および失活抜髄を検討する，となる．

例2の診療方針：

通院条件の問題およびケアやリハビリテーションの介入の必要性が上位にくる．この場合，すべての歯科的対応を搬送により外来診療で行うよりも，訪問診療にて生活環境の中で診療，ケア，リハビリテーションを考えたほうが良い．このような場合は義歯の製作を外来診療で行い，義歯調整はケアやリハビリテーション介入を含めて訪問診療で実施する，という方針も立案できる．

診療方針の立案は「患者の条件」を加味する段階である．この方針は診療のベースになるので，一度決定された診療方針はその後の治療計画や診療に優先する．変更には強い根拠が必要で，全身状態や歯科疾患の重症度の変化などの明確な変更事由が必要になる．例えば，局所麻酔不使用の方針を変更するためには，その侵襲を上回る必要度が明示されなければならない，ということである．

診療方針の立案において，侵襲を伴う検査・処置の可否や時期の決定，歯の保存か抜歯かの判断，使用薬剤の選択や禁忌なども検討するが，それ以外にも「診療の場」の決定やステージ（病期）の考慮，目標設定なども含む．

診療の場とは，外来診療で対応するのか，入院による対応か，訪問診療で対応するかの方針の違いがある．ステージ（病期）の考慮とは，急性期・回復期・維持期（慢性期）・ターミナル期の違いによるニーズの変化への対応である．

目標設定については，短期・中期・長期の各目標を設定する．短期目標には症状の軽減や口腔環境の改善，中期にはケアの維持や咬合・咀嚼の回復，長期には経口摂取の維持としての摂食・嚥下機能の維持や義歯の管理などを検討する（表I-1）．

8）治療計画の立案

治療計画は，対応すべき問題点を重要度の高いものから並び替えたものである．その優先順位は診療ごとに検討され変更することが可能である．この部分が診療方針との最大の違いである．診療方針は変更に強い根拠が求められ，簡単に変更することはしない．例えば，義歯調整の予定の日でも，残存歯の冷水痛の訴えがあれば治療計画を変更してう蝕処置を優先する．しかし，診療方針として局所麻酔を避ける時期であれば，その方針を遵守したうえでの処置を行うことになる．

治療計画表は定期的に見直すようにする．目標は患者（および家族，介護看護スタッフ等）と共有し，その達成はチームとしての目標であり，成果であることを忘れない．

表 I-1 目標期間別の診療方針

	診療	ケア	リハビリテーション
短期目標	急性症状の緩和 歯周初期治療 義歯修理・調製	口腔衛生の確保 口腔環境の改善 セルフケアの確立	口腔機能・嚥下機能評価 食事形態・食事姿勢調整 食事介助方法の検討
中期目標	咬合回復 咀嚼機能回復 義歯製作	口腔環境の維持 ケア用品・方法検討 ケア介入レベル検討	摂食・嚥下訓練（機能向上） 代償的介入方法検討 食事環境の確立
長期目標	咬合維持管理 咀嚼機能維持 義歯管理	口腔衛生の維持 口腔環境の維持 「看取り」のケア	経口摂取維持 口腔機能維持 窒息・誤嚥性肺炎の予防

9）**診療**

治療計画表に則って診療をすすめる．

10）**メインテナンス**

近年ではサポーティブ・ケアやサポーティブ・セラピーと称されることも多くなった．本来，機械に対して用いられる用語を生物である人に用いることの抵抗もあり，また，その内容からメインテナンスから一歩進めたケアやセラピーとして認識することの大切さが理解されてきたことにも関連している．

メインテナンスは主に長期的な目標の達成を確認してゆくことがその内容である．これは単に維持し確認するだけではない．歯周組織や咬合など生涯を通じて変化してゆく対象に習慣の改変（ブラッシング方法や清掃用具の選択）や適応範囲の確認と対応（義歯の適合や咬合平衡の確認と調整等）が求められている．

（菅　武雄）

3 チームアプローチ・協働

　これまでの歯科医療の場は歯科診療所が中心であったことから，歯科医師，歯科衛生士，歯科技工士，歯科助手，医療事務といった歯科医療関係職種のみのチーム医療で成り立っていた．しかし，超高齢社会を迎え，診療所においても全身疾患を有する高齢者の歯科治療の割合が急増し，介護施設や自宅で療養している患者の歯科訪問診療のニーズが掘り起こされつつあり，医師，看護師，薬剤師，栄養士（管理栄養士），言語聴覚士，介護士，介護支援専門員等多くの職種，患者家族とのチーム医療連携が必須となってきた．

　近年，医師や看護師との連携を行ってきた病院歯科では，摂食・嚥下リハビリテーションチームや栄養サポートチーム（NST），緩和ケアチームへの参加が促され，これまで病院内ではあまり連携することが少なかった理学療法士，言語聴覚士，薬剤師，栄養士（管理栄養士），メディカルソーシャルワーカー等との連携が緊密になってきている．

　高齢患者は歯科治療中に医科的問題が生じる場合が多く，高齢者医療において必須のチーム医療と病診連携に，歯科は当然のことながら積極的に参加する必要がある．また病院に歯科がない場合は病院の協力歯科医が入院患者の口腔管理を行うことが理想であるが，多くの場合応急対応のみで重症化してから問題が発見されることが多く，継続的な口腔管理が行われないのが現状である．

　医科では入院患者の退院時に地域の医師や看護ステーションへの連携，そして必要に応じてかかりつけ医師から病院担当医へと病診連携が進んでいる．同様に歯科医師の場合も，退院時からシームレスな治療または口腔管理を可能にする医療連携システムの構築が必要と考える．心筋梗塞や脳梗塞で入院している間に，口腔内の環境が一気に不良となることは多い．病院歯科（口腔外科）は，全有床病院の10％程度しかなく，そのほとんどが，口腔外科的疾患への対応や，入院・外来患者の歯科疾患への対応に追われており，他科に入院中の患者の口腔管理まで対応できていない．

　現在の日本の医療・福祉の現場では看護師が先頭に立ち，誤嚥性肺炎の予防を目的とした口腔ケアが積極的に行われている．ほとんどの施設で1日3回口腔ケアが行われるようになり，救命救急センターや集中治療室に至っては，4時間おきに口腔ケアを行うことが標準化している．また日本の看護の中でその目的は誤嚥性肺炎の予防にとどまらず，摂食・嚥下機能を中心としたQOLの向上や人工呼吸器関連性肺炎の予防など多岐にわたってきている．しかし，日本には病床数に対して欧米の3分の1の看護師しかおらず，ほとんどの病院・施設では慢性的な看護師不足であるのに加え，患者・利用者の高齢化や現在歯の増加により，専門的な口腔管理が必要な患者も多く，入院中に口腔内の状態が重症化して，退院間際になって歯科受診してくるケースもよく経験する．また入院患者に対する歯科治療と口腔機能管理・維持を懸命に行っても，退院後もシームレスに口腔管理を行う体制がなければ，結果は同じである．

1 医師とのチームアプローチ

　患者と内科主治医の関係は，その疾患の種類や経過によってさまざまである．例えば急性期の病院から施設や在宅に戻ってきたばかりの患者と在

宅で長期に療養している患者では主治医の患者の把握状況は全く異なる．前者では急性期病院から引き継いだ内科主治医は患者の現状については手探りの状態にある．急性期の病院からの経過，現状，検査データ，投薬内容などについては情報提供を受けているものの，療養環境の変化による状態の変化などもあり，経過をみないとどの程度の予備力があるか判断することは困難である．また，病院から施設や在宅に移るときに，歯科的問題，特に義歯の問題や抜歯等観血処置が必要な状態が明らかになり，歯科診療依頼がなされることが多い．このようなときに抜歯が可能であるかと照会しても，患者を十分に把握しきれていない内科主治医は判断できないことが予想される．また，長期に在宅療養している患者では，各種血液検査や画像・生理学的検査が長期間行われていないことも多く，療養の主たる疾患の状態だけでなく，他の疾患の新たな発見などは把握できないと思われる．

新たに歯科診療を開始する場合はどちらの状況においても，保存的，侵襲の少ない治療から開始して，主治医と連携しながら徐々に侵襲の高い治療を行っていくことが理想である．しかし歯科疾患の特徴として主訴や疼痛などの症状を改善するためには，観血処置を行わなければならないことも多いことから，苦慮することもしばしば経験する．初期の段階で病院歯科等，緊急対応可能な施設に観血処置を依頼することも考慮すべきである．

このような状況を少なくするためには，早期から医師に歯科医療に関する情報提供を行ったり，互いの患者に関する情報を共有したり，観血処置を行う場合などには，内科主治医に対し，血液生化学と血液凝固に関する検査や心電図など生理学的検査を依頼するといった，能動的な連携を気軽に依頼できるような友好的な関係を構築することが肝要である．

医師の訪問診療にあわせて歯科訪問診療を行うような機会を適宜設けることで，治療内容を具体的に内科主治医に説明し，全身疾患の状態と歯科治療に対するリスクについて協議するなどにより医師との関係を深めることができる．このような直接的な交流により，歯科治療計画を安全に行うための情報が得られ，お互い積極的な治療を行うための根拠や判断基準を得ることができると思われる．また医学的知識を深めることができ，歯科訪問診療のスキルアップと医科と歯科の相互理解を得ることで，医科・歯科連携と地域連携の充実につながるものと考える．

2 看護師とのチームアプローチ

看護師は主治医よりも患者に接する機会が多く，経時的に全身的変化を観察することができる．また，医学的アプローチだけでなく，生活面や心理面，家族との関係など社会面からの観察やアプローチも可能であることから，患者を総合的に判断し，多面的に適切な対応を行うことが可能である．つまり看護師との連携は患者の生命と生活を支えるという面で重要なポイントということになる．

また，歯科医療は食事や会話，呼吸といった生活を支える機能を維持管理する医療である．生活を支えるという視点は重要であり，看護師との連携はその視点と手法をシェアすることで，相乗効果が得られるものと思われる．

看護師は体温や脈拍，血圧といったバイタルサインの変化からだけでなく，顔色や言葉遣い，仕草などから，体調だけでなく，心理的変化にも気付くことが多い．そのような看護師と密に連携をはかることで，全身的疾患の変化を事前に知ることができ，歯科治療時のリスクを回避することができる．反対に状態が安定していることを知ることができれば，より積極的な治療を行うことができ，患者を満足させ，信頼関係が構築され，さらに積極的な治療で大きく QOL を改善することが

できる．そうなれば，看護師の負担も減り，訪問看護師の信頼を得ることができ，さらに緊密な連携をはかることができると思われる．

さらに摂食・嚥下機能の維持・向上や口腔衛生管理については，看護師との協働は不可欠であり，この成功は患者のQOLを大きく向上させるとともに，患者，家族の信頼を得るとともに，看護師を通じて地域医療福祉チームの一員としての地位を確立する大きな足掛かりになる．

3 栄養サポートチーム（NST）および摂食・嚥下リハビリテーション関連職種とのチームアプローチ

摂食・嚥下障害患者の8割は口腔内に問題があるという報告がある．これは口腔の問題を改善することで，経口摂取可能となる患者が多いということである．摂食・嚥下機能を大きく障害するう蝕や歯周炎，各種口腔粘膜疾患による痛みや歯の欠損等による食塊形成の障害の治療を専門とし，咀嚼と嚥下機能の評価を行うことができる歯科医の役割は摂食・嚥下リハビリテーションにおいても大きいと考える．

歯科医師・歯科衛生士がNSTに積極的にかかわっている急性期病院の例を紹介する．この病院では管理栄養士が中心となってNSTを運営している．管理栄養士は歯科医師が行う嚥下造影検査や嚥下内視鏡検査といった，摂食・嚥下の評価にも立会い，検査食も病院の食事の段階と同じものを作製提供し，検査結果に基づいて，検査直後の食事から変更している．手術後NSTの関与が必要と思われる患者の場合は手術前から栄養評価と助言を行い，手術の見学を行うこともある．術後の食事についても，管理栄養士，外科担当医，歯科担当医，担当看護師がその形態だけでなく，栄養価についても十分に協議し提供している．その後も適宜評価を行い，手術侵襲という全身的消耗状態を早期に離脱させることを目的とした栄養サポートを行っている．管理栄養士と歯科医師という異なる専門性を持った職種であっても，目標が一緒であって，同じ情報をリアルタイムに共有できれば障害なく最良の栄養サポートを行うことができる．患者と多職種が顔と顔を突き合わせながら行うNSTというチーム医療は「最後まで口から食べることをあきらめない」ために重要なツールであると考える．

地域・在宅での摂食・嚥下リハビリテーションにおいてはTrans-disciplinary型と呼ばれるチーム形態を取ることが望ましい．これはチームの個々のメンバーがその専門性に特化することなく，柔軟に対応することで，欠点や不足を補い合うチーム形態である．

専門職種が揃っている施設では，専門的な検査と訓練の処方をリハビリテーション科の医師が，機能評価と訓練を言語聴覚士が，専門的口腔ケアを歯科衛生士が，口腔環境の整備を歯科医師が，食事介助と日常の口腔ケアを看護師が行うというように，それぞれの職種が摂食・嚥下リハビリテーションにおける役割を分担することができる．これはMulti-disciplinary型ないし，Inter-disciplinary型と呼ばれるチーム形態である（図Ⅰ-5）．しかし，在宅においては，それらすべての職種が対応することは困難なことから，欠けている職種のケアを他の職種が代わりに担当することになる．例えばヘルパーが毎食時の介助と口腔ケアと嚥下食の作製と食具の工夫を，家族が生活情報の提供と嚥下食の作製，口腔ケアを，歯科医師は機能評価と訓練の処方を，機能訓練は訪問看護師，歯科衛生士，歯科医師が分担して行うというのがTrans-disciplinary型のチーム形態である（図Ⅰ-6）．Trans-disciplinary型のチームでは個々の職種が行うケアの質や量はMulti- or Inter-disciplinary型のチーム形態よりも落ちるが，同じケアを複数の職種が担当することで，質と量の不足を補うことができる．これは単純に複数の職種がリハ

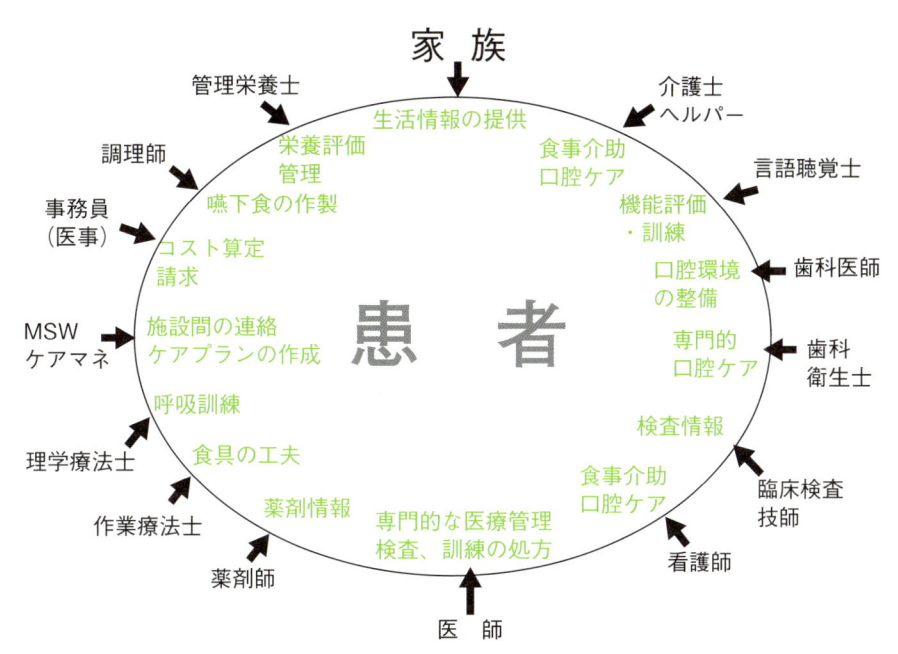

図Ⅰ-5 Multi- or Inter-disciplinary team

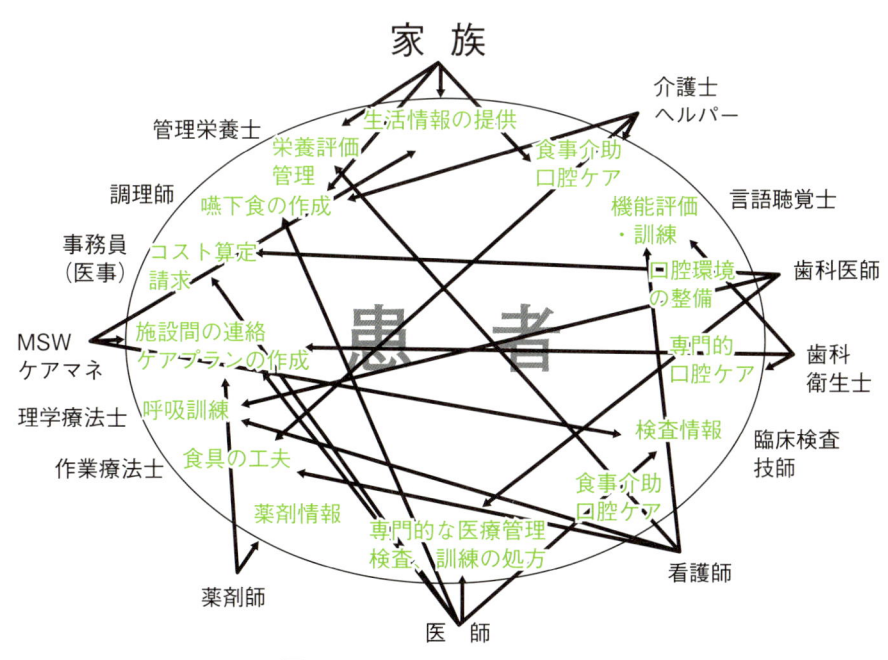

図Ⅰ-6 Trans-disciplinary team

3 チームアプローチ・協働

ビリテーションにかかわるために，回数と時間と内容が増えるというのではない．別の専門としての立場，知識，技術が摂食・嚥下リハビリテーションに導入されることから，リハビリテーションの幅が広がるとともに，逆にその他の治療やケア，さらには生活行動の中にも摂食・嚥下リハビリテーションが導入されるため，生活に直結した，つまり患者の食環境に相応しい，リハビリテーションが行われるようになることと，他職種が協同して同じ目的意識をもってリハビリテーションを行うことで，共通の認識と相互理解が得られ連携が緊密になる．

摂食・嚥下リハビリテーションにおけるチーム形態は社会的資源や個々の環境によってさまざまとなるが，これを適切にマネージメントすること，特に要介護者本人と家族をチームの一員として，十分な動機付けを行い，回復への強い意思と協力を得ることが成功の鍵となる．この摂食・嚥下リハビリテーションチームのマネージメントは歯科医師，歯科衛生士が担当することも多いと思われ，他職種の理解と連携を構築するとともに，どのようなチーム形態であっても，要介護者本人が中心であり主体であることを，いつも念頭に入れておかなければならない．

4 終末期でのチームアプローチ

歯科医療は全国 66,000 件強（2009 年 10 月時点）の診療所を中心とした最も地域に密着した医療であり，かかりつけ医として機能している．さらに栄養摂取や気道感染予防を通して終末期まで貢献できる医療の一つである．しかし，このことは他の医療関係者含め歯科医療関係者にすら周知しておらず，実際は高齢期になればなるほど受療率は下がっている．しかし，呼吸や栄養の入り口である口腔の健康を維持するための働きかけを行わないことは適当ではない．最期まで，少しでもQOL や生命の尊厳を維持するには呼吸，会話，摂食・嚥下といった最低限の機能を維持することが不可欠と考える．そこに歯科としての専門性を持って貢献できなければ歯科医療の存在価値はないと考える．そうならないためにも，要介護者やその家族，他職種に対して情報提供を行い，チーム医療の一員としての地位を確立しなければならない．また，どのような状態，診療の場でも歯科受療できるインフラの整備と迅速で的確な対応が可能な人材の育成とシステムの整備は急務と考える．

（渡邊　裕）

参考文献

1) Feinburg MJ：Radiographic tecniqus and interpretation of abnormal swallowing in adults and elderly patient, Dysphagia, 8：356-358, 1993.
2) 向井美惠，山田好秋編：歯学生のための摂食・嚥下リハビリテーション学, 176-179, 医歯薬出版, 東京, 2008.
3) 渡邊　裕：超高齢時代の歯科臨床のあり方，疾患を考慮した歯科治療計画, 日本歯科評論, 805(69)：61-70, 2009.

第 II 章 高齢者の特徴

1 身体的な特徴

　高齢者は，青・壮年者に比べて臓器ならびに組織が器質的にも機能的にも大きな変化を起こしている．しかし，個体差がきわめて大きく，機能として成年とほとんど変わらない「生理学的に若年」と，外見からも機能低下を思わせる「生理学的に高齢」などと称されるほどである．これらは，日常の活動レベル，社会活動，食生活，生活環境，遺伝的素因などによるものと考えられる．換言すると，実年齢（歴年齢）と生物学的年齢との差がさまざまであるということである．

　一般に，高齢者の特徴として生体防御・各臓器の機能低下，慢性化した基礎疾患の存在，それらの症状の多様さ，複数の薬剤の使用があげられるが，おのおのの症状や重症度が個人によって大きな差異があることを強く意識しておく必要がある（図Ⅱ-1，2）．

1 呼吸器系

　加齢に伴う器質的変化で肺気腫や慢性気管支炎になりやすい．すなわち，肺胞は脆弱化し，気管，肋骨は石灰化が進み，脊椎も硬直化してくる．肺胞道が拡大し，組織の弾性線維が減少する一方，線維性組織が増加し，肺胞表面積が減少してくる．

　機能的には肺の弾性が低下する結果，生理的シャントが増大して肺胞―動脈血酸素分圧較差が広がり，動脈血酸素分圧は低下する．したがって，低酸素血症（hypoxemia）や低酸素症（hypoxia）が起こりやすくなる．また，上記の器質的変化のため，肺活量，吸気予備量，呼気予備量が減少し，1秒量，1秒率が低下する．逆にクロージングボリューム（下気道の虚脱が起こる時点での残気量）

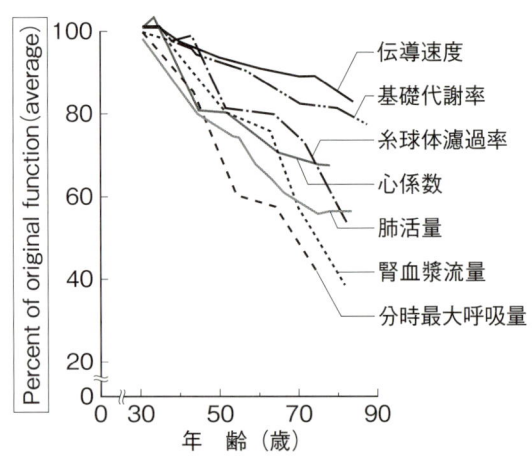

図Ⅱ-1　年齢と生理学的変化（30歳を基準）
（Ronald D. Miller：Anesthesia, 1232, Churchill Livingstone, New York, 1981 1st ed.）

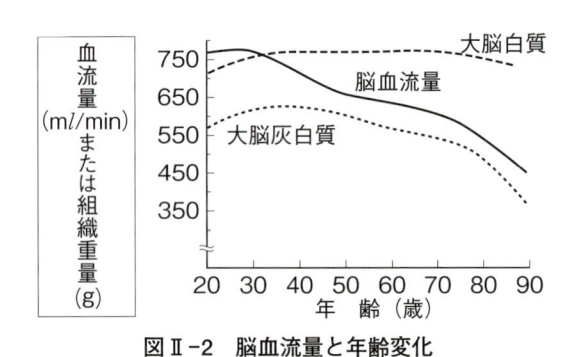

図Ⅱ-2　脳血流量と年齢変化
（Ronald D. Miller：Anesthesia, 1975, Churchill Livingstone, New York, 1990.）

と機能的残気量は増加する．以上に加えて肺での拡散能も悪化することも相まって，肺の機能は加齢とともに低下すると考えてよい（表Ⅱ-1）．

表Ⅱ-1　呼吸器の加齢変化

形態的変化	機能的変化
1．気管・肋骨の石灰化 2．肋骨脊椎の強直化 3．胸郭前後径の増大 4．肺胞道の拡大，肺組織の弾性線維の減少 5．線維性組織の増加 6．肺胞表面積の減少	1．肺胸郭コンプライアンスの低下 2．肺活量・吸気予備量・呼気予備量の減少 3．1秒量・1秒率の減少 4．最大分時換気量・最大呼気流量の低下 5．クロージングボリューム・機能的残気量の増加 6．肺での拡散能の低下 7．生理的シャントの増加 8．喀痰排出能・クリアランス能の低下

（海野雅浩：高齢者の麻酔管理，古屋英毅，他編，歯科麻酔学第6版，463，医歯薬出版，東京，2003．）

2　循環器系

1）心臓

　加齢に伴って，心筋の厚さは増し，特に左心室の心筋の肥厚化が著しい．心臓の歩調とりを行っている刺激伝導系は線維化が起こり，伝導系細胞とペースメーカー細胞が減少する．刺激伝導経路の萎縮も認めるようになる．さらに，心臓弁の硬化と肥大化が進み，特に大動脈や僧帽弁において石灰化が認められるようになる．

　以上のような器質的変化の結果，左室の拡張能が低下し，左室充満に時間を要するようになる．そのため，運動負荷やストレスなどに対しては心拍数ならびに左室駆出率（EF：Ejection Fraction）の増加は期待できず，対応が不十分になりやすい．加齢変化には刺激伝導系の萎縮のほか，洞房結節の線維化，正常なペースメーカー細胞の減少がある．そのため，心電図上に右脚ブロック，左脚前枝ブロックや房室伝導遅延をはじめとして心房細動，心房粗動，さらには心房性・心室性期外収縮を認めるようになる．なお，このような心電図変化を，特に高齢者では病的な変化と捉えないと考える場合がある．

2）血管系

　動脈壁，特に内膜と中膜の肥厚が進み，いわゆる動脈硬化となる．動脈硬化の進展に伴って大動脈の伸展性が低下し，末梢血管抵抗が増大する結果，収縮期血圧は上昇し，拡張期血圧は低下する傾向になる．

　カテコールアミンなどの血管作動性物質に対する反応性が低下する．冠動脈の血液供給量が減少するので，心筋は虚血になりやすく，その結果として虚血性心疾患の割合が増加する．

　圧受容体反射も低下し，体位変換や大量出血，低血圧に速やかに反応できなくなる．例えば，突然立ち上がると血圧が維持できなくなる起立性低血圧が高齢者では起こりやすい．

　加齢に伴って脳血管の動脈硬化も進み，脳血流量は減少してくる．わずかな血圧低下でも血流量は著明に減少するので，意識の混濁や喪失が起こりやすい．

3　神経系

　脳の重量や容積は加齢に伴い減少し，脳の空洞化が進む．すなわち，灰白質，神経細胞，樹状突起，神経伝達物質（ドーパミン，ノルアドレナリン，GABAなど），それらの各種受容体などはすべて減少する．前述したように脳血流は減少するが，さらに，脳代謝量，脳機能も低下してくる．その結果，うつ，多発性脳梗塞，認知症，パーキ

ンソン病，ハンチントン病などが発症するといわれている．聴覚，視覚，痛覚，温触覚などの感覚閾値は上昇し，さらに神経の伝導速度が減少する結果，いわゆる反応が鈍くなる状態となる．自律神経系の反射機能も低下してくる．

4 腎臓

腎重量は加齢に伴い減少し，腎動脈にも動脈硬化が現れる．糸球体の減少ならびに硝子化，尿細管の萎縮がみられる．

腎血流量は成年に比べて80歳代では半分にまで低下し，糸球体濾過量（GFR：Glomerular Filtration Rate）が著しく減少し，クレアチニンクリアランスも低下してゆく．尿の濃縮能が低下し，抗利尿ホルモンに対する反応が鈍くなるために，多尿傾向となる．このため，腎機能の低下と相まって脱水や電解質バランスの異常をきたしやすい．また，希釈能も低下するので，反対に急速な水分補給によりそれに対処できずに急性腎不全に陥ることもある．また，多くの薬剤が代謝される腎臓の機能が低下するので，薬剤の効果遷延が懸念される．

5 肝臓

加齢に伴い，肝臓の大きさと重量は急激に減少し，血流量もそれに伴い減少してくる．薬物は肝臓通過により代謝されるので，肝血流量の低下は薬物の血中濃度が高く維持されることになり，その効果が予想より薬効が遷延する可能性が高まる．

6 血液学的変化

赤血球数やヘモグロビンは加齢に伴って減少するので，高齢者は貧血傾向にある．総タンパク，アルブミンも減少傾向になる．

7 薬物代謝

経口投与される薬物は胃液のpHによって溶解が左右されるが，高齢者ではそれが高いために薬物が吸収されにくくなる．さらに，胃粘膜の萎縮により表面積が減少するので，消化管血流量の減少に重なって，さらに吸収能が低下する．

薬物の体内分布は水分量，心拍出量，体脂肪，アルブミン濃度に依存するが，それぞれに成年とは相違が生じるので，体内分布にも変化が現れる．すなわち，水分量の減少は水溶性薬物の血中濃度を上昇させる．心拍出量の減少は効果発現に時間を必要とする．体脂肪は，筋組織が減少するために相対的に増加するが，脂溶性薬物の蓄積が起こり，作用の遷延が考えられる．前述したように，高齢者にみられるアルブミンの減少は，アルブミンと結合しない薬物の濃度が上昇して作用の増強や延長，副作用が起こり得る．

多くの薬物は肝臓で代謝されるが，加齢に伴う肝細胞の減少は，肝血流量の減少と相まって薬物代謝能の低下をきたす．さらに，加齢は薬物の代謝酵素の活性も低下させるので，分解にも時間を要することになる．

前述したように腎機能は加齢とともに低下するので，薬物の排泄が遅延する．

高齢者では薬物に対する受容体の数が減少しているので，たとえ受容体の機能が維持できていたとしても予想できない作用が起こることがある．

（深山治久）

参考文献
1）大渡凡人：高齢者歯科臨床ナビゲーション，医歯薬出版，東京，2003．
2）古屋英毅，金子　譲，海野雅浩，他編：歯科麻酔学第6版，医歯薬出版，東京，2003．
3）丹羽　均，松浦英夫，廣瀬伊佐夫，他編著：第3版臨床歯科麻酔学，永末書店，京都，2005．

2 口腔の老化

　高齢者の口腔は生活習慣や疾病，さらに医療従事者の介入の影響を受ける．高齢者の口腔の形態と機能は個人差が大きく，口腔状況はさまざまとなっている．老化現象は生理的老化と病的老化に分けることができるが，厳密に両者を分けることは難しい．そこで本稿では高齢者に一般的にみられる口腔の形態と機能について記載する．

1 高齢者の口腔内状況

　厚生労働省の平成17年歯科疾患実態調査[1]によると，80歳の1人平均現在歯数の推定値は9.8本であり，80歳で20本以上の現在歯を持つ者の割合の推定値は24.1％である．4mm以上の歯周ポケットを持つ者の割合が平成11年の調査よりも高くなっている．これは高齢者の現在歯数が増加しているため，診査対象歯がより多く残存したためと思われる．処置歯にしめる充塡歯とクラウンの割合を比較すると，ブリッジの支台になるクラウンを含めてクラウンの割合が65～69歳では69％，75～79歳では79％と高かった．ブリッジ，部分床義歯，全部床義歯の装着状況を比較すると，70歳以上80歳未満では部分床義歯装着者が，80歳以上では全部床義歯装着者が多かった．

2 歯

1）歯の構造

　歯は象牙質，エナメル質，セメント質，歯髄から構成される．

（1）象牙質

　根尖完成後には生理的加齢変化により歯髄腔側への第二象牙質の添加が起こり歯髄腔は狭窄する[2]．またう蝕や咬耗，損傷刺激により露出した象牙質では，対応する歯髄腔側に生体防御反応として修復象牙質（補綴象牙質）が形成され，歯髄腔はさらに狭窄する．根尖部の象牙質の肥厚により最狭窄部が狭くなる．象牙質は加齢とともに水分が少なくなり硬く脆くなる．高齢者の象牙質では象牙細管が石灰化し狭窄し，管周象牙質・管間象牙質の石灰化が亢進する．このため光の屈折率の変化が起こり象牙質の透明性が増す．透明性を増した象牙質を透明象牙質といい，歯根部で特に多い．

（2）エナメル質

　エナメル質は加齢により石灰化が進み，弾性が減少する．また高齢者のエナメル質には多数の微小亀裂がある．エナメル質は外傷や咬耗・摩耗，酸，う蝕などの影響によりその形態を変化させる．

（3）セメント質

　セメント質は加齢とともに歯根膜側に添加を続け厚みを増す．特に根尖部と臼歯部の根分岐部で増加が顕著である．根尖でのセメント質の添加の結果，生理的根尖孔（根尖部の象牙セメント境，最狭窄部）は歯冠側に見かけ上移動し，解剖学的根尖孔（形態学的にみた歯根尖）はやや大きくなる．

　セメント質の表面にあるセメント芽細胞は減少し，深層のセメント細胞は変性する．

（4）歯髄

　歯髄は加齢に伴い細胞成分が減少し，線維成分が増加する．生理的根尖孔は加齢に伴い狭窄するため，血液の供給が十分に行われなくなる．また歯髄中の毛細血管や神経線維は減少する．歯髄の

び漫性の石灰化がみとめられ，石灰化物である象牙質粒が出現する頻度が増加する．

2）摩耗・咬耗

歯が摩り減ることを摩耗と呼ぶ．摩耗の中で咬合接触による歯質の摩耗を特に咬耗という．

高齢者では歯根面に楔状欠損をみとめることがある．不適切な歯磨きのために生じるといわれていたが，咬合時の応力が歯頸部エナメル質に微小破壊を起こすことも原因として指摘されている．根面の摩耗は知覚過敏や根面う蝕の原因となるため修復処置が必要となることも多い．

咬耗は咬合面や切縁のエナメル質に生じる．臼歯部では機能咬頭，下顎前歯部切端部，上顎前歯部で特に咬耗が進む．咬耗が進むと咬合湾曲はアンチモンソンカーブを示し，咬合高径は低下する．これらの変化は顎口腔系に影響を与え，咬合異常を招くことになる．咬耗が顕著に進行すると象牙質の露出にとどまらず歯髄腔の露出を引き起こす．咬耗は隣接面のエナメル質でも起こる．接触面の形態は点状から面状へ変化し，歯が近心に移動する．咬耗によって生じた歯の鋭縁が頰や舌といった口腔粘膜を傷付け，疼痛や粘膜疾患を引き起こす場合がある．

3）歯の色

エナメル質と象牙質の厚みや石灰化の程度などによって歯質の色や光の屈折率が変化する．そのため，歯質の厚みや石灰化の程度は歯の色に影響を与える．歯質の石灰化の亢進，第二象牙質の添加などにより歯の色は黄色味を増してくる．生理的老化ではないが，歯髄内での出血や壊死による象牙細管への分解産物の沈着，う蝕や充塡したアマルガムなどからの溶出したイオンなどにより歯質は変色する．また抜髄や断髄の際に血液が残留すると歯髄内での出血と同様に歯質が変色する．

3 歯周組織

歯周組織は，歯肉，歯根膜，歯槽骨，セメント質から構成される歯の支持組織である．高齢者の歯肉では上皮では菲薄化，角化の減退，上皮索の平坦化などがみられる．固有層では膠原線維の走行の不規則化や細胞成分の減少などがみられる．セメント質の形成などにより歯根膜腔は狭小化する．歯根膜の細胞成分と線維成分は加齢に伴い減少し，相対的には線維成分比が増加する[3]．歯槽骨にしばしばみられる変化は，歯槽骨縁の退縮と骨梁の数や太さの減少などである．

加齢は歯周疾患の増悪のリスクファクターであり，細菌に対する生体防御能の低下が関連するとされている．

歯周組織は歯周疾患や咬合力の影響を受け，さまざまな状態を呈する．歯槽骨は加齢により吸収するが，生理的な老化現象のみでは歯が脱落するまでの吸収は起こらない．

4 顎骨

骨格系の骨密度は35～40歳でピークとなり，その後骨密度が徐々に低下する．全身の骨と同様に加齢に伴い顎骨の骨量，骨密度は低下する．具体的には骨梁の減少，骨髄腔やハーバース管の拡大などの変化が起こる．顎骨の形態は歯の有無に大きく左右される．高齢者であっても有歯顎者であれば若年者の顎骨と比較しても大きな形態的な変化はみられない．歯の喪失により歯槽骨は吸収し，その高さを減ずる．上顎の歯槽弓は唇頬側から吸収が進む．下顎の歯槽弓は切歯部では唇側上方から，臼歯部では上方から水平的に吸収が起こる（60頁図IV-4参照）．

無歯顎者では吸収が顕著な場合には顎骨の厚みは1/2～1/3にまでなり，下顎ではオトガイ孔が歯槽堤の上面に開口するようになる．また下顎角が鈍角化し下顎切痕が深くなる．

5 口腔粘膜

口腔粘膜は部位により機能が異なり，解剖的構造も異なる．一般に上皮突起の減少や平坦化を伴う粘膜上皮層の菲薄化，有棘細胞層内のグリコーゲン顆粒の減少，小唾液腺腺房の萎縮喪失とその間質に線維増生が生じる[4]．頬粘膜では脂肪細胞の減少が認められる．固有層の弾性線維の走行が不規則になる．

舌背部は糸状乳頭に覆われている．加齢により糸状乳頭が萎縮して短縮化する[4]．黒毛舌は糸状乳頭が伸張して黒色または黒褐色を呈するものである．糸状乳頭が消失して滑沢になった状態を平滑舌という．糸状乳頭は機械的な摩擦によって短くなるが，機械的な摩擦がなくなると糸状乳頭が伸張する．糸状乳頭に口腔粘膜の剥離上皮，食物残渣，細菌などが付着したものを舌苔という．舌の運動機能が低下した場合や経管栄養などの場合には糸状乳頭の擦過が弱まり，舌苔が堆積しやすくなる．

高齢者の口腔粘膜には異所性の皮脂腺であるフォーダイス斑がみられる場合も多い．頬粘膜に最も多くみられ，黄色い顆粒状あるいは斑点として現れる．病的な意義はない．

6 顎関節

顎関節の成長は25～30歳ごろに完了し，以後改造を繰り返し，徐々に退行変性を示す．歯の喪失に伴う咬合状態の変化が顎関節の形態変化に影響を与える．高齢者の顎関節では，関節結節および関節窩の平坦化，下顎頭上端の扁平化，関節円板の菲薄化や穿孔，関節円板末端の毛細血管の減少，軟骨部の石灰化，膠原線維が粗になることによる関節円板の弾性の減少，関節包と靱帯の弛緩[5]がみられる．このような変化は顎関節の可動性を増加させる．無歯顎者では偏心運動時の顆路（下顎頭の動き）が有歯顎者に比べ緩やかになる．

7 唾液

唾液は大唾液腺（耳下腺，顎下腺，舌下腺）と小唾液腺（口蓋腺，口唇腺，頬腺，舌腺，臼歯腺）で産生・分泌される．唾液にはさまざまな成分が含まれ，多くの役割を持つ（表Ⅱ-2）．唾液の分泌量の減少や性状の変化はさまざまな影響を口腔内に与える．加齢により分泌型免疫抗体（sIgA）やムチンが減少するため，高齢者では円滑作用，保護作用，抗菌・殺菌作用が低下すると考えられる[6]．

唾液腺は加齢に伴い腺房細胞の萎縮，腺実質の脂肪組織への置換，間質の線維化などがみられる．このような退行性変化により唾液の分泌量は減少すると考えられていたが，現在では，安静時の唾液分泌量は減少するが，刺激時の唾液分泌量の変化は少ないとされている．しかしながら服用薬剤の副作用や糖尿病などの全身疾患により唾液分泌量は減少し，口腔乾燥を訴える者が多くなる．刺激時の唾液分泌量の低下は咀嚼障害や嚥下障害を招く場合もある．

高齢者では唾液が口から溢れるという訴えがあることがある．唾液の嚥下が円滑に行えず口腔内に唾液が貯留している場合や，口唇の閉鎖不全がある場合にも流涎がみられることがある．

8 味覚

味覚の受容器は味蕾内にある味細胞である．味蕾は舌の茸状乳頭，葉状乳頭および有郭乳頭に存在するが，軟口蓋，咽頭・喉頭部にも存在する．味蕾の数は個人差が大きい．加齢に伴い味蕾の数は減少するとする報告と変化しないとする報告がある．味覚閾値は加齢とともに上昇する傾向がある．

口蓋を覆う義歯を装着することにより味覚の障害を患者が訴える場合がある．十分に咀嚼ができず味物質が味覚受容器に到達できないこと，口腔粘膜などからの感覚入力が減少することなどが原

表Ⅱ-2　唾液の役割

①消化作用：唾液アミラーゼ（プリアリン）などの消化酵素による
②粘膜や歯の保護作用：ムチンによる
③酸・塩基に対する緩衝作用
④再石灰化作用：唾液中のカルシウムイオン，リン酸イオンなど
⑤抗菌・殺菌作用：リゾチーム，ペルオキシダーゼなどによる
⑥溶解作用：味物質の唾液中への溶解
⑦補助作用：食塊形成の補助
⑧洗浄作用：食物残渣，細菌などの洗浄
⑨排泄作用：血液中の有害物質などの排泄
⑩水分平衡作用：唾液分泌の調節
⑪有床義歯の維持因子：義歯の維持に密接な関連を持つ
⑫円滑作用：会話時の舌運動などの円滑化

因として考えられている．

9　口腔周囲の筋

　骨格筋では加齢に伴い筋線維の萎縮や減少が起こり，収縮力は減退する．いわばモザイク状に筋組織に変性が生ずるが，その筋を支配する運動神経に障害が生じたため二次的に筋萎縮が起きたと考えられる[7]．咀嚼筋においても同様に二次的な変化が起きていると考えられる．しかし口腔周囲の骨格筋の変化は四肢の骨格筋と比較すると老化に伴う萎縮，変性は少ない．

　高齢者では加齢に伴う神経筋系や感覚系機能の変化などが起こり，筋の協調性が低下し，咀嚼機能や嚥下機能が低下する．

（下山和弘）

文献

1) 厚生労働省HP：平成17年歯科疾患実態調査結果について，http://www.mhlw.go.jp/topics/2007/01/tp0129-1.html
2) 脇田　稔，他編：口腔組織・発生学，178-190，医歯薬出版，東京，2006．
3) 浦郷篤史：顎骨の老化，日本歯科評論，500：71-82，1984．
4) 下野正基編：口腔の病理，283-285，南山堂，東京，1993．
5) 大西正俊：顎関節の老化，日本歯科評論，500：127-135，1984．
6) 森本俊文，他編：基礎歯科生理学第5版，404-420，医歯薬出版，東京，2008．
7) 藤澤浩四郎：咀嚼機能にかかわる神経・筋系の老化，日本歯科評論，500：147-151，1984．

3 心理的・精神的な特徴

1 高齢者の心理的特徴

一般的な特徴をここでは述べる．高齢者の心理的特性は個人差が大きい．一般論を知ったうえで，個人の特性に合わせた対応が望まれる．

1）心理的要因

（1）喪失体験

高齢期の心理的要因として，喪失体験は重要である．喪失体験とは，配偶者や近親者との死別・離婚，社会のなかでの地位や役割の喪失，経済的自立の喪失，疾病による器質的・機能的な喪失などの体験を意味する．喪失体験は大きなストレスと悲しみをもたらし，日常生活に影響を与える．喪失体験による心理反応としてうつ状態がよく知られている．

（2）脳の老化

神経細胞の減数や萎縮により脳重量は次第に減少する．脳の老化により記銘力や学習能力など精神機能の一部が低下する．

（3）身体疾患

急性または慢性の身体疾患は心理的精神的な面に影響を与える．身体機能の低下や身体疾患は精神機能に悪影響を及ぼし，精神機能の変化は身体機能を低下させる．高齢者では心身の相関が強く現われやすい．

2）心理的特性

（1）記憶

記憶は情報を取り込む記銘，情報を蓄える保持，情報を取り出す想起からなる．また記憶は感覚記憶，短期記憶，長期記憶に大別される．情報は感覚記憶に入力され，ここで処理された一部の情報が短期記憶に送られる．短期記憶の情報の保持時間は秒単位（せいぜい数十秒）のものであり，時間の経過とともに忘却される．短期記憶は加齢による影響を受けにくい．

短期記憶から長期記憶に移す段階で十分に反復を行うことで長期間の保持が可能となる．長期記憶は，何らかの形で言葉やイメージで表すことができる宣言的記憶（顕在記憶）とそれができない非宣言的記憶（潜在記憶）とに分けられる．

宣言的記憶には意味記憶とエピソード記憶とが含まれる．意味記憶は言葉の意味や常識的な知識などについての記憶であり，加齢による影響はほとんどない．エピソード記憶はある時にある場所で個人的に体験した出来事の記憶であり，加齢による低下が大きい．非宣言的記憶には手続き記憶とプライミングがある．手続き記憶は，ピアノの弾き方や自転車の乗り方などのように体験の反復により獲得されたものである．手続き記憶には永続性があり，加齢による影響を受けにくい．

記憶には将来の行動に関する記憶（展望的記憶）がある．展望的記憶の加齢による低下は，外からの手がかりを当てにせずに自分で処理を始める必要性が大きいほど大きい．

（2）知能

Wechslerは「知能とは目的に合わせて行動し，合理的に思考し，環境からの働きかけに効果的に対処する能力である」と定義している．知能は流動性知能と結晶性知能に分類される．流動性知能は新しい場面への適応を必要とする際に働く能力（問題解決能力）であり，加齢によって低下しやす

表Ⅱ-3　高齢者の心理的特性と対応方法[1]

心理特性	対応方法
思考や行動のスピードが低下する 知的機能が衰退する 抑うつ気分が起こりやすい 被害的な気持ちを起こしやすい 新しいことを避ける保守性と硬さがみられる 防衛的，否定的な態度をとりやすい	十分に時間をかけて説明する 高齢者のスピードに合わせる 適切な面接距離を保持する 適切な方法で情報を与える 　できるだけ簡単な指示にする 　患者の理解を確かめる 非言語的な働きかけを利用する 　温かいまなざし，微笑み 　手をやわらかくにぎるといった身体的接触

（文献1より一部改変）

表Ⅱ-4　高齢者の心理的特性と対応方法[2]

心理特性	対応方法
認識力や理解力が低下する 対処能力が低下する 不安をもちやすい 好意を求める気持ちが強くなる 愚痴や不満が多くなる 用心深く，怖がりになる 自尊感情に敏感である 全般的な精神機能が低下する	説明により病気に対する適切な認識が得られるようにする わかりやすく，丁寧で十分な説明を行う 安心のできる人間関係をつくる（患者と対面して話をする） 患者に対し受容・共感を示す 患者が置かれた状況に理解を寄せる態度を示す 治療方針を受け入れる心構えができるまで待つ 患者の人格を尊重する 治療に対する自己決定を促す 患者の精神的・身体的な状態に配慮して治療を行う

い．結晶性知能は言語機能や一般知識の習得に支えられたもので，蓄積された経験を活かす能力である．結晶性知能は加齢によって低下しにくい．

(3) 人格

人格は高齢期に至るまで比較的安定しているといわれている．高齢者の一般的な特徴として自己中心的，頑固，内向的などが従来あげられていたが，これらの特徴には病的な状態の影響が含まれていると指摘されている．

一般に加齢に伴う人格の変化は，以前からの人格傾向を強める拡大型，以前とは反対の人格傾向を呈する反動型，全体に調和がとれ円満になる円熟型に分類される．

高齢期に入ると頑固さや気難しさなどの特徴が目立ってくることがある．知的能力や自己制御力が低下し，環境の変化への適応が困難となり，本人が元来持っていた人格特徴が際立ってくることがある．これを人格の先鋭化という．

3）歯科医療からみた心理的な特徴と対応

歯科医療に携わるうえで高齢者の心理的特徴と適切な対応方法の理解は必須のものである．ここでは長谷川と山崎の高齢者の心理的な特徴と対応方法について紹介する（表Ⅱ-3, 4）[1,2]．もちろん

一人ひとりの患者の特徴を踏まえたうえで治療を進めることを忘れてはならない．

2 高齢期の精神疾患

高齢者の精神的な問題とともに対応方法の概略をここでは述べることにする．

1）高齢者の特徴
(1) 老年症候群

高齢者に多く，治療と同時に介護やケアが重要な一連の身体的・精神的な症状・所見を老年症候群という．老年症候群には，意識障害，認知症，せん妄，不眠，うつ症状，骨折，転倒，夜間頻尿，尿失禁，低栄養，褥瘡，不整脈など多数の病態があげられている．老年症候群に対しては原因治療のみならず，症状への対応・介護などを含めた総合的な対応が重要であり，身体状況，精神状態，生活環境などの総合的機能評価が必要となる．

(2) 精神医学的状態像

高齢期の精神疾患の症状は複合的，非定型的で個人差が大きい．高齢期の特徴として症状の不明確さや多彩さがあげられている．主な精神医学的状態像を**表Ⅱ-5**[3]に示す．高齢期の精神疾患の発現には外因（身体的要因，環境的要因，性格的要因）の関与する割合が高くなる．多くの精神障害が身体症状により修飾されている．

(3) 治療

高齢期の精神疾患の治療は疾患単位としてよりも，むしろ弾力的に個々の患者の状態像に応じたものを選択する必要がある[3]．生活環境での好ましくない状況や患者と接する人々の態度によって精神症状が増悪している場合もある．薬物治療のみならず，身体的要因（身体疾患）に対する対応や環境的要因の調整を行うことが重要である．特に器質的精神疾患に対して，好ましい日常の介助やケアのあり方が患者の困惑や緊張，不安感を和らげ，ある程度知的機能の回復にも効果があるこ

表Ⅱ-5 高齢期にみられる主な精神医学的状態像[3]

心気・不安状態（神経症様状態）
抑うつ状態
幻覚・妄想状態
意識混濁（せん妄状態）
認知症

とはよく知られている[3]．

高齢者では高齢期以前の患者に比べて症状の完全な回復が得られがたい傾向がある[3]．

2）老年期うつ病
(1) 特徴と症状

うつ病は気分障害の一種である．米国精神医学会が作成した DSM-Ⅳ-TR の大うつ病エピソードの診断基準を**表Ⅱ-6**に，使用されることが多い評価スケールを**表Ⅱ-7**に示す．

症状は精神症状と身体症状に大別される．精神症状として抑うつ気分，行動制止・思考制止，不安・焦燥が一般的にみられる．気分の日内変動があり，朝の気分が悪く，夕方になると回復する傾向がある．身体症状としては睡眠障害，食欲低下，自律神経症状などがみられる．口腔内症状としては抗うつ剤の副作用による口腔乾燥がよく知られている．うつ病患者は，うつ病の症状としての口腔乾燥，味覚異常，口腔内の疼痛（舌痛など），義歯の不適合，顎関節症症状などを訴えることがある．

老年期うつ病の特徴は①若年者に比べて気分の落ち込みが目立たない，②不安，焦燥感が前景に出てくる場合が多い，③多彩な身体症状を持ち心気傾向が目立つ，③病像が非定型的であることである．

(2) 治療

うつ病の治療は休養，薬物療法，精神療法などである．うつ病患者のケアの要点として①休息を十分にとらせる，②励まさない，③怠けているの

表Ⅱ-6 DSM-Ⅳ-TR の大うつ病エピソードの診断基準

抑うつ気分
興味または喜びの喪失
体重の減少または増加, 食欲の減退または増加
不眠または睡眠過多
精神運動性の焦燥または制止
易疲労性または気力の減退
無価値観または過剰か不適切な罪悪感
思考力や集中力の減退
死についての反復思考, 自殺念慮, 自殺企画

　上記の5つ以上の症状が同じ2週間の間に存在し, そのうちの1つは「抑うつ気分」または「興味または喜びの喪失」であるとき.

表Ⅱ-7 うつの評価スケール (Geriatric Depression Scale-15)

1. 今の生活に満足しているといえますか
2. 毎日の活動力や世間に対する関心がなくなってきたように思いますか
3. 生きているのが虚しいように感じますか
4. 退屈に思うことがよくありますか
5. 普段は気分がよいですか
6. 何か悪いことが起こりそうな気がしますか
7. 自分は幸せなほうだと思いますか
8. どうしようもないと思うことがよくありますか
9. 外に出かけるよりも家にいるほうが好きですか
10. ほかの人よりも物忘れが多いと思いますか
11. こうして生きていることは素晴らしいと思いますか
12. これでは生きていても仕方ないと思いますか
13. 自分が活力に満ちていると感じますか
14. こんな暮らしでは希望がないと思いますか
15. ほかの人は, 自分よりも裕福だと思いますか

　2, 3, 4, 6, 8, 9, 10, 12, 14, 15 は「はい」で1点, その他の項目は「いいえ」で1点となる. 合計点が5〜9点でうつ傾向, 10点以上でうつ状態と評価される.
(Yesavage AT, et al.: Development and validation of a geriatric depression screening scale, A preliminary report, J Psychiat Res, 17:37, 1983.)
(高橋龍太郎：抑うつ, うつ病の代表的評価法, 高齢者の生活機能評価ガイド, 48, 医歯薬出版, 東京, 1999. より一部改変)

ではなく病気であり必ず回復すると説明する, ④自殺しないと約束させる, ⑤重要な問題の決定を延期させる, ⑥服薬をチェックする, ⑦患者本人の負担を減らすことなどがあげられる.

(3) 歯科治療における注意点

　歯科治療の際にも, 心身の状態や金銭的な負担に配慮が必要である. また患者のペースに合わせてセルフケアの不足を補う必要がある. うつ病の身体症状を主訴に歯科に受診する可能性がある. うつ病の可能性を考慮して診察し, 必要に応じて専門医に紹介する必要がある.

3) 認知症

(1) 特徴と症状

　認知症とは, 脳や身体の疾患を原因として正常に発達した知的機能が全般的かつ持続的に低下し日常生活に支障が生じた状態である. 中核症状は記憶障害, 失語, 失認, 失行, 実行機能・遂行機能の障害などの認知機能の障害である. 周辺症状（認知症の行動心理学的症候, BPSD）は人によって異なるが, 妄想, 幻覚, 不安, 徘徊, 攻撃的行動, 異食などが現れる. 認知症でみられることがある障害として, 嚥下障害があげられている. 認知症になると日常生活能力が低下し日々の基本的な動作ができなくなる. 適切な口腔清掃が困難になり, 歯科的問題が生じやすくなる.

　認知症の原因疾患としては多くの疾患があげられている. 高齢者でみられることが多い認知症は, アルツハイマー型認知症と脳血管性認知症である.

(2) アルツハイマー型認知症

　アルツハイマー型認知症では脳の神経細胞が急激に減少し, 脳が萎縮し高度の知能低下や人格の崩壊が起こる. 緩徐に発症し, 進行性である. 発症初期にはそれほど目立った症状はないが, 初期の段階では近時記憶の欠損（物忘れなど）がよくみられる.

表Ⅱ-8 改訂長谷川式簡易認知症評価スケール（HDS-R）[4]

1. お歳はいくつですか？（2歳までの誤差は正解．1点）
2. 今日は，何年の何月何日ですか？ 何曜日ですか？（年，月，日，曜日が正解で1点ずつ．計4点）
3. 私たちが今いるところはどこですか？（自発的に出れば2点，5秒おいて，家ですか？ 病院ですか？ 施設ですか？ のなかから正しい選択をすれば1点）
4. これから言う3つの言葉を言ってみてください．あとでまた聞きますのでよく覚えておいてください．
   （以下の系列のいずれか1つで，採用した系列に○印をつけておく）
   　　　　1：a）桜　b）猫　c）電車　　2：a）梅　b）犬　c）自動車　（各1点．計3点）
5. 100から7を順番に引いてください．（100-7は？ それからまた7を引くと？ と質問する．答えが不正解の場合，打ち切る．正解1回ごとに1点．計2点）
6. 私がこれから言う数字を逆から言ってください．（6-8-2，3-5-2-9を逆に言ってもらう．3回逆暗唱に失敗したら打ち切る．各1点．計2点）
7. 先ほど覚えてもらった言葉をもう一度言ってみてください．（自発的に回答があれば各2点，もし回答が無い場合以下のヒントを与え正解であれば1点．）a）植物　b）動物　c）乗り物
8. これから5つの品物を見せます．それを隠しますのでなにがあったか言ってください．
   （時計，鍵，たばこ，ペン，硬貨など必ず相互に無関係な物）（各1点．計5点）
9. 知っている野菜の名前をできるだけ多く言ってください．（途中で詰まり，約10秒待ってもでない場合にはそこで打ち切る）0～5＝0点，6＝1点，7＝2点，8＝3点，9＝4点，10＝5点

判定方法：30点満点で，20点以下だと認知症の疑いがある．

（3）脳血管性認知症

脳血管性認知症は脳血管障害（脳出血・脳梗塞など）により発症する．そのなかでも脳梗塞の多発によるものが大部分である．障害された部位により症状は異なり，ある能力は低下するが別の能力は低下しないというように，まだら状に低下する．初期症状として記憶障害が出現するとは必ずしもいえず，最初に実行機能・遂行機能の障害などが出現することも多い．記憶障害がひどくても人格や判断力は保たれていることが多い．感情や気分の動揺があり，感情失禁が多い．感情失禁とは，自分の意思で感情の統制ができず，わずかな感情刺激で泣いたり笑ったりする現象である．

（4）診断

診断基準としてはDSM-Ⅳ，DSM-Ⅲ-R，ICD-10などが使われている．わが国では記憶・認知機能のテストとして改訂版長谷川式簡易認知症評価スケール（HDS-R）（表Ⅱ-8）[4]やミニメンタルステート試験（MMSE）が使用されている．

（5）治療

中核症状に対しては根本的な治療は困難である．周辺症状（BPSD）に対しては薬物療法の効果がある程度期待できる．本人の不安や混乱を和らげることに重点を置く．非薬物療法として，行動療法，回想法，リアリティ・オリエンテーション，芸術療法などさまざまなものがあるが，環境調整や対応の仕方によっては症状の改善の可能性がある．認知症のケアの原則を表Ⅱ-9[5]に示す．患者のできることを見出したうえで，必要となる援助を提供することを基本とする．患者の価値観や過去の生き方を尊重して対応することが重要である．また，アルツハイマー型認知症と脳血管性認知症のケアの着目の相違点を知ったうえでの対応も必要である．アルツハイマー型認知症では，なじみの仲間の関係を通して，理屈による説得ではなく心・気持ちで分かる納得をはかること，パターン化して繰り返し教えることなどが要点である[5]．脳血管性認知症では，知己の1対1の関係

表Ⅱ-9　認知症ケアの原則

- なじみの人間関係（仲間）をつくること
- 高齢者の言動を受容し，理解すること
- 高齢者のペースやレベルに合わせること
- 高齢者にふさわしい状況を与えること
- 説得よりも納得をはかること
- よい刺激を少しずつでも絶えず与えること
- 孤独に放置しないこと，寝込ませないこと
- 重要なことを簡単にパターン化して目の前で行いながら繰り返して教えること
- 高齢者のよい点を認めて，よい付き合いをすること
- 高齢者の「今」を大切にすること

（文献5より改変）

を通して，状況転換の中で説明的に了解をはかること，理解・表現の弱点を補いゆっくり教えることなどが要点となる[5]．

(6) 歯科治療における注意点

口腔清掃の指導などでは，明確にわかりやすく説明する．具体的に手本を示しながら支持的に行うとよい．認知症患者では自分で健康を維持する方法がわからなくなるので，身体面の観察を常に行い，疾病の予防，早期発見に努める．

精神症状や問題行動は歯科治療や身体的介護を妨げ，身体的な危険を生ずる場合がある．問題行動は処遇環境への不安・不満が原因となる場合がある．問題行動の叱責は患者の困惑や混乱をさらに招くことになる．問題行動と対決するのではなく，問題行動の背景を理解し，許容的な態度で接していく姿勢が大切である．

認知症患者が医療スタッフの献身的努力を理解せず非協力的態度を示すときには医療スタッフに陰性感情が生ずることがあるので，この点についても配慮が必要である．

(7) 介護者・家族への配慮

介護を行っている家族は多大な負担を強いられていることがある．介護に伴う心身の疲弊が患者への虐待につながる場合もある．患者の意思を尊重しながら家族の負担が軽減されるよう配慮する．

4）脳血管障害にみられる問題

(1) 脳血管障害の特徴

脳血管障害は脳血管病変が原因で起こる脳神経系の障害である．脳出血，くも膜下出血，脳梗塞などをいう．種々の障害，すなわち意識障害，言語障害，失行・失認，視力・視野障害，運動麻痺，感覚障害，摂食・嚥下障害，知能・精神障害などが起きる．これらの障害は歯科治療を困難にするとともに，口腔清掃を適切に行うにあたり障害となりやすい．

脳血管障害における精神・心理的問題を表Ⅱ-10[6]に示す．知的機能は人が環境に適応するために必要な機能である．知的機能の障害の有無や障害の程度がリハビリテーションを左右する．また高次脳機能障害の有無と重症度を知ることは重要である．左半球損傷と右半球損傷における特性とアプローチの基本を表Ⅱ-11[6]に示す．

(2) 心理的な適応

心理的な適応は障害後ショックから始まり抑うつを経て適応に至るプロセスをたどる．Cohnの障害後の適応の心理過程[7]を紹介する．第1期（ショック期）は自分の障害が重篤で永続的なものと理解できない時期である．第2期（期待期）は，機能的障害は自覚するが短期で治癒すると考えている時期である．第3期（悲嘆期）は自分の価値がすべて失われてしまったと思い，目標を失い，生きる意欲まで失ってしまう時期である．励ましや叱責は敵意を生じかねない．失意，悲嘆，抑うつ，引きこもりが前景に出る．第4期（防衛期）は適応努力が積極的な形で現われる時期である．訓練が難しく失敗を重ねると心理的防衛機構を使い神経症的症状や退行現象を示すことがある．第5期（適応期）は身体的な障害を客観視できるようになり，自分のおかれた立場のなかで積極的に自分の価値を活かそうとする時期である．

表Ⅱ-10 脳血管障害における精神・心理的問題[6]

1. 脳損傷により引き起こされる問題
　　知的機能の障害
　　　　一般的知能低下（障害）・認知症
　　神経心理学的症状
　　　　各半球＋領域（部位）の持つ特定機能の障害に対応して現われる症候群
　　　　（失語症，失行症，失認症，半側無視，注意・覚醒障害，前頭葉症候群など）
　　感情，情緒的問題
　　　　感情失禁・損傷半球側の違いによる情緒の変化
　　　　（破局反応：左半球／無関心反応：右半球）
2. 障害に対する心理的反応の問題
　　抑うつ反応
　　障害受容の問題
　　情緒的問題に起因する周囲との人間関係の問題
3. その他の関連する問題
　　性の問題
　　社会的ゴールに関連する自動車運転能力，復職の問題

発症直後の脳血管障害患者は後遺症に対する不安と期待が入り混じり，心理的に非常に不安定な時期である．障害受容の速さは，性別，年齢，病気の軽重などによって異なる．

(3) 心理的問題に対する対応

うつ状態と退行現象は，リハビリテーションにおいて最も重要な意欲を減退させる．

患者の心理状態を把握し，自立の気持ちを尊重して，希望を与えつつ，障害の受容の過程を援助していく．受容的な態度で接し，患者自らが障害の克服に立ち向かえるよう常に共感的な態度で見守り，無益な慰めや鼓舞，激励は慎まなければならない．

脳血管障害では感情失禁がみられることがある．感情失禁を呈する患者に接する場合は，それを誘発した刺激から関心をそらすことがポイントである．

(4) 歯科治療における注意点（第Ⅷ章 4.参照）

脳血管障害の後遺症として嚥下障害，口腔機能

表Ⅱ-11 左半球損傷と右半球損傷の特性とアプローチの基本[6]

左半球損傷の特性	アプローチ
神経学的症状 　右片麻痺，右同名半盲 神経心理学的症状 　失語症状，失行症状 行動特性 　ゆっくり，注意深い 　失敗に敏感，抑うつ的	過小評価しない 言語障害があれば，他の手段を利用する 言語理解力を過大評価しない 簡単で短いメッセージを利用する 課題を簡単なステップに分けて提供する フィードバックを与え，進歩の徴候をきちんと伝える
右半球損傷の特性	アプローチ
神経学的症状 　左片麻痺，左同名半盲 神経心理学的症状 　左半側無視，構成障害，着衣障害，空間失認， 　半側身体失認，感情的コミュニケーションの障害 行動特性 　はやく，衝動的 　無関心，多幸的	過大評価しない 言語的手がかりを利用する 課題を小さいステップに分けて提供する フィードバックを与え，進歩の徴候をきちんと伝える 生活環境の場を整理整頓する ゆっくりかかわる 麻痺側空間に注意を促す（強制しない）

表Ⅱ-12 コミュニケーションにおける注意点

- 落ち着いてリラックスできる環境で話をする
- 顔を見て表情を観察しながら話をする
- ゆっくりと穏やかにはっきりと話す
- 複雑な内容とならないように話をする
- 短く明確で簡単な言葉で話をする
- 質問の際には簡単に返答できるような質問にする
- 要約と内容の確認を行いながら話を進める
- 準言語的,非言語的な表現を用いる

言葉遣いや声の調子などは準言語的であり,服装,身振り,姿勢などは非言語的に分類される.

の低下がみられるときがある．口腔清掃が種々の障害のために困難になることもある．歯科医師や歯科衛生士は種々の評価を行うが，その際の対応に配慮が必要である．患者は評価結果に期待と不安をいだいており，その結果によっては精神的に患者が落ち込み，訓練意欲の低下につながることがある．

治療目標や口腔清掃に関する目標は患者にとってわかりやすく，達成しやすいものを設定する．高すぎる目標は達成できないことにより意欲を減退させ，障害の受容を阻害する．患者は動作のたびに障害と直面し心理的葛藤を生じている．患者の心理的負担の軽減や達成感へとつなげるために，自助具操作の獲得や環境設定を行い，患者の残存機能が十分発揮され身辺動作を促すよう指導することが重要である．

(5) 介護者・家族への配慮

家族などの介護者への指導も重要である．家族に患者の現状を認識させるとともに，介護方法を習得させることによって家族の不安を軽減しておく．家族にも障害を否定する気持ちがあるため，家族の障害受容のレベルや内容を探りながら，状況に合わせて接し，安心して介護に臨めるよう助言・指導を行っていく．

3 コミュニケーション

医療従事者と患者が良好な関係を形成する必要がある．良好な関係形成にはコミュニケーションが重要である．コミュニケーションには言葉を用いた言語的コミュニケーションと動作や表情などによる非言語的コミュニケーションがある．コミュニケーションにおける基本的な注意点を表Ⅱ-12に示す．医療従事者は受容，傾聴，共感などを忘れてはならない．

(下山和弘)

文 献

1) 長谷川和夫：こころの老化，老年者歯科，52-58，デンタルダイヤモンド，東京，1985.
2) 山崎久美子：高齢者の心理的特性，日本病院歯科口腔外科協議会編，高齢者歯科医療マニュアル，30-31，永末書店，京都，1992.
3) 清水 信：老年期精神障害の概観と問題行動への対策，平井俊策，清水 信編，図説臨床老年医学講座第4巻神経・精神疾患，248-257，メジカルビュー，東京，1986.
4) 加藤伸司：改訂長谷川式簡易知能評価スケール（HDS-R），大塚俊男，他監修，高齢者のための知的機能検査の手引き，9-13，ワールドプランニング，東京，1991.
5) 室伏君士：痴呆性老人のケア，日本医師会雑誌，103：NR64-NR66，1990.
6) 宮森孝史：心理学的側面から脳卒中患者を考える，小川 彰監修：ブレインナーシング2001年春季増刊，278-287，メディカ出版，大阪，2001.
7) 佐藤能史：脳卒中 (6) 心理，上田 敏編：図説臨床老年医学講座第10巻リハビリテーション，198-201，メジカルビュー，東京，1986.

第III章 安全の確保

1 全身管理

1 全身状態評価

歯科診療では口腔や顔面の診療部位に視野が狭められて，全身を診ることがおろそかになりがちである．すなわち，「木を見て森を見ず」の状態になりやすい．高齢者は全身疾患（基礎疾患）を合併している場合がきわめて多く，森を見ないで診療を進めると，予想もしなかったような偶発症や合併症の悪化が起こることもあり，全身管理はきわめて重要である．その基本的な情報を集積するためには，後述する全身状態評価が不可欠となる．

1）医療面接

かつては詳細な病歴を取ったり，多くの臨床検査を行ったりしてより正確な全身状態評価を行い，診断を行ってきたが，最近では，患者と医療者が人間として接して深い信頼関係を築くことが医療界で求められるようになってきた．単なる「検査漬け」ではなく，心理的・社会的背景も知ることによって患者は初めて医療者に理解してもらえたと納得する．特に高齢者では多くの医療者が若年にあたるので，信頼関係を築くためには真摯な態度で時間をかけて医療面接を行うことが求められる．

歯科診療では診療台を用いて面接することが多いが，プライバシーが保証されない場合が多い．例えば，カーテンや衝立などで他者からの視線を遮ることが要求される．

患者と医療者の位置関係は，対面ではなく，90度の角度を成すように，すなわち，「机の角(かど)を使う」ほうがリラックスできるとされる．なお，患者と医療者の椅子に優劣をつけてはならず，同等の立場にいることを物理的に知らせることが，特に高齢者の遠慮や不要な気配りを減らせる．

患者を診察する前にマスクを外し，挨拶と自己紹介のあと，患者の姓名・氏名を確認する．できるだけやさしい言葉で診察の目的，必要性，診察内容，所要時間などを説明して同意を得る．高齢者の場合には付き添い者を伴うことがある．例えば，患者の配偶者をはじめとする家族や，近親者や，患者が生活する施設の職員であったりするので，それぞれの付き添い者と患者との関係を明らかにしておくと，以降の診察が円滑に進む．

2）全身状態評価

（1）問診

高齢者では記憶力が低下していたり，病歴聴取の必要性を理解しなかったり，聴力障害があったり，脳血管障害や認知症，うつがあったり，自己判断による診断名を告げたりすることがある．このような場合には，患者本人から正確な情報を得ることが困難であり，家族や施設職員から間接的に問診をせざるを得ない．その際にはプライバシーに十分に配慮する必要があり，さらに，正確な問診とはならない場合があるので，聴取した相手を記録しておく方が良い．

これまでに罹患した疾患についての履歴，すなわち，初発年齢，症状や治療の経過，入院の経過，処置，後遺症について既往歴として詳細に聴取し記録する．高齢者では既往歴が多くかつ長期にわたり，正確な把握には時間を要することが多い．

高齢者では，精神疾患，呼吸器疾患，循環器疾患，脳血管障害，内分泌系疾患，各種のアレルギーなどを特に詳細に問診する．なお，上記の疾患が

複数あり，互いに関連していることも少なくなく，手際のよい医療面接が求められる．

家族や近親者の疾病についても重要な点を問診しておくと全身状態評価に役に立つ．特に，食生活や生活環境が影響を及ぼす糖尿病や高血圧，虚血性心疾患，高脂血症，肝・腎疾患などについて家族や同居者の病歴を把握しておくと良い．

診療の対象となる状態の経過を現病歴として聞きだす．具体的には，発病時期（when），部位（where），経過，検査値の変遷，治療や処置の内容（how），後遺障害をはじめとして，時系列で聞きとると分かりやすい．高齢者では現病歴の経過も長くなることが多いので，重要な点を後でまとめる必要も出てくる．歯科診療の経過に関連する現病歴の聴取では，他の医療機関での診療経過を記録することになる．その際には，患者の誤解や思い込みのために事実とは異なる可能性を念頭に置いておく．例えば，患者の言動に即座に同意をして，その医療機関を批判するなどは得策ではない．

高齢者は複数の慢性疾患に罹患していることが多いので，常用薬剤について把握することはそれらの慢性疾患を理解するためにもきわめて重要である．場合によっては，直接聴取できなかった全身疾患が薬剤から判明する場合もある．常用薬の処方時期，薬剤名，用法用量を確認する．最近は「お薬手帳」や薬剤についての説明書を薬局が渡すことが多いので，それらを持参してもらうと確実になる．なお，商品名や最近発売されたジェネリック製品の名称から一般名を調べるために，書籍だけでなくいくつかの方法でデータベースを調べて，作用や相互作用を把握しておきたい．

(2) 診察

入室してきた際の全体を素早く観察して，全身状態の評価をすることはきわめて有効である．例えば，独歩できびきびと歩いて診察室に入ってくれば，全身状態は比較的良好と考えられ，反対に車いすで付添者に押されながら入室すれば，循環器疾患だけでなく精神的な問題があるとも推察できる．さらに，簡単な挨拶を交わすだけでその患者の個性，行動，言語能力，知能・精神障害を推定できることもある．

(3) 全身状態

身長と体重は全身状態を評価するうえで欠くことができない．特に肥満や「るい瘦（やせ）」は合併疾患を疑わせる．肥満は，いわゆる生活習慣病，虚血性心疾患，脳血管障害，悪性腫瘍，睡眠時無呼吸症候群に多く，るい瘦は糖尿病，うつ，甲状腺機能亢進症，摂食障害，悪性腫瘍，結核，アルコール依存症などを疑わせる．その指標として Body Mass Index（BMI，体重（kg）÷（身長（m）^{2}）が用いられることが多く，18.5 未満をるい瘦，25 以上を肥満とする．

表情や言動から心理・精神状態，情緒などを推測する．例えば，うつの場合には表情は冴えず，神経症傾向の場合には感情が不安定で自己中心的な訴えが中心になる．

顔貌が蒼白ならチアノーゼ（還元ヘモグロビンが 5 g/dl 以上）から貧血を，紅潮していれば高血圧や精神的な興奮，黄変していれば肝炎や肝・胆道系疾患などを疑う．顔貌も含めて全体に浮腫が著明であれば，心，肝，腎の機能低下を考慮し，いわゆる満月様顔貌では慢性関節リウマチに対する長期のステロイド服用を推察する．

四肢の状態も全身状態評価には重要である．車いすを使用していれば，診療台への移乗など実際の診療環境に配慮が必要になるが，それ以上に車いすを必要とする疾患ならびに後遺障害を推測する．すなわち，各種脳血管障害，循環器疾患，呼吸器疾患，神経・筋疾患，精神疾患，外傷のいずれに該当するかの判断・診断の糸口とする．

(4) 呼吸器系の評価

問診により，息切れや呼吸困難の程度を把握する．Hugh-Jones の分類が有名で，その程度を 5

段階に分類している（**表Ⅲ-1**）．息切れが著明な場合には，加齢変化のほか，喘息，肺気腫，肺線維症などの呼吸器疾患，肺性心，心筋梗塞，弁膜症などの心疾患，貧血，糖尿病，呼吸中枢の異常などを考える．

喫煙は高齢者では期間が長くなるので，慢性閉塞性肺疾患（COPD：Chronic Obstructive Pulmonary Disease）や肺癌と喫煙との関連が深く疑われる．

呼吸運動は吸気と呼気に分かれ，前者は胸郭が上外方に，横隔膜が下方に広がり，胸腔全体が拡大して陰圧となり外気を吸い込む．呼気運動は反対に胸郭と横隔膜が吸気直前の位置に戻る運動で，胸腔内にある気体を体外に排出する．1分間の周期を呼吸数と呼び，一般に加齢に伴い減少する傾向になる．高齢者の頻呼吸では肺炎のほか心不全の可能性があり，徐呼吸では中枢神経障害を疑う．

聴診器を用いる胸部の聴診は評価の大きな手助けとなる．肺胞音，気管支音，気管支肺胞音などを区別するが，それらが減弱したり，延長したり，短縮したり，荒くなっているかを判別する．典型的なラ音は血液や膿などの分泌物，気管壁の腫脹，痙攣を想起させる．気管支喘息ではヒューヒュー，ゼイゼイといった喘鳴を初めとして，笛性音が聞かれ，その他，水泡音（肺線維症），捻髪音（間質性肺炎）などが異常な呼吸音である．

一般に呼吸器系の評価として胸部単純エックス線像は有効であるが，特に高齢者には肺野の異常陰影となる無気肺や肺気腫，肺炎などの診断に用いられる．

呼吸機能の検査はスパイロメータを用いることが多く，肺活量，努力性肺活量，1秒量などを測定し，1回換気量，分時換気量，機能的残気量をはじめとする肺気量分画が分かる．

経皮的動脈血酸素飽和度を測定することも呼吸機能の評価として必要である．動脈血酸素飽和度とは動脈血中の血色素（ヘモグロビン）のうち，

表Ⅲ-1　Hugh-Jones の分類

程度	説明
Ⅰ度	同年齢の健常者と同等の労作ができ，歩行，昇降も健常者なみにできる
Ⅱ度	同年齢の健常者と同様に歩行できるが，坂，階段は健常者なみに歩行できない
Ⅲ度	平地では健常者なみには歩けないが，自分のペースなら1マイル（1.6 km）以上歩ける
Ⅳ度	休みながらでなければ50 m 以上歩けない
Ⅴ度	会話，衣服の着脱にも息切れがする．息切れのため外出できない

酸素と結合している血色素の割合をいう．すなわち，酸素化が正常に行われているかを示すもので，パルスオキシメーターを使用すれば簡単かつ正確にその状態を知ることができる．この値が低い場合は，吸入気中の酸素濃度，ヘモグロビン，換気量，肺胞壁，心拍出量，末梢循環の異常が考えられる．

(5) 循環器系の評価

脈拍は橈骨動脈を3指で触れ，脈拍数，リズム，大きさ，緊張度，血管の性状を評価する．脈拍数の基準値は成人では65～85回／分であるが，加齢に伴い減少し，高齢者では60回／分を下回ることもまれではない．基準値より多いと頻脈とよび，運動，精神的緊張，発熱，貧血，心不全，甲状腺機能亢進が考えられる．基準値より少ない脈拍数を徐脈といい，薬剤の影響，心ブロック，副交感神経緊張などを疑う．リズムの不整を不整脈とよび，高齢者では心房性・心室性不整脈以外に心房細動や突発性上室性頻脈といった重篤なものもしばしばある．不整脈の正確な診断には心電図検査を受けることが望ましい．脈拍の大きさ，緊張度や血管の性状により，後述する血圧や動脈硬化の状態をある程度推測することができる．

血圧は，心拍出量，末梢血管抵抗，血液の粘稠度，血管の性状が因子となる．高齢者では心拍出

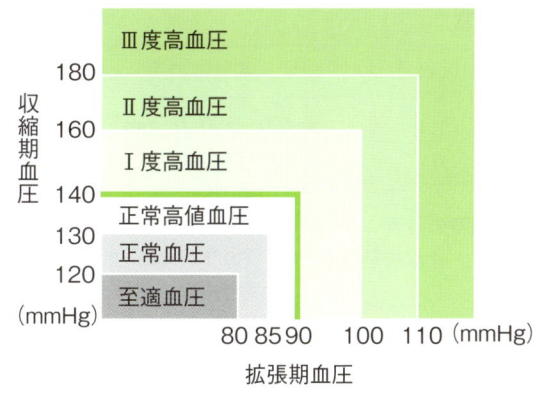

図Ⅲ-1 診察室血圧に基づく血圧の分類
（日本高血圧学会「高血圧治療ガイドライン2009」より改変）

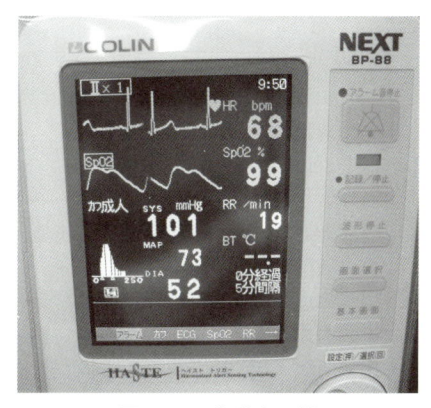

図Ⅲ-2 自動血圧計

量は減少するが，末梢血管抵抗は増大し，血液の粘稠度は増し，血管は硬化する傾向にあるので，結果的に血圧は上昇する（**図Ⅲ-1**）．

高血圧は本態性と二次性に分類され，本態性高血圧が多く遺伝的素因，食事環境，ストレスなどのさまざまな要因が複雑に絡まっていると考えられている．二次性高血圧は腎炎，糖尿病，原発性アルドステロン症，褐色細胞腫，甲状腺機能亢進症などの疾患や妊娠の結果として起こるものである．白衣高血圧とは，医療機関で測定する血圧が家庭で測定する値より高くなることで，環境や心理的な影響と考えられている．高齢者では収縮期血圧が110 mmHgを下回ると低血圧と診断され，体質性，本態性，二次性などに分類される．加齢とともに増加する起立性低血圧は，重篤な場合には脳虚血症状が出現してめまいや失神といった症状を呈することがある．食後に血圧が低下する食後性低血圧もある．

従来，水銀の血圧計を使い，コロトコフ音を聴診する手動での測定が主流であったが，近年は電動の自動血圧計も頻用されるようになってきている．脈拍と血圧が自動的に測定できるモニタ機器（**図Ⅲ-2**）は循環器系の評価としてきわめて有用である．

(6) 血液一般検査（**表Ⅲ-2**）

血液一般検査では赤血球，白血球，血小板（血球成分）の数や機能を検査する．各検査値によって疾患や異常を推定する．

(7) 血液生化学検査（**表Ⅲ-3**）

検査値が基準からずれているからとただちに診断を下すことは，厳に慎まねばならないことはいうまでもない．問診やその他の検査と組み合わせたり，内科担当医に照会したりして，総合的な判断をするべきである．

(8) 尿検査

血液一般・生化学検査と異なり，尿検査は対象者に痛みを与えず，試験紙を尿に浸漬するだけなので，手軽に行える．検査尿の色調で乳白色であれば尿路感染による膿尿が疑われ，赤色から赤褐色であれば血尿である．尿比重は基準値が1.015～1.025で，低ければ多量の飲水，高ければ発熱，下痢，嘔吐を疑う．尿糖は糖尿病を，尿タンパクは腎疾患を，ウロビリノーゲンの強陽性は肝障害や黄疸のスクリーニングとなる．ケトン体が陽性になる場合には，糖尿病，高脂肪食，絶食，運動，外傷，発熱の可能性がある．なお，糖尿病を合併している高齢者で尿ケトン体が陰性であれば，コントロールは良好であると考えられる．

表Ⅲ-2 血液一般検査

項目	高い時	低い時	基準値の例
赤血球数	多血症	貧血	400〜550 万/mm³
ヘモグロビン量	多血症	貧血	13〜17 g/dl
ヘマトクリット値	多血症	貧血	34〜52%
白血球数	感染, 炎症, 白血病	造血細胞の障害	3,000〜9,000/mm³
血小板数		肝障害, 骨髄機能障害	15〜50 万/mm³
平均赤血球容積	多血症	貧血	23〜35 pg
平均赤血球血色素濃度	大球性貧血	小球性貧血	31〜36%
出血時間		出血傾向	1〜5 分
凝固時間		出血傾向	8〜12 分
血清電解質 Na	水の喪失	水の排泄の抑制	134〜145 mEq/l
血清電解質 K	腎不全	嘔吐, 下痢	3.5〜5.0 mEq/l
血清電解質 Ca	骨, 腎, 腸管の障害	骨, 腎, 腸管の障害	8.7〜10.3 mg/dl
血清電解質 Cl	代謝性アシドーシス, 呼吸性アルカローシス		97〜105 mEq/l

表Ⅲ-3 血液生化学検査

項目	高い時	低い時	基準値の例
AST（GOT）	肝疾患, 心筋梗塞		8〜33 KU/ml
ALT（GPT）	肝疾患		3〜30 KU/ml
γGTP	アルコール性肝障害		4〜50 U
TTT	肝炎, 肝硬変		0〜5 U
ZTT	肝炎, 肝硬変		4〜12 U
ALP	肝, 胆, 骨異常		70〜270 U
総ビリルビン	胆石, 肝炎, 悪性腫瘍		0.2〜1.2 mg/dl
総タンパク	脱水, 悪性腫瘍	低栄養, 肝硬変	6.5〜8.0 g/dl
コリンエステラーゼ	脂肪肝, ネフローゼ症候群	肝硬変, 肝炎	108〜424 U/l
総コレステロール	動脈硬化, 高脂血症		130〜230 mg/dl
中性脂肪	肥満, 糖尿病		60〜110 mg/dl
血糖（グルコース）	糖尿病, 食後	インスリン過剰	60〜130 mg/dl
Hb$_{A1C}$	糖尿病		4.3〜5.8%
BUN（尿素窒素）	腎不全, 尿路閉塞	肝硬変	8〜20 mg/dl
尿酸	痛風, 腎機能障害		0.5〜7.0 mg/dl

(9) その他の検査

血液型の検査, 梅毒, Ｂ型, Ｃ型肝炎などの感染症の検査がある．

高齢者では循環器系の機能が低下していることがあり, 特に心機能を評価する必要がある．心臓の超音波検査（心エコー）は, 患者にほとんど痛みを与えずに心臓の動的な機能を把握することができるので, 盛んに用いられている．心筋梗塞や

心臓弁膜症，心不全，心筋症など高齢者にとって重要な疾患の検査に有効である．

動脈血液ガス分析は，酸素分圧，二酸化炭素分圧，pHなどにより呼吸・循環機能，酸塩基平衡が正確に把握できる．しかし，動脈血を採血しなければならず，歯科臨床では一般的ではない．

2 モニタリング

以上のような全身状態評価を行った後，歯科治療に際しては，前述の意識，呼吸，脈拍，血圧，体温などを常に監視しながら安全を確保する．これをモニタリングとよんでいる．すなわち，全身状態に急変の兆しが見えたり，偶発症が起こったことを可及的すみやかに把握したりして処置に取り掛かれるようにするものである．

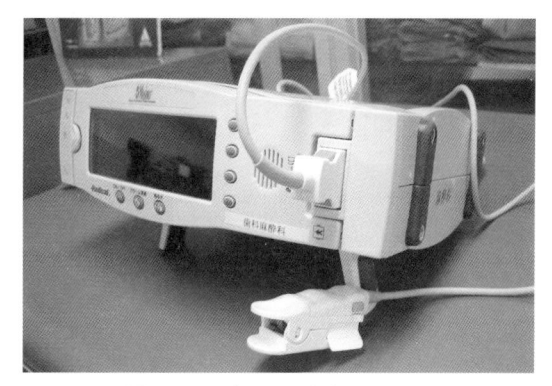

図Ⅲ-3 パルスオキシメーター

1）意識

Japan Coma Scale や Glasgow Coma Scale などがあるが，歯科臨床では患者の肩を軽く叩き，名前をよび反応があるか（呼名反応）が用いられやすい．特に高齢者では，治療中の意識混濁や喪失が懸念されるので，「話しかけながら」診療を進めると良い．中枢神経障害などのために呼名反応が術前より確認できない場合には，他の方法で意識状態を確認するか，記録として残しておくことが推奨される．

2）呼吸

胸郭の動きを見たり，耳を口元に寄せて聞いたり，呼気を手や頰で感じたりして呼吸状態をモニタする．高齢者の呼吸数は少なかったり，胸郭の動きが著明でなかったりすることもあるので，診療前に詳細に観察しておくことが望ましい．

呼吸が十分に行われているかをモニタする機器に，パルスオキシメーター（図Ⅲ-3）とカプノメーターがある．前者は経皮的動脈血酸素飽和度を，後者は終末呼気二酸化炭素濃度を測定することができる．酸素飽和度により，動脈血中の血色素の酸素と結合している割合が分かり，二酸化炭素濃度で呼気が正常に排出されているかが分かるので，呼吸状態を正確にモニタできる．両者とも患者に痛みや不快感を与えないので，歯科臨床に応用しやすい．

聴診器を喉頭部皮膚に置いて片耳で呼吸音を常にモニタすることも重要である．後述する静脈内鎮静法や全身麻酔に際しては最も確実な呼吸のモニタとして活用されている（図Ⅲ-4，5）．

3）脈拍

橈骨動脈など動脈が体表に近いところに指を置き，1分間の拍動数を数える．触診すると，脈拍数以外にも不整脈，動脈の性状，血圧などが推測できる．診療の前後ではこの方法が使用できるが，診療中には応用できないので，前述のパルスオキシメーターまたは心電計を装着しておくと正確な値が分かる．成人では65〜85回／分であるが，高齢者では少ないことが多い．

4）血圧

リバロッチやアネロイド（タイコス）型の従来の血圧計と聴診器で測定するのが基本であるが（図Ⅲ-6），診療中に測定するのは煩雑なので，自動血圧計を使用することが多い（図Ⅲ-7）．最近の

1 全身管理　41

図Ⅲ-4　聴診器

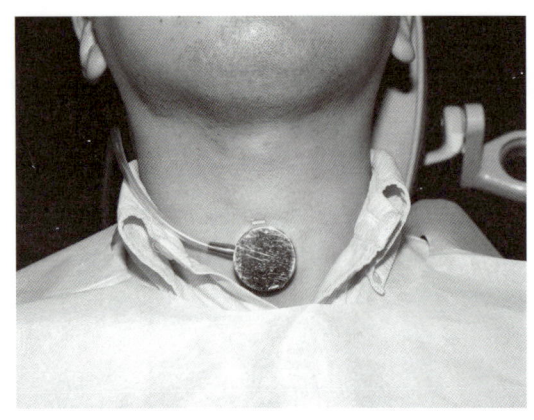

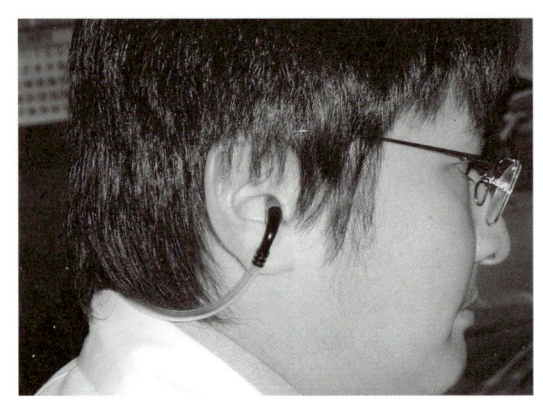

図Ⅲ-5　片耳聴診器

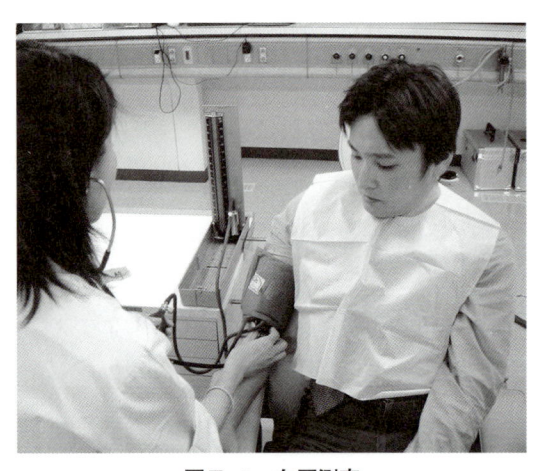

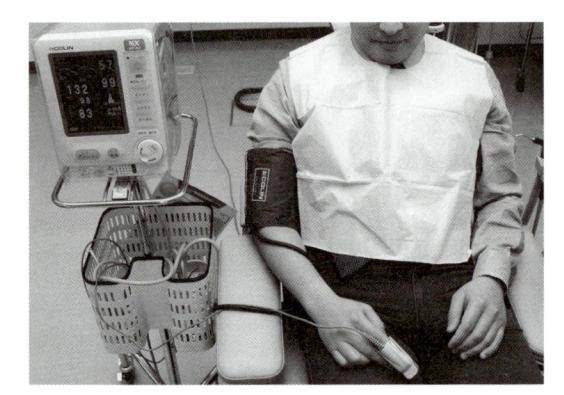

図Ⅲ-6　血圧測定

図Ⅲ-7　自動血圧計による測定

血圧計は，心電計やパルスオキシメーターも装備している複合器がよく使われている．

　高齢者では，特に寒い時期には厚手の長袖シャツを着用しているため，マンシェット（カフ）が巻きにくいことがある．ワイシャツ程度であればそのまま装着ができるといわれているが，血圧の値が高く出ることを念頭に置く．

5）体温
　一般的には腋窩に体温計を挿入して測定するが，前額に触れるだけでもある程度の体温は推定できる．最近では鼓膜にプローブを置いて短時間に測定できる体温計も流通している．

3　精神鎮静法

　高齢者も歯科診療に際しては，不安や緊張感を持っているので，わずかな刺激により合併している疾患の悪化や急変が危惧される．不安や緊張感を軽減する方法として精神鎮静法が用いられる．笑気を吸入する笑気吸入鎮静法と緩和精神安定薬や静脈麻酔薬を投与する静脈内鎮静法とに分類される．

　笑気吸入鎮静法は，30％程度の低濃度笑気を酸素と混合して鼻マスクより吸入させてリラックスした状態で診療を受けさせようとする方法である．ほとんどすべての処置に併用できるが，特に

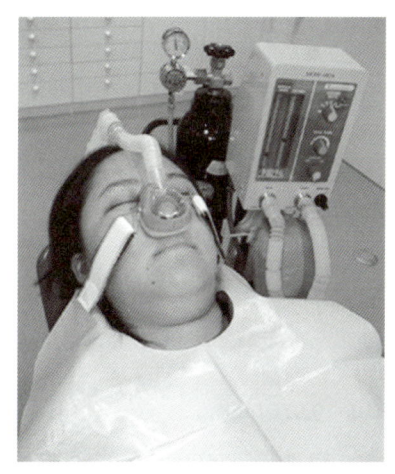

図Ⅲ-8　笑気吸入鎮静法

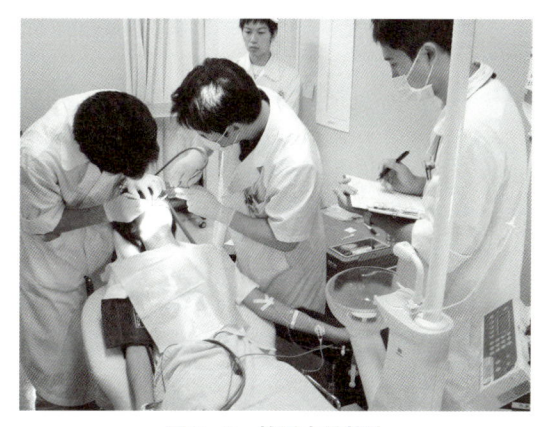

図Ⅲ-9　静脈内鎮静法

高血圧や心疾患などの内科的疾患，過去に処置中に気分が不快になったり意識が喪失したなどのエピソードがあり，それに対して精神的要因があると考えられる症例に適応がある．反対に妊婦に対する笑気の安全性は確立していないので，妊娠初期の患者には禁忌となる．その他，鼻閉などで鼻マスクから酸素・笑気の混合ガスを吸入できない場合，気胸，ブラ，気腹，中耳炎など閉鎖腔のある場合，気管支喘息，過換気症候群，てんかん，ヒステリーの既往がある場合には避けた方が良い．

　高齢者の場合には，呼吸器・循環器疾患を合併している場合に高濃度酸素を吸入させた方が安全なので，70％以上の酸素を吸入させられる本法は有効であると考えられる．実際には鼻マスクから鼻呼吸ができるように導入したのちに，至適鎮静度まで笑気濃度を徐々に増してゆく．処置中は笑気を継続して吸入させ，痛みを伴う処置には局所麻酔を必ず行う（図Ⅲ-8）．処置が終了したら，鼻マスクを外すか純酸素を吸入させて笑気を排出させる．

　静脈内鎮静法はベンゾジアゼピン薬剤や静脈麻酔薬を投与してリラックスさせる方法である．適応には特に恐怖心の強い症例に有効であり，笑気吸入鎮静法が適応できない症例にも有効である．また，笑気吸入鎮静法より確実で深い鎮静を得ることもできる（表Ⅲ-4）．

　ただし，薬剤の過量あるいは急速投与によって呼吸抑制や気道狭窄が起きる危険性があるので，それらに対する適切な処置のできる施設並びに人的資源のある施設で行うべきである．高齢者では上記の薬剤の感受性に個人差が大きいので，特に呼吸・循環状態に留意する．そのためにはパルスオキシメーター，血圧計，心電計といったモニタ機器を装着し，経験のある歯科医師が処置中も立ち会うことが求められる（図Ⅲ-9）．最近，認知症をはじめとする中枢神経障害を合併している高齢者に，行動抑制法として静脈内鎮静法を積極的に用いる施設もあるが，術前の十分なインフォームドコンセントや，不測の事態に備えた体制を確立することが強く求められる．

4　全身麻酔法

　痛みの完全なコントロール，意識の喪失，体動の抑制（筋弛緩），有害な自律神経反射の抑制の目的で全身麻酔法が行われる．全身麻酔法には吸入麻酔法と静脈麻酔法の2つの方法がある．多くの全身麻酔では人工呼吸管理をするので，高齢者で術前から呼吸器疾患を合併している場合には，術中よりもむしろ術後に重篤な肺合併症を起こすことがあり，十分な注意が必要である．また，吸入

1　全身管理　43

表Ⅲ-4 静脈鎮静法に使用される代表的薬剤の特徴

	ベンゾジアゼピン系薬剤			静脈麻酔薬
	ジアゼパム	フルニトラゼパム	ミダゾラム	プロポフォール
商品名	セルシン ホリゾン	ロヒプノール サイレース	ドルミカム	ディプリン プロポフォール
投与方法	間歇的投与 追加は初回の1/3〜1/2	間歇的投与 追加は初回の1/3〜1/2	間歇的投与 追加は初回の1/3〜1/2	間歇的投与 シリンジポンプによる持続投与
鎮静投与量の目安	0.2〜0.4 mg/kg	0.010〜0.015 mg/kg	0.05〜0.075 mg/kg	導入量 0.3〜1 mg/kg 維持量 2〜3 mg/kg/hr
投与速度	1〜2 mg/30秒	0.1〜0.2 mg/30秒	0.5〜1 mg/30秒	調節可
最大投与量の目安	20 mg	1 mg	5〜7 mg	鎮静時間による
導入・維持中の注意点	血管痛，静脈炎の可能性	鎮静作用が強力で投与量，投与速度により呼吸抑制	投与速度が速いと呼吸抑制	血管痛が強い．投与量，投与速度により呼吸抑制，意識消失
覚醒	遅延の可能性	やや遅い	比較的速い	きわめて速い
特徴	呼吸抑制少ない	精神発達遅滞や自閉性で効果	短時間の処置に適応	調節性に富む
術後の注意点	6〜8時間後に再鎮静化の危険性あり	他剤と併用すると覚醒遅延，入院も考慮	精神運動機能異常が遅延する可能性	自覚所見の回復が遅れる可能性あり

（鮎瀬卓郎：静脈内鎮静法，古屋英毅，他編，歯科麻酔学第6版，261，医歯薬出版，東京，2003．より引用改変）

麻酔薬に対して血圧低下，心収縮力・心拍出量の低下をきたしやすく，急激な循環器系の変動は代償機能が低下しているために，回復が遅れてしまう．例えば，セボフルランやイソフルランなどの揮発性麻酔薬の濃度を急激に上げると，呼吸抑制ばかりでなく循環虚脱をきたす．高齢者が低タンパク血症や低アルブミン血症があるために，静脈麻酔薬は少量でも効果が強く発現する．成年に比べて減量したり，投与速度を緩徐にしたりする必要がある．

また，高齢者では循環器系の反応に個人差が大きいので，静脈麻酔薬の投与も少量から始めて調節する．例えば，プロポフォールは血圧低下を招きやすいので，少量から始めるか，シリンジポンプで緩徐に静注するように心がける．麻薬も高齢者には強い反応が現れるが，循環器系への影響は呼吸器系へのそれより小さいといわれている．

しかし，85歳以上の高齢者や低栄養，重篤な呼吸・循環器疾患を合併している場合には，突然の血圧低下や心拍出量の低下が起こり得る．全身麻酔中や麻酔後に用いる鎮静薬でも薬物の半減期は延長して予想以上の効果遷延や蓄積が発生する．

（深山治久）

2 問題発生時の対応

1 全身的偶発症

　高齢者は全身疾患に罹患していることが多く，予備力が低下している．また，個人差が大きく，生体防御力が低下していることがある．したがって，成年にとってはわずかな刺激でも，高齢者には大きな影響を及ぼし，ときには生命にかかわるような偶発症が発生することがある．図Ⅲ-10 に示すような基本的な救命処置は医療者であれば誰でもいつでもどこでも取り掛かれるように日頃から研鑽しておくべきである．さらに，歯科診療特有の全身的偶発症を以下に述べる．

1）疼痛（神経）性ショック（血管迷走神経反射）

　痛みが原因となって発生するショックである．口腔・顔面領域への痛み刺激は副交感神経に分類される迷走神経反射を起こすことがある．心臓迷走神経は局所麻酔注射をはじめとする口腔内の痛み刺激を受けると心筋の活動には抑制的に働き，徐脈と血圧低下をまねく．その結果，脳血流量が減少して，意識の混濁や喪失が起こり，舌根が沈下して気道狭窄や抑制をきたす．このような症状が発生すると，交感神経の緊張が起こり，徐脈や血圧低下を回復させる．ところが，このような一連の自律神経反射が活発でない高齢者や重篤な全身疾患を合併している場合には，回復が遅れることがあり，不可逆性のショックに移行することも危惧される．

　症状としては，前述した徐脈と血圧低下，意識混濁・消失のほか，めまい，嘔気・嘔吐がみられることが多い．呼吸は弱くなり，冷汗を認め，顔面が蒼白となる．その場合には，すみやかに救急蘇生法を開始する．

　ただちに原因となっている痛み刺激を除く．すなわち，歯科治療をただちに中断する．水平位とし，呼吸がしやすいように衣服をゆるめ，深呼吸をうながす．酸素を吸入させ，呼吸抑制や停止に対しては気道確保・人工呼吸を考慮する．意識・血圧・脈拍数・呼吸・体温のバイタルサインを測定する．遷延する徐脈や血圧低下に対しては，副交感神経遮断薬である硫酸アトロピンを静注したり，輸液で循環血液量を一時的に増やしたりする．

　このショックは痛みが原因となって発症するので，予防は痛みをコントロールすることである．また，精神的な緊張が誘因となるので，その緩和に努める．

2）過換気（過呼吸）症候群

　不安感や恐怖心がきっかけになり発症する．本態は，過剰な呼吸運動により血中の二酸化炭素が過剰に体外に排出される呼吸性アルカローシスである．

　自覚症状としては激しい呼吸困難感が出現し，「息ができない」と強い不安を訴える．しかし，他覚的には 20 回/分以上の頻呼吸となり，一回換気量も著明に増大するので，分時換気量も大きくなる．意識は保たれることが多く，ときには不穏状態や精神的な混乱をきたすこともある．重篤になると，めまいや意識レベルの低下もあり，一時的な意識の消失もあり得る．末梢神経の被刺激性が亢進するので，しびれやテタニー様症状も出現することがある．血圧が著明に上昇することはなく，心拍数もやや増加するが著しい頻脈になることは

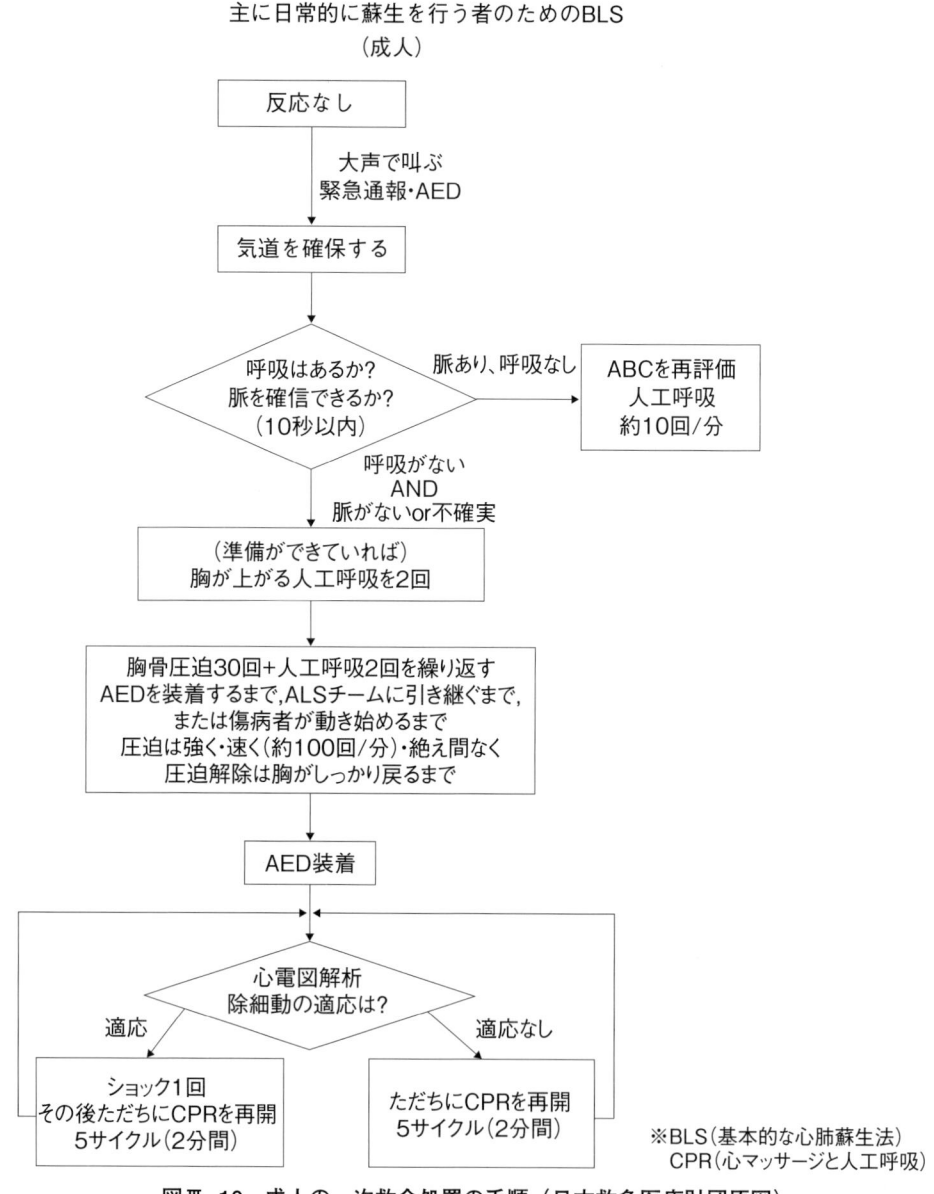

```
                    主に日常的に蘇生を行う者のためのBLS
                                (成人)

                          ┌──────────┐
                          │  反応なし  │
                          └──────────┘
                                │ 大声で叫ぶ
                                │ 緊急通報・AED
                          ┌──────────┐
                          │気道を確保する│
                          └──────────┘
                                │
                          ╱─────────╲      脈あり、呼吸なし   ┌──────────┐
                         ╱ 呼吸はあるか？╲─────────────→│ABCを再評価│
                         ╲ 脈を確信できるか？╱              │人工呼吸   │
                          ╲(10秒以内)╱                    │約10回/分  │
                                │                        └──────────┘
                                │ 呼吸がない
                                │ AND
                                │ 脈がないor不確実
                          ┌──────────────┐
                          │(準備ができていれば)│
                          │胸が上がる人工呼吸を2回│
                          └──────────────┘
                                │
                    ┌──────────────────────────┐
                    │胸骨圧迫30回+人工呼吸2回を繰り返す  │
                    │AEDを装着するまで，ALSチームに引き継ぐまで，│
                    │または傷病者が動き始めるまで        │
                    │圧迫は強く・速く(約100回/分)・絶え間なく│
                    │圧迫解除は胸がしっかり戻るまで       │
                    └──────────────────────────┘
                                │
                          ┌──────────┐
                          │ AED装着   │
                          └──────────┘
                                │
                          ╱─────────╲
                         ╱  心電図解析 ╲
                         ╲除細動の適応は？╱
                          ╲─────────╱
                    適応  │         │ 適応なし
                  ┌──────────┐  ┌──────────┐
                  │ショック1回  │  │ただちにCPRを再開│   ※BLS(基本的な心肺蘇生法)
                  │その後ただちにCPRを再開│ │5サイクル(2分間)│   CPR(心マッサージと人工呼吸)
                  │5サイクル(2分間)│  └──────────┘
                  └──────────┘
```

図Ⅲ-10　成人の一次救命処置の手順（日本救急医療財団原図）

ない．

　治療法としては原因になっている不安感や恐怖心を除去すればよい．具体的には患者に状況を分かりやすく説明して安心させ，息ごらえや呼吸運動の抑制を説く．紙袋やビニール袋などで患者自身の呼気を再吸入させ，動脈血二酸化炭素分圧を正常に戻す．呼気の再呼吸を拒否するようなら，ミダゾラムやジアゼパムといった緩和精神安定薬を静脈内投与して鎮静を図る．この際には過量投与のための呼吸抑制に対して監視が必要である．

　過換気症候群を予防するためには，不安感や恐怖心に対処して良好な患者・医師関係を築いてそ

れらを払拭するとともに，痛みのコントロールを入念に行うことが求められる．

3）血管収縮薬による反応

局所麻酔薬に含まれる血管収縮薬であるアドレナリン（エピネフリン，エピレナミン）による全身反応で，原因としては局所麻酔薬の過量投与，局所麻酔薬の血管への誤注入が考えられる．その他，高齢者の高血圧，甲状腺機能亢進症，褐色細胞腫，不安緊張の高い場合にはアドレナリンに対する感受性が高まっていると考えられるので，この反応が起きやすい．また，三環系抗うつ薬，モノアミン酸化酵素阻害薬，非選択性β遮断薬などのアドレナリンと相互作用のある薬剤を投与されていると起きやすい．

症状は心悸亢進，めまい，不安，興奮，顔面蒼白，冷汗，血圧上昇，頻脈・不整脈，頻呼吸などの交感神経刺激作用で多彩である．

これらの症状は局所麻酔注射後の数分以内に出現し一過性なので，多くは安静にさせて経過を観察するだけで回復する．血圧の異常な上昇や，その改善が見られない場合には，鎮静薬や降圧薬を使用することを検討するが，特に高齢者では過剰投与とならないような配慮が求められる．

予防には必要最小限の局所麻酔薬を使用することは勿論であるが，伝達麻酔では吸引操作を行い，血管への誤注入を避ける．特に高齢者の伝達麻酔に際しては，刺入部位の指標が参考にならないことがあるので，注意する．また，全身疾患や内服中の薬剤を検討してアドレナリンを含まない局所麻酔薬の使用を考慮する．

4）薬剤アレルギー

4種のアレルギー反応のうち，アナフィラキシー型であるⅠ型または遅延型であるⅣ型が局所麻酔薬のアレルギーのタイプとなる．他の薬剤によるアレルギーの発生頻度に比べるときわめて低いといわれており，分子量が小さいことがその理由と考えられている．局所麻酔薬に添加されている防腐剤がアレルギーに関係があるともいわれるが，詳細は不明である．

症状は多彩で，2，3分〜20分以内に蕁麻疹，紅斑，浮腫，搔痒感が皮膚に出現し，呼吸困難，咳嗽，鼻閉，喘息様気管支痙攣，気道狭窄・閉塞などの呼吸器症状，血圧低下・頻脈などの循環器症状，嘔気，嘔吐，腹痛，下痢などの消化器症状が急速に発現する．特にアナフィラキシー型は進行が速く，重症例では意識を喪失し，心室細動から心停止へと移行する．

アナフィラキシーであると診断したら，すみやかに酸素吸入を開始し，第一選択薬であるアドレナリンを静脈内，筋肉内，あるいは皮下に投与する．その他，抗ヒスタミン薬，副腎皮質ステロイド薬，アミノフィリンの静脈内投与も考慮する．呼吸抑制に対して気管挿管や人工呼吸などの呼吸管理，血圧低下や不整脈に対する循環管理などの救急処置が求められる．

局所麻酔薬によるアナフィラキシーショックはきわめてまれであるが，発生すれば重篤なので予見することが重要である．局所麻酔薬に対するアレルギーの検査はいくつかの試験法があるが，検査自体によるアナフィラキシーの発生の可能性や，信頼性や経済性の問題もあり，一般化しているわけではない．家族のアレルギー歴などの詳細な問診が予見するきっかけになることもある．

5）局所麻酔薬中毒

原因は薬剤の過量投与であるが，一般の歯科治療では中毒になるほどの大量に投与することはない．しかし，下顎孔伝達麻酔で誤って下歯槽動脈に注射針の先端が入ってしまい，局所麻酔薬を注入すると，顎動脈から外頸動脈に薬剤が逆流し，さらに総頸動脈から内頸動脈を経由し脳循環に至ると，瞬時に中枢での中毒症状が発生するといわ

れている．

低い血中濃度では中枢神経刺激作用が出現し，不安，興奮，多弁，嘔気，頭痛などがみられ，ろれつが回らなくなる．循環系では頻脈や血圧上昇が認められる．また，口唇，口蓋，舌などの麻痺感を生じることもある．血中濃度が上昇すると中枢神経系，循環系とも反対に抑制傾向になり，意識喪失，全身痙攣，昏睡，呼吸抑制・停止，チアノーゼ，徐脈，血圧低下，心停止となる．

ただちに歯科処置を中止し，経過を注意深く観察する．症状が軽度の場合には，安静を指示しバイタルサインを測定するが，重篤になった場合には症状に応じた処置が必要である．例えば，全身痙攣に対しては緩和精神安定薬や抗痙攣薬の静脈内投与，呼吸停止に対して気管挿管を含む気道確保や人工呼吸，血圧低下に対して輸液や昇圧薬の投与を検討するなどである．

局所麻酔薬中毒を予防するためには大量投与を避けるのは当然である．高齢者で，るい痩（やせ）がある場合には少量でも重篤な症状が発生することがある．血管への誤注入やきわめて急速な薬剤投与が原因となり得るので，吸引操作，緩徐な注入といった点に留意する．

6）全身疾患の増悪

（1）高血圧

歯科処置に伴い血圧が上昇することがあり，高齢者で基礎疾患として高血圧のある患者の場合にはその影響が大きく出る．また，薬剤に含まれる血管収縮薬が血中に移行することにより，血圧が上昇することも考えられる．注射の直後から急激な血圧上昇がみられ，自覚症状として頭痛，嘔気・嘔吐，めまい，耳鳴りなどがあり，重篤な場合には痙攣や高血圧性脳症，脳出血，うっ血性心不全をきたすこともある．ただちに痛みの原因となっている処置を中止し，安静にする．刺激がなくなれば，血圧は次第に落ち着いてくるが，長時間持続するようであれば，カルシウム拮抗薬をはじめとする降圧薬の投与を検討する．処置中の高血圧をきたさないためには，基礎疾患である高血圧のコントロール状態を把握することで，必要に応じて内科担当医から情報を得る必要も生じる．治療の前後で血圧を測定することはもちろん，術中もモニタリングを続けることが望ましい．痛みを可及的に与えないような局所麻酔を行うように心がけ，血管収縮薬を低濃度のアドレナリンに調製したり，フェリプレシンの使用も考慮する．

（2）不整脈

痛み刺激やストレスで基礎疾患である不整脈が悪化することがある．心房性・心室性不整脈が通常よりわずかに悪化するほどであれば，継続して歯科処置ができるが，多源性の心室性不整脈や，発作性の心房細動，心室頻拍などが認められた場合には処置を中止するとともに，ただちに不整脈に対する治療を開始する必要がある．不整脈の多くは心電図により初めて正確に診断できるので，心電図のモニタリングを行うことが推奨される．治療に際して患者本人が通常とは異なる不整脈を訴えることもあり，診断の重要な手がかりになる．

（3）狭心症

心筋虚血は痛み刺激に代表されるストレスで発生する．自覚症状では前胸部の痛み，圧迫感，絞扼感が典型的で，心電図検査により確定される．ただちに酸素を吸入させ，冠血管拡張薬の亜硝酸薬を静脈内，舌下，口腔内粘膜などに投与する．予防法として狭心症の現状を内科担当医からの情報提供などで把握し，可能な限りストレスのない状態で歯科治療に当たることである．

（4）心筋梗塞

虚血性心疾患の重篤なもので，血栓などで冠動脈が閉塞し著明な心不全となる．特に高齢者で本疾患が既往としてある場合，再発すると予後は不良である．局所麻酔による痛み刺激や精神的な緊張などが引き金になり得るという．狭心症と同じ

く前胸部の激しい痛みが自覚症状であるが，亜硝酸薬は無効である．本疾患を疑ったら，酸素を吸入させて，必要に応じて呼吸・循環に対する応急処置を行いながらすみやかに循環器の専門病院へ搬送する．

(5) 喘息

気管支が種々の原因で狭窄して呼吸困難が発生する病態であるが，ストレスがその原因となることがある．特徴的な喘鳴を伴う呼吸困難，咳，呼気時間の著しい延長，チアノーゼ，起座呼吸（仰臥位より上半身を起こした方が呼吸がしやすい状態）が症状として認められるが，重症化すると意識喪失，呼吸停止，心停止に至る．酸素を吸入させながら，β刺激薬やキサンチン誘導体などの気管支拡張薬や副腎皮質ステロイド薬を静脈内投与する．重症の場合には，アドレナリンの気管吸入で気管支の拡張を図ることもある．

(6) 糖尿病性昏睡

全身疾患として糖尿病があり高血糖が継続し，さらに痛み刺激やストレスで血糖値が上昇すると昏睡を起こすことがある．疲労感，口渇，嘔気・嘔吐などを訴え，大きな呼吸をゆっくり行うKussmaulの大呼吸も発症し，意識混濁から昏睡へ移行する．ただちにインスリンを静脈内投与して血糖値の安定化を図る．昏睡時に必要であれば気道確保を行う．昏睡の予防には，糖尿病の内科的なコントロール状態を把握し，血糖値あるいはHb_{A1c}が安定しているときにストレスを最小限にして治療に臨む．血管収縮薬に含まれるアドレナリンは血糖値を上昇させるので，必要最小限の使用にとどめる．

(7) 低血糖性昏睡

糖尿病を合併しており，インスリンや経口血糖降下薬を使用しているにもかかわらず，食事ができずに血糖値が異常に下降し，高次の脳機能が低下して突然，意識を喪失することを指す．意識障害以外には，疲労感，動悸，冷汗，振戦などを訴えることが多い．低血糖性の昏睡と診断した場合には，すみやかに糖分を多く含んだ飲み物を摂取させるが，意識障害で経口摂取が難しい場合にはブドウ糖を静注する．歯科治療を開始する際には食事を済ませているかを問診すること，歯科処置は短時間にとどめることが予防に繋がる．

(8) 甲状腺機能亢進症

局所麻酔注射をはじめとするストレスは，甲状腺機能亢進症を持つ患者の甲状腺機能を急激に賦活することがある．突然の興奮と不穏を訴え精神的に不安定となり，大量の発汗がみられる．血圧は上昇し頻脈となり，ときに不整脈も生じ，発熱，振戦，嘔気・嘔吐を認め，重症化すると昏睡や循環虚脱に至る．抗甲状腺薬，無機ヨード薬，β遮断薬，ステロイド薬などの静注を行う．予防には他の全身疾患と同様に甲状腺機能の現状を把握することが求められる．治療に際してはストレスを可及的に避けるような手段を検討する．

2 局所的偶発症

1) 遷延性知覚麻痺

後麻痺ともいい，明らかな原因は不明であるが，注射針や注射操作で神経自体に損傷を与えた場合，注射部位の出血により神経を圧迫した場合，局所麻酔薬に含まれる血管収縮薬による虚血状態が長引いた場合，注射針に付着した消毒薬などにより神経が障害を受けた場合などが考えられる．

患者は，治療の当日だけでなく翌日以降になっても治療部位の麻痺感が持続していると訴え，その期間は数カ月から1年以上に及ぶこともある．知覚麻痺だけでなく，味覚障害が長期間残存することもあり，症例によって多種多様な訴えがある．

発生した場合には，知覚麻痺の部位を早期に把握しかつ記録し，定期的な経過観察を行う．治療法として，温罨法，レーザー照射，赤外線・遠赤外線照射，超音波治療，低周波治療などによる理学療法，アデノシン3リン酸製剤，複合ビタミン

薬，副腎皮質ホルモン薬などを用いた薬物療法，鍼治療や漢方薬内服などの東洋医学的治療法，星状神経節ブロックなどがある．

2）開口障害

下顎孔伝達麻酔で咬合に関与する筋を注射針で損傷した場合に発生すると考えられている外傷性炎症性開口障害または感染による開口障害である．刺入を繰り返したり，内側翼突筋を穿通して血腫を形成したり，筋層に局所麻酔薬を大量に注入すると発生するといわれている．さらに，下顎骨の骨膜に注射針先端が接している間に突然の体動や術者の手の震えにより骨膜に損傷を与え，内出血が起こることも原因と考えられる．

開口しにくくなるだけでなく，開口時の痛みが出現することもある．血腫の場合にはさらに嚥下痛などが起こるが，数日間の安静を保つことで回復する．

多くの場合には経過観察すると軽快する．炎症症状である発熱，発赤，腫脹が認められれば，消炎鎮痛薬と抗菌薬による薬物療法の他，温罨法が併用されることもある．

伝達麻酔で相対的に深い部位にまで注射針を進めるときには，刺入までに口腔内の他の部位に注射針が触れて不潔にならないように留意する．また，粗暴な操作をしないことが予防に繋がる．

3）咬傷

感覚の消失が続くあまり，頬粘膜や口唇を歯などで咬みこんでしまい，麻酔効果の消失とともにそれまでなかった痛みを自覚し，さらに腫脹などを起こす偶発症である．特に，下顎孔伝達麻酔や浸潤麻酔の術後に起こりやすい．

多くの咬傷は清潔にすることで通常の治癒過程をたどるが，重症の場合には創傷面の保護が必要となる場合がある．

予防法は，局所麻酔薬の必要最小限の使用や，短時間作用の局所麻酔薬の選択である．

4）びらん・潰瘍

浸潤麻酔時に注射を急ぐあまり，ごく短時間で注入を終えようとすると，薬液を注入される部位には予想外の高圧がかかり，そのために循環障害が起こり，びらんや潰瘍が生じる．特に，上顎口蓋粘膜は薄いのでこの合併症が起きやすい．また，歯間乳頭部も低循環になりやすい．

びらんや潰瘍は注射後24〜48時間後に痛みを伴って発症する．次第に自発痛は軽減するが，接触痛は持続することが多い．また，刺激物によっても痛みが増す．通常，1週間ほどで軽快することが多い．生理食塩水など刺激のないもので洗浄する．さらに，接触痛をやわらげるために各種の軟膏を塗布する．

予防としては，血流が乏しいと思われる部位に注射針を刺入しないことである．また，注射薬はできるだけ低圧でゆっくりと注入するように心がける．

5）キューンの貧血帯

注射針の刺激による反射性の血管攣縮，局所麻酔薬に含まれる血管収縮薬の作用，血管の損傷・破綻による貧血といわれているが，明確な原因は不明である．伝達麻酔の注射中やその直後に，解剖学的には関連のない皮膚に境界明瞭な貧血帯が生じる．この貧血帯は数分から3時間以内に消失する．さらに，12〜24時間後に貧血帯に一致して皮下出血，紫斑が認められることがあるが，これらも1，2週間で消退する．

（深山治久）

参考文献
1）深山治久編著：歯科麻酔の正しい理解，口腔保健協会，東京，2008．

第 IV 章　高齢者の歯科診療

1 歯科治療の基本方針

1 歯科治療の目標

歯科治療の目的はQOLの維持・向上にある．そのため，歯科治療により向上した顎口腔系の形態・機能が長期に良好な状態に維持されることが望まれる．良好な状態が長期に保持されて初めて歯科治療は成功したといえる．

高齢者の歯科治療では，心身の状態，社会的要因が歯科治療の目標設定に大きな影響を及ぼすことが特徴となっている．心身の状態，社会的要因を考慮せずに治療計画を作成してはならない．高齢者，特に要介護高齢者では，健常者における理想的なレベルの治療を行うことは困難な場合がある．理想的なレベルに改善が難しい場合でも，歯科治療により形態・機能を許容できるレベルに，すみやかに回復させるよう試みる必要がある．種々の条件を勘案して患者ごとに治療目標を設定する必要がある．

高齢者，特に要介護高齢者を対象とする場合には，口腔の健康が長期に維持されることは難しいため，治療計画の立案の際には，口腔の健康管理の容易さ，将来の変化に対する対応の容易さに配慮する．

2 基本方針

一般的な診療手順を図Ⅳ-1に示す．

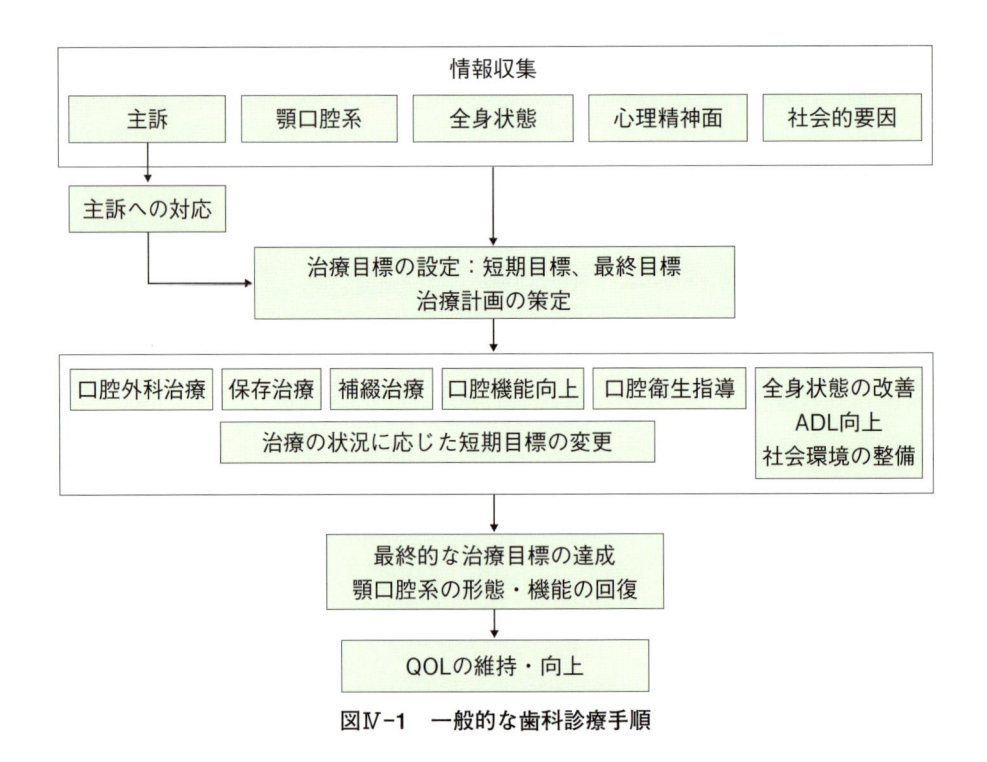

図Ⅳ-1 一般的な歯科診療手順

1）主訴に対する対応

主訴に対して適切な治療を行うことは患者の苦痛を軽減させるために，また患者との信頼関係を構築するうえでも重要である．特に疼痛を主訴とする場合には疼痛の軽減・消失を早期に図る必要がある．主訴に対応しつつ，形態・機能を徐々に改善するという方針をとる必要がある．

2）一般的な診療手順

抜歯，歯内療法，歯周治療を実施し，ついで補綴治療を行うのが一般的な治療手順である．抜歯は治癒に時間がかかるために治療の初期に行うのが一般的である．また，抜歯窩の治癒，歯内療法，歯周治療などの治療には，ある程度の時間が必要となる．そのため形態・機能を許容できるレベルにすみやかに回復させるために，使用中の義歯の修理・裏装・咬合面再形成，治療義歯の製作，テンポラリークラウンやテンポラリーブリッジの装着などを行うことがある．これらの診療によって，診査の段階では気づかなかった問題が発見されることがあり，また咬合関係，咬合位，患者の適応力などの診療に必要な種々の情報が得られる．これらの診療は顎口腔系のリハビリテーションにもなる．咀嚼機能は高齢者の栄養状態に影響を与えるため，咀嚼機能に問題がある場合には早期に対応が必要である．

口腔衛生の改善のために，口腔清掃を初期の段階から指導することが重要である．治療の進行とともに口腔内の状態が改善することが望ましい．自分で清掃が不可能な人でも介護者などと協働することによって健康な口腔を目指す必要がある．また種々の制約のために歯科治療が行えない人でも患者や介護者による口腔清掃は必須であることを忘れてはならない．患者や介護者による口腔清掃により口腔内状況の著しい悪化を防止できる．

また顎口腔系の機能向上や，機能低下の予防のために，機能訓練に積極的にかかわることが重要

表Ⅳ-1　高齢者によくみられる歯科疾患および口腔内の状態[1]

1．う蝕をはじめとする硬組織疾患
　楔状欠損，根面う蝕，残根，咬耗・摩耗，う蝕治療後の二次う蝕など
2．歯周病
　歯の動揺，咬合時の疼痛，歯根露出，服用薬剤による歯肉腫脹など
3．多数歯の欠損
4．適切な顎位の喪失，咬合平面の不良
5．歯科補綴装置に関連する問題
　義歯不適合（高度な顎堤吸収），義歯性口内炎，義歯性潰瘍，義歯性線維症，フラビーガム，クラウン・ブリッジの支台歯の破折や二次う蝕など
6．口腔清掃の不良
　歯垢・歯石の沈着，食物残渣の残留，舌苔など
7．唾液分泌の減少
8．味覚異常
9．粘膜疾患
　白板症，扁平苔癬，口腔カンジダ症，褥瘡性潰瘍，口腔癌など
10．顎関節疾患
　脱臼，顎関節症など
11．オーラルジスキネジア
12．摂食・嚥下障害

である．

3　高齢者の口腔内状況

歯科を受診する高齢者の口腔内の状況はそれぞれ異なっている．高齢者によくみられる歯科疾患および口腔内の状態を表Ⅳ-1に示す．高齢者の状況は多彩であり，治療方針を決定するときには優先度を判断することが大切である．

1）歯の問題

う蝕，歯周病，咬耗などが問題となりやすい（表Ⅳ-2）．部分床義歯の支台歯はう蝕や歯周病に罹患しやすい．また臼歯部の咬合関係が喪失して

いる場合には前歯部の早期接触が起きやすい．咬合の診査は欠かせない．

2）義歯の問題

義歯に生ずる問題として，粘膜面の不適合，人工歯咬合面の摩耗，義歯床・支台装置などの破折，支台歯の喪失などがあげられる．これらの問題により不適切な咬合関係を生じることになる．義歯の診査と問題があったときの対応方法を表Ⅳ-3に示す．高齢者にとって新たに製作した義歯に適応するのは青壮年者と比較して困難といわれている．可能ならば，使用している義歯を修理・調整して使用することが推奨される．要介護者に義歯を新たに装着するときには，患者および介護者に，清掃指導などとともに食事に関する指導も忘れてはならない．

3）唾液

唾液には口腔の健康を維持するうえで必須のものである（26頁表Ⅱ-2参照）．唾液の減少は種々の問題を口腔内に生じさせる．口腔乾燥症では，歯垢の増加による歯周疾患の増悪・う蝕の多発・義歯の不潔，義歯の維持不良，義歯による摩擦刺激に対する口腔粘膜の抵抗性の減少，摂食困難による栄養障害，口腔内の灼熱感，言語障害などの問題が生じる．唾液の役割を認識し，口腔乾燥に対する適切な対応を怠ってはならない．

4）摂食・嚥下障害

要介護者には摂食・嚥下障害が生じる頻度が高くなっている．摂食・嚥下障害により生じる問題として，誤嚥性肺炎，窒息，脱水や低栄養などの合併症，食べる楽しみの喪失があげられている．したがって，この問題に関する知識は必須のものである．「肺炎，発熱を繰り返す」などの摂食・嚥下障害を疑わせる症状（144頁表Ⅵ-6参照）があ

表Ⅳ-2 歯の問題点と対応方法

問題点	対応方法
う蝕	充填，歯内療法，抜歯など
歯周病	歯周治療，抜歯
不良な咬合状態	咬合調整*，咬合再構成

*臼歯の咬耗による前歯での早期接触などに配慮する

表Ⅳ-3 義歯の問題点と対応方法

問題点		対応方法
義歯床の破折	あり	修理
床縁の位置	短い	床縁の延長
	長い	床縁の削除
粘膜面の適合	不適合	調整，リライン，リベース
咬合	咬合高径の低下	咬合調整，咬合面再形成
	咬合干渉	咬合調整
支台装置*1	不適合	調整
	破折	支台装置（クラスプなど）の製作
支台歯*1	う蝕	充填，歯内療法，抜歯*2など
	歯周病	歯周治療，抜歯*2
	咬合干渉	咬合調整

*1部分床義歯では支台装置と支台歯の診査を必ず行う
*2抜歯の場合には増歯修理を行う

る場合には，専門家との協働を考慮する必要がある．嚥下障害があるときには，歯科治療時に誤嚥防止に対する配慮は必須である．

　口唇・頬・舌・軟口蓋の機能および感覚の評価を行う必要がある．義歯製作においては舌の機能が低下したときや舌腫瘍の切除に伴う実質欠損があるときなどは，舌接触補助床として義歯床口蓋部を厚くすることがある．麻痺がある場合には義歯の床縁の位置や研磨面形態に工夫が必要である．麻痺側に食渣や歯垢が多く認められるので，口腔清掃では特に注意する必要がある．

4 身体的な問題

　高齢者は全身疾患に罹患している可能性が高く，また医師より投薬されていることが多い．高齢者のこのような状況は歯科治療に種々の制約を加えることになる．歯科治療の安全と安楽の確保のために全身状態の把握は重要である．

　例えば心臓弁膜症患者の歯科治療では，感染性心内膜炎，心不全，心房細動に注意する．糖尿病患者の歯科治療では，易感染性の対策，低血糖の予防，ストレス低減，良好な口腔衛生状態の維持などが重要である．

　全身状態の適切な管理方法を知ることにより，治療可能な範囲が広がることになる．身体的な問題があり，疲労しやすいため診療が短時間に制限される，開口を保持できないなどの問題にも配慮が必要である．

5 心理面・精神的な問題

　高齢者の心理的特性を理解し，一人ひとりの患者の特徴をとらえたうえで治療を行う必要がある．理解力の低下，対処能力の低下，不安傾向の高まりなどが特徴となっている．安心が得られるように説明を行い，人間関係を構築する必要があ

る．また残り少なくなった歯に対する思いに配慮して歯の治療方針を決める必要がある．

　高齢者の精神的問題として，認知症やうつ病などがあげられる．歯科治療の必要性が理解できないときには治療拒否や開口拒否に直面することもある．このような場合には人間関係を構築することを第一の目標にし，人間関係を構築後に診療を行うとよい．

6 社会的要因

　居宅や施設で生活する要介護高齢者が増大し，通院による歯科治療が困難な人に対する適切な対応が求められている．通院による歯科治療が困難な場合には居宅や施設で歯科治療を行うことになる．居宅や施設での歯科治療は患者の心身の状態による制約とともに治療を行ううえでの種々の制約（体位，照明，使用できる器具・材料など）が加わる．歯科診療の制約に配慮しながら診療目標を設定し，実施していく必要がある．

　口腔の健康管理のためには，本人のみならず家族や施設スタッフなどの人的資源を有効に利用することを考える必要がある．

7 総合的な判断の必要性

　歯科治療の目標設定や方法を決定する際に上記に示した多くの要因を考慮し優先度を決定する．歯科医師や歯科衛生士の知識・技術もその要因の一つである．歯科診療にあたっては短期の目標と長期の目標を考えつつ，状況に応じて目標を変更していくことが大切である．

　　　　　　　　　　　　　　　　（下山和弘）

文献
1) 下山和弘：高齢者によくみられる歯科疾患，ジェロントロジー　ニューホライズン，17：233-237，2005.

2 口腔外科学からみた特徴とその診療方法

1 炎症・感染

1）高齢者の顎口腔領域感染症の特徴

　高齢者においては，加齢に伴い免疫機能の低下と異常が起こり，感染症に対する防御機能が低下する．これらは，主に加齢に伴う胸腺の退縮によるTリンパ球の供給能力と機能の低下に起因するといわれている[1,2]．さらに口腔内の局所免疫に関与する分泌型免疫グロブリンA（sIgA）も，分泌低下をきたすと報告されている[3]．

　また加齢による唾液腺の萎縮傾向や多種多様な基礎疾患に伴う多剤服用による副作用から唾液分泌量が減少し，口腔乾燥をきたす．廃用萎縮を伴う要介護高齢者や口呼吸者では，この傾向が助長され，唾液による口腔内の自浄作用を低下させる．このような口腔環境の変化と免疫機能の低下は，口腔常在菌の細菌叢に変化をもたらし，口腔カンジダ症などの真菌感染症やメチシリン耐性黄色ブドウ球菌（MRSA）をはじめとする抗菌薬耐性獲得細菌やグラム陰性桿菌感染症などが増加する．

　高齢者の顎口腔領域感染症は，口腔環境の変化や免疫機能の低下に加え，口腔衛生状態の悪化により，重篤化した歯性感染や口腔からの逆行性感染による耳下腺炎や顎下腺炎などの唾液腺炎も増加する．また血行性感染により成立することがある顎骨骨髄炎は，症状が遷延化し難治性をきたすことから早期診断が重要である．

　高齢者の口腔感染症は，宿主が多数の基礎疾患をかかえ，免疫機能も低下していることから重症化することが多いため，早期治療が望まれる．さらに要介護高齢者では，肺炎や二次的感染症の防止のために，日常的な口腔ケアによる徹底した口腔衛生管理が必要である．

2）高齢者における抗菌薬の選択

　高齢者の抗菌薬の選択に関しては，腎機能の把握が重要である．加齢により腎機能が低下するため，腎機能に応じた抗菌薬を含めた薬剤の投与量の調節が必要となる．腎機能評価の指標はクレアチニンクリアランス（Ccr）に代表される糸球体濾過率（GFR）値が目安となるが，感染症などで緊急投与を要する場面においては，Ccrの測定は蓄尿を必要とするためそぐわない．成人常用投与量の50〜70％で開始するか，血清クレアチニン値（SCr）からCockcroft-Gaultの式（表Ⅳ-4）でCcr値を推定して腎機能を評価し，投与量を決定する．しかし高齢者は一般に免疫機能が低下していることから，感染症が重症化する危険性があり，十分な血中濃度の抗菌薬の維持が必要である一方，投与薬剤の毒性と腎機能を十分考慮して減量することも必要である．歯性感染症に対する抗菌薬の第一選択は，セフェムやペニシリンなどのβラクタム系抗菌薬の使用が推奨される．これらは比較的毒性が低く，他剤との相互作用も少ないのが理由である．一般にβラクタム系抗菌薬は腎排泄型なので，腎機能の評価と感染症の重症度の両面を考慮して投与量を決める必要がある．一方，近年汎用されるニューキノロン系抗菌薬は，血中濃度が高くなると毒性と副作用の発現頻度が高くなるため，投与量の調節がより必要である．

3）ビスフォスフォネート系薬剤関連顎骨壊死

　ビスフォスフォネート系薬剤関連顎骨壊死

表Ⅳ-4　推定　クレアチニンクリアランス値

Cockcroft-Gault の Ccr 計算式

男性：Ccr＝{(140－年齢)×体重 (kg)}/{72×血清クレアチニン値 (mg/dL)}

女性：Ccr＝0.85×{(140－年齢)×体重 (kg)}/{72×血清クレアチニン値 (mg/dL)}

表Ⅳ-5　国内で販売されている窒素含有ビスフォスフォネート製剤

製品名	適応症	販売開始
フォサマック ボナロン （アレンドロン酸ナトリウム水和物）	骨粗鬆症	2001.8
アクトネル ベネット （リセドロン酸ナトリウム水和物）	骨粗鬆症	2002.5
ボノテオ リカルボン （ミノドロン酸水和物）	骨粗鬆症	2009.4

（BRONJ：bisphosphonate related osteonecrosis of the jaw）は窒素含有ビスフォスフォネート製剤により発症する顎骨壊死（顎骨骨髄炎）で，2003年Marxらにより報告された[4]．ビスフォスフォネートの作用は主として破骨細胞の活性抑制，アポトーシス誘導により骨代謝回転抑制作用を有するほか，血管新生抑制作用であるが，顎骨壊死をきたすメカニズムに関しては，いまだ一定の見解が得られていない．当初は進行癌骨転移患者の除痛や高カルシウム血症に対する治療を目的とした注射製剤で発症した報告例が多かったが，骨粗鬆症に適応のある経口ビスフォスフォネート製剤の普及によって経口薬服用患者での報告例が増加している（表Ⅳ-5）．

骨粗鬆症患者はわが国で約1,100万人前後といわれ，そのうち15～20％が薬物治療を受けている．骨粗鬆症は，いわゆる寝たきり高齢者の原因として第2位を占める大腿骨骨折を引き起こすことが知られ，骨折の頻度は70歳前後から増加する．経口ビスフォスフォネート製剤は骨粗鬆症を改善し，骨折のリスクを大幅に軽減することから，早期治療，骨折予防対策が急務とされ普及が進んでいる．今後経口ビスフォスフォネート製剤の普及に伴い，高齢者の顎骨壊死（顎骨骨髄炎）が増加することが予想されている．

米国口腔外科学会ガイドラインによるBRONJの診断基準[5]は，①ビスフォスフォネートによる治療を現在行っているか，または過去に行っていた，②顎顔面領域に露出壊死骨が認められ，8週間以上持続している，③顎骨の放射線療法の既往がない，の条件を満たすものとされ，感染の有無や骨壊死の範囲によりステージ1～3に分類されている（図Ⅳ-2）．発症リスクは服用期間，服用量と相関するといわれているが，危険因子により誘発されやすくなる．局所危険因子として，①抜歯やインプラント等の観血的処置，②口腔衛生不良，③骨隆起，外骨症，④義歯不適合などがあり，また全身的危険因子として，①加齢，②ステロイド長期投与歴，③糖尿病，④喫煙などがあげられている[5]．なかでも，ビスフォスフォネート製剤服用患者の抜歯や骨に侵襲を加える観血的処置は禁忌で，現段階では少なくとも3カ月以上の休薬期間ののち，施行することが推奨されている他，口腔内の衛生管理も重要とされている．ひとたび顎骨壊死（顎骨骨髄炎）にいたると難治性であることから，高齢者の歯科治療に際しては，薬の服用歴聴取に留意し，主治医への対診や継続的な口腔管理が肝要である．

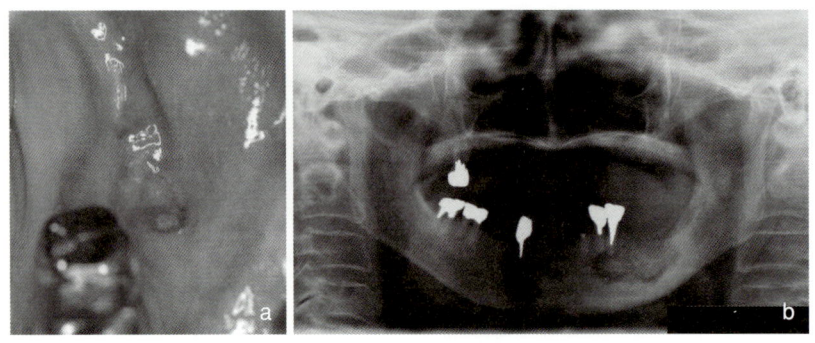

図Ⅳ-2 79歳の女性．ビスフォスフォネート系薬剤関連顎骨壊死（ステージ2）の口腔内所見（a）とパノラマエックス線所見（b）

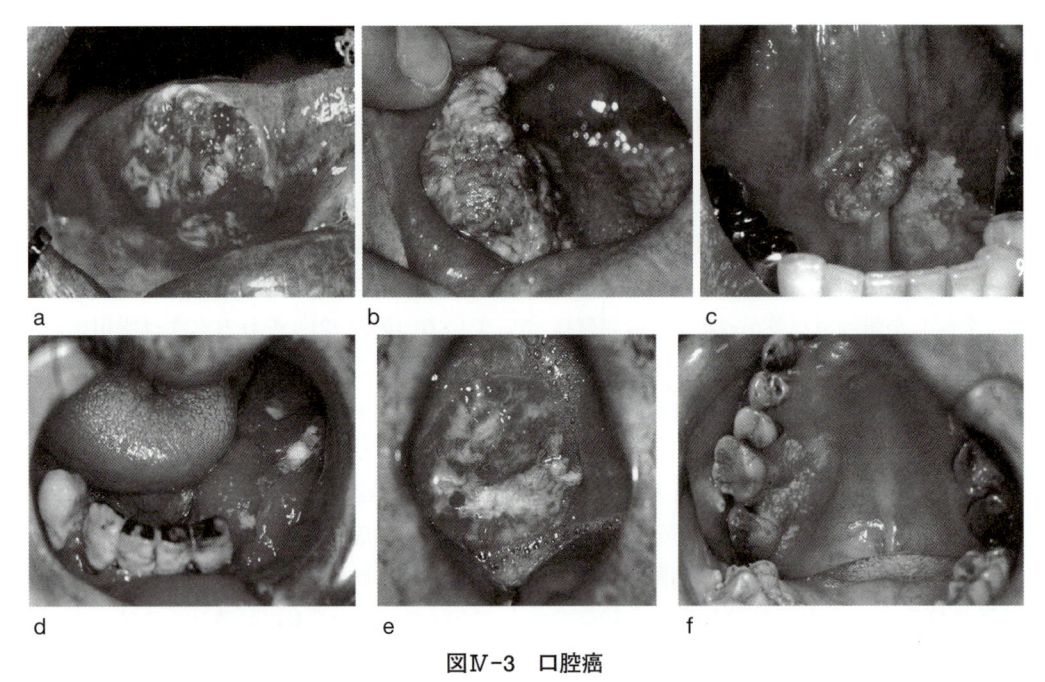

図Ⅳ-3 口腔癌
a：舌癌，b：頰粘膜癌，c：口底癌，d：下顎歯肉癌，e：口蓋癌，f：上顎歯肉癌

2 腫瘍

1）高齢者に発生する腫瘍の特徴

　腫瘍とは自律性に発育する新生産物で，口腔に発生する腫瘍性病変には粘膜などの軟組織や顎骨などの硬組織から発生するものがある．それぞれ良性と悪性腫瘍があり，多形腺腫やエナメル上皮腫は放置すると悪性化することが知られている．

臨床的に良性と悪性は遠隔臓器の転移の有無によって鑑別される．

　口腔癌はWHOによると，舌前2/3，上下歯肉，口底，頰粘膜，硬口蓋に発生する悪性腫瘍である（図Ⅳ-3）．組織型ではその約90％が扁平上皮癌で，部位別では舌癌が最も多い．性別では男性が女性に比して多い．口腔癌の発生頻度は全癌の

表Ⅳ-6　口腔癌の年齢別頻度（米国と日本）

報告者 年 年齢層	Kroll, S. O. （USA） 1976 患者数（％）		頭頸部委員会 （日本） 1986	
			男性	女性
0〜14	3	(0.03)	0	0
15〜19	16	(0.2)	0	1
20〜29	307	(3.2)	2	4
30〜39	713	(7.3)	29	12
40〜49	1,746	(17.9)	47	23
50〜59	2,427	(24.8)	98	31
60〜69	3,113	(31.8)	73	33
70〜79	1,204	(12.3)	41	32
80〜89	194	(2.0)	8	14
90〜99	52	(0.5)	1	0
症例合計	9,775	(100.0)	299	150

1％前後で，頭頸部癌でも4％前後と少ないが，口腔が咀嚼，構音，嚥下の機能を有する消化器および呼吸器の門戸であり，さらに顔を構成する一部であるために，その治療には機能および形態的配慮が必要である．口腔癌の好発年齢は60歳前後がピークで年齢比率は増齢的に増加する[6,7]．したがって近年高齢化のために口腔癌の発生頻度は増加している（表Ⅳ-6）．

2）高齢者の口腔癌に対する治療

口腔癌の治療は一般的に化学療法，放射線療法に加え手術療法の三者が単独あるいは併用して行われているが，いまだ手術による根治性が最も高く，これに術前あるいは術後治療として化学療法，放射線治療を組み合わせて行われている．一方再建も含めて根治的手術が行われると，術後摂食・嚥下や構音などの機能的障害を残遺することが少なくない．特に舌の切除によって舌の可動性が抑制されると術後機能障害はきわめて大きい．化学療法や放射線療法においても，粘膜炎や骨髄抑制などの副作用を生じることがあり，照射量や投与量を減じても決して安全な治療とはいいがたい．近年周術期の口腔ケアが検討されているが，一定の年齢以上の高齢者に対するレジメン（化学療法による治療計画）も必要である．いずれにしても，80歳以上の高齢者に対しては，脳血管障害や虚血性心疾患など複数の合併症が治療の選択に大きな影響を及ぼしている．根治的手術の適応がない症例に対しては，副作用を軽減した化学療法薬の組合せや，画像と緻密なコンピュータ解析によって焦点を絞った放射線治療によって生存率の向上が検討されている．

3 骨折

1）加齢による顎骨の変化

加齢による経年的顎骨の形態的変化を示す（図Ⅳ-4）．下顎骨は無歯顎になると垂直的吸収が生じるため，無歯顎の状態が長くなればなるほど歯槽頂側の吸収が進行するため，無歯顎での下顎骨体部骨折は小臼歯部において生じやすくなることが特徴である．若年期に歯を喪失するとさらに歯槽部の吸収が生じて，結果として垂直的距離が短縮する．加齢による顎骨の変化で特徴的なものに骨粗鬆症がある．特に閉経期以後の女性に顕著に生じ，その原因はエストロゲンの分泌低下によるといわれている（第Ⅱ章2.参照）．

2）高齢者の顎骨骨折

高齢者における外傷性顎骨骨折は，若木骨折のように連続性を保った斜破折はきわめて少ない．無歯顎下顎骨体部に生じる外傷性骨折の好発部位は犬歯部や下顎角ではなく，小臼歯部の垂直的吸収が著しい部位に骨折が生じることが特徴である．特に閉経期以降の女性は骨粗鬆症を合併しやすいため大腿骨頭骨折と同様に転倒に対して注意が必要である．高齢者における大腿骨頭骨折は即寝たきりにつながる危険性が高い．そのためビスフォスフォネート製剤の投与によって骨粗鬆症の

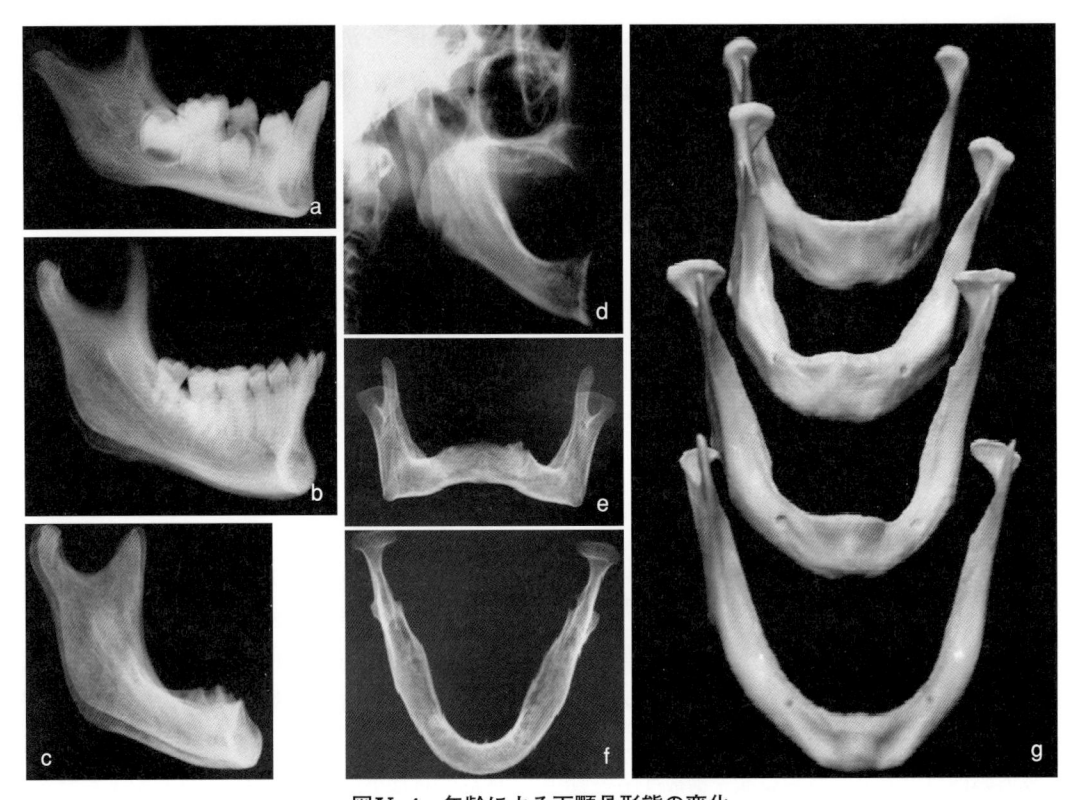

図Ⅳ-4 年齢による下顎骨形態の変化
a：小児下顎骨，b：成人下顎骨，c〜g：高齢者下顎骨．無歯顎下顎骨の形態（c〜g）

発症を未然に防止することが第一選択となっているが，顎骨壊死が生じることが知られていて，早期診断と投与薬剤と投与量，期間，さらには代用薬など考慮に入れた投与方法が検討されて，顎骨壊死の予防も加えた2面性の配慮が必要である．

3）顎骨骨折手術

高齢者における顎骨骨折の整復固定手術にはチタンミニプレートが用いられている（図Ⅳ-5）．チタンミニプレートは力学的強度が低いため水平に2枚以上で固定される必要がある．整復時における顎位の維持は旧義歯が用いられ，囲繞結紮が行われてきたが，骨折片を観血的に整復して二次的に義歯作製をして咬合位を回復することが一般的である．

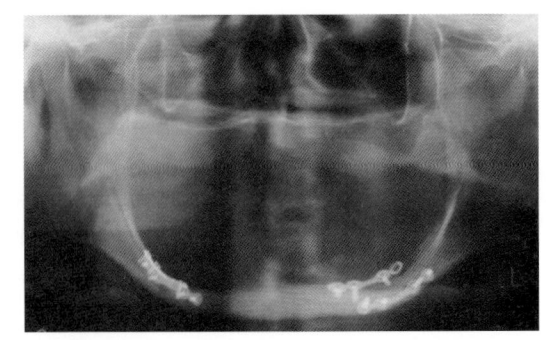

図Ⅳ-5 チタンミニプレートを用いた症例
75歳の女性．外傷性下顎骨体部骨折（2カ所）の観血的整復固定後のオルソパントモエックス線写真．垂直的距離が短いところで折れている．

4）高齢者における病的骨折と手術

このような外傷による骨折に対して非侵襲的に生じる病的骨折があり、その原因として前述の骨粗鬆症に加え、高齢者の免疫機能の低下に伴う顎骨骨髄炎や口腔癌に対する一定以上の線量による放射線治療によって生じる放射線性骨壊死（骨髄炎）などの理由により病的骨折が生じることがあり、このような症例に対しては抗菌薬による保存的治療では治療に限界があり、手術による治療が第一選択となる．一方高齢者の栄養状態も改善され麻酔の安全性も向上しているので，85歳以上の高齢者でも全身状態がよい場合には手術に耐えうると判断された場合には手術が適応となる．これらの高齢者の血管はアテローム変性や動脈硬化に伴う低酸素状態，血管自体の弾性の低下などの退行性変性により，血管吻合手術による再建手術を行っても生着が難しいと判断される場合がある．

4 顎関節疾患

1）顎関節における加齢性変化

ヒト顎関節における加齢性変化として、浦郷[8]は下顎頭の軟骨層の細胞が小型化し、軟骨下骨の表層を形成する外基礎層板は菲薄化、消失し、ハバース骨や介在骨が露出するものも現れ、関節円板、関節包では膠原線維の強度や弾性、運動神経終末の数が減じることに加え、咀嚼筋では、他の骨格筋と同様に筋線維の萎縮や数が減少すると報告している．顎関節は、加齢性変化に伴い、本来備えていた物理的外力に対する緩衝・適応能力が低下し、あわせて修復能力も減ずることから、適応限界を超えた侵襲が加わると、顎関節は退行性変化を呈していくと考えられる．

2）高齢者の顎関節症

顎関節症は、三大主要症候として、顎関節部もしくは咀嚼筋部の疼痛、関節雑音、開口障害もしくは顎運動機能異常のうち、最低1つ以上の症状を呈する疾患である．症状の発現は、過度の開口や硬固物咀嚼、歯ぎしり、食いしばりなどが誘因となることが多い．一般に顎関節症患者の年齢構成は、20歳代と50歳代にピークを認め、65歳以上が占める割合はおおむね5％前後である[9,10]．

顎関節症患者は、関節雑音を主訴に来院することが多く、疼痛は比較的少ない傾向を有するが、高齢者では疼痛が最も多く、開口障害や雑音を主訴に受診する患者は少ない．高齢者の抱える社会的背景因子やその精神機能、日常生活動作等から症状の自覚が遅く、受診も容易でないことから、疼痛を発現してから受診する傾向が伺える．また、高齢者の顎関節症では、他の年齢層では5％前後とされる変形性関節症が30〜40％を占めるとの報告[11]が多いのが特徴である．変形性関節症にみられる下顎頭のエックス線変形所見では、一般に多くみられる骨皮質の断裂像（erosion）に比べ、辺縁部骨増生像（ostephyte）や萎縮・変形像（deformity）が加齢の影響を受けやすいとの指摘[9]もあるが、それぞれの発現頻度は種々の報告があり一定の見解は得られていない．さらに、高齢者の顎関節症は不適切な義歯装着患者や咬合崩壊した症例が多いと思われがちであるが、咬合状態や残存歯数と顎関節症の発現頻度の関連については、残存歯数や義歯などを含め、咀嚼機能が維持されているほど、一般と同様な誘因から顎関節症を発症しやすいとの報告が多い[7]．一方高齢者にとって、咬合関係の確立と安定化は、顎関節への負担を軽減し、神経筋機構を安定させることから、適切な咬合関係を付与する咬合治療も重要であろう．

治療方針は、一般の顎関節症治療と大きな差異はなく、消炎鎮痛薬、筋弛緩薬を中心とした薬物療法、生活指導、スプリント療法、理学療法などが行われる．

高齢者の顎関節症においては、加齢性変化にまどわされることなく、生理的な変化や心理特性を

十分理解したうえで，他世代の顎関節症患者と同様な診断，治療を行うことが望まれる．

3）高齢者の顎関節脱臼

下顎頭が閉口時に復位できずに下顎窩から逸脱した状態を顎関節脱臼という．脱臼は，過度の開口，大あくび，中枢神経系疾患，向精神薬などの副作用などを誘因として発症するが，その背景因子として解剖学的に，浅い下顎窩，平坦な関節結節などを有する場合や，高齢者では，加齢や廃用萎縮による関節包や靱帯の弛緩，関節突起，下顎窩の形態変化，咀嚼筋における神経筋機構の異常などが原因になる場合もある．習慣化することが多く，再発予防策が重要となるほか，要介護高齢者では脱臼後の時間的経過や原因の聴取が困難な場合も多い．長期に放置された陳旧性脱臼症例は復位が困難となることが多い．

具体的な症状としては，閉口困難を訴え，脱臼側の下顎窩相当部である耳前部が陥凹するほか，両側性の脱臼では，面長様顔貌を呈し，流涎をきたす．治療は，できる限り早期に整復し，整復後は再発防止のために1週間程度の開口制限が必要である．一般的には弾性包帯による顎包帯法やチンキャップなどで顎外固定を行う．整復術は，徒手的整復法として，術者が患者の前方に位置し，両手で下顎を下方に押し下げながら，後方に移動させ，下顎頭を下顎窩内に誘導する．このとき，患者に閉口運動を促すと，復位しやすい．疼痛や緊張が強く，徒手整復が困難な場合は，顎関節部への局所麻酔や鎮静法を併用して整復術を試みる．整復困難な症例や高頻度で習慣性に脱臼が起こる場合は，観血的整復術や外科的再脱臼防止策が必要となる．

5 観血的処置

高齢者における観血的処置は，患者の障害や合併・基礎疾患の状況によっては高リスクと判断されることが多く，さらに何らかの行動調整や全身管理，モニタリングを要するため，治療計画等において臨床的に苦慮することが少なくない．

高侵襲の観血的処置に際しては，患者の口腔内状況，社会的背景，術後のQOLに配慮した治療計画の立案と，処置の侵襲と障害・疾患の特異性に応じた適切な行動調整と麻酔方法の選択が重要である．また観血的処置の侵襲度が高い場合や，年齢，全身状態，障害，要介護度によっては入院管理下に行う場合もある．

術前の全身状態の把握や服薬歴の聴取はきわめて重要である．処置の適応に関しては，糖尿病の有無，副腎皮質ステロイド薬内服歴など術後感染にかかわる易感染性状態の把握，さらにビスフォスフォネート内服歴の把握も処置方針を大きく左右する．また投薬，手術や麻酔の侵襲にかかわる心機能，呼吸機能，腎機能，肝機能など全身状態の把握も必要である．

術後の感染予防として，抗菌薬の投与量や投与経路を検討するほか，術前に口腔ケアを施行し口腔衛生状態の改善をしておくことが肝要で，また処置後の口腔内状況や障害を想定した摂食栄養管理計画の立案は重要である．

高齢化の進行に伴い，脳梗塞や心筋梗塞に代表される虚血性血栓性疾患が増加している．それに伴い，抗血小板薬や抗凝固薬などを永続的に服用する高齢者が増加している．こうした患者の観血的処置に際しては，従来は主治医対診のもと，休薬，再開が行われきたが，近年では抗血栓療法の中断は原疾患増悪へのリスクが大きいため，歯科領域における観血的処置においては休薬不要で，適切な局所止血が重要とされている[12〜14]．したがって処置直前の出血傾向の把握は重要で，出血時間やPT-INRなどによる出血傾向の把握が必要となる．

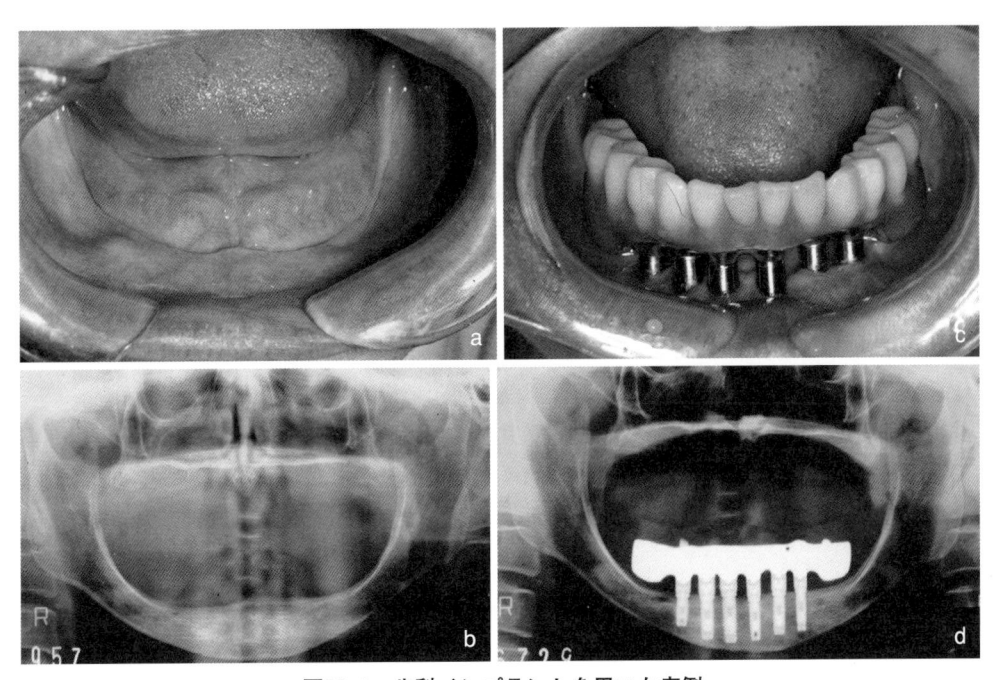

図Ⅳ-6 歯科インプラントを用いた症例
65歳の女性．無歯顎下顎骨へ骨内インプラントを6本埋入して術者可撤式義歯を装着した．埋入後18年を経過している．

6 補綴前外科処置

1）高齢者無歯顎症例に対する補綴前外科処置

　高齢者，特に無歯顎で歯槽堤の吸収が著しい萎縮上下顎骨に対する義歯の安定性獲得を目的とした補綴前外科処置として，歯槽堤整形手術，歯槽堤形成手術，ときに小帯手術が従来より併用されてきた．歯槽堤整形手術は歯槽突起部の骨鋭縁に対して平坦化を目的に行われる．歯槽堤形成手術には口腔前庭拡張術と口底深形成術があり，前者は粘膜骨膜を移動して歯槽堤を形成するもので，歯槽突起部に近いオトガイ神経による疼痛に対してはオトガイ孔下方移動術が行われる．特に遊離粘膜や皮膚移植によって口腔前庭を拡張する方法が選択されている．
　口底深形成術は下顎前歯部舌側の平坦化した口底の粘膜骨膜組織を下げて歯槽堤に隆起を形成する手術で，さらに下顎骨を水平に骨離断（osteotomy）して歯槽堤を形成する方法も選択されてきた[15]．しかし，これらの外科的手法によって歯槽堤を形成しても，長期間経過観察すると多くは後戻りや形成した歯槽堤の骨が吸収して満足のゆく目的が達成できていない実情があった．

2）歯科インプラントを用いた補綴前外科処置

　そこで最近では歯科インプラントを埋入し，それを固定源として用いて上部構造体を作製し，義歯安定を図る試みがなされている（図Ⅳ-6）．治療後の成功率の向上と機能的回復が得られるために，今や日常診療にまでその地位を得てきている．歯槽堤の吸収が著しい無歯顎の萎縮上下顎骨に歯科インプラントを埋入する際，下顎では下顎管までの垂直的距離が少ない，上顎では上顎洞底が接近し，垂直的時に水平的に骨幅が足りないなどの制約がある場合は，補綴前外科として自家骨によ

表IV-7 移植材料および骨造成法

移植材料
1. 自家骨：
 a．顎骨オトガイ部皮質骨（海綿骨少ない），筋突起部の骨（下顎枝），抜歯後周辺骨（智歯部），上顎結節部の骨，同顎および対顎の歯槽頂骨，インプラント孔開削骨，下顎臼歯部頬側後方骨
 b．腸骨（ブロック状骨，PCBM：粉砕海綿骨），頭蓋骨，脛骨
 c．血管柄付き骨：腸骨，肩甲骨，腓骨，脛骨
2. 他家骨（同種骨）：
 a．ヒト乾燥凍結
 b．ヒト乾燥凍結骨＋骨髄
3. 異種骨：ウシ骨より精製：Bio-Oss
4. 人工骨（人工生体材料）：
 a．天然ハイドロキシアパタイト
 b．合成ハイドロキシアパタイト：吸収性，非吸収性
 c．β-リン酸三カルシウム（β-TCP）
 d．生体活性ガラス

骨増生法
1. GTR（guided tissue regeneration）歯周骨の増生
2. GBR（guided bone regeneration）欠損骨の増生，骨（組織）再生誘導法
 a．非吸収性膜（non-resorbable membrane），Gore-Tex（ePTFE）
 b．吸収性膜（resorbable membrane），Bio-Gide，Bio-Tape
3. decortication：round carbide bar にて被移植側骨に小孔を開けて出血させる
  （血流と骨芽細胞を増加させる）
4. 仮骨延長手術（distraction osteogenesis）
5. 骨増生因子（bone growth factor）の応用
 a．多血小板血漿（PRP：platelet-rich plasma）
 b．遺伝子組み替え骨形成蛋白（rhBMP）
 c．合成化合物の応用：Prostaglandin E 類（PGE）
6. 組織工学，再生医学の応用
 a．人工軟骨，培養骨（ハイブリッド型人工器官）
 b．組織再生療法

るオンレー移植やベニア状移植が行われ，他家骨や人工生体材料による移植や，GBRや仮骨延長手術などの手法を用いて，歯科インプラント埋入と同時あるいは埋入前に行われている（表IV-7）.

3）高齢者に対する補綴前外科処置の管理

歯科インプラントの適応年齢の限界について考察された報告は少ないが，埋入手術侵襲に耐えることができれば埋入は可能である．一方埋入後の管理が問題になっている．インプラントの成功率が向上し，高齢になっても歯科インプラントは人工歯根として残るので，上部構造体への配慮が必要である．すなわち脳血管障害やパーキンソン病の合併により，刷掃などの自己口腔管理だけでなく，在宅ケア，家族や介護者の介助が難しい症例では，上部構造体を術者可撤式から患者可撤式に変えて口腔管理を容易にすることも一解決手段である．

高齢者への歯科インプラントによる治療をまとめると，術前診断，術中管理，術後管理と長期経過観察を総合した適応の選択と術後の管理が必要である．術前診断は手術に対する解剖学的診断以上に，全身合併症や現在の管理状態の把握が必要で，特に抗凝固療法中の埋入手術後の出血管理やビスフォスフォネート製剤の投与中の患者の骨壊死，長期副腎皮質ホルモン薬の投与中の顎骨変化には特に長期経過維持のうえでも注意が必要である．

（又賀　泉，田中　彰）

文献

1) Nieman DC, Johansen ML, et al.：Infectious episodes in runners before and after the Los Angeles Marathon, J Sports Med Phys Fitness, 30：316-328, 1990.
2) Vallejo AN：CD28 extinction in human T cells：altered functions and the program of T-cell senescence, Immunol Rev, 205：158-169, 2005.
3) Miletic ID, Schiffman SS, et al.：Salivary IgA secretion rate in young and elderly persons, Physiol Behav, 60：243-248, 1996.
4) Marx RE, Sawatari Y, et al.：Bisphosphonate-induced exposed bone (osteonecrosis/osteopetrosis) of the jaws, recognition, prevention, and Treatment, J Oral Maxillofac Surg, 63：1567-1575, 2005.
5) American Association of Oral and Maxillofacial Surgeons：Position Paper on Bisphosphonate-Related Osteonecrosis of the jaws, J Oral Maxillofac Surg, 65：369-376, 2007.
6) Kroll SO, Hoffman S：Squamous cell carcinoma of the oral soft tissues：a statistic analysis of 14,253 cases by age, sex, and race of patients, JADA, 92：571-574, 1976.
7) 日本TNM分類委員会：頭頸部TNM分類研究資料（1986年度症例のTNM分類および一次治療の動向），頭頸部小委員会編集，1989.
8) 浦郷篤史：顎関節の老化，上村修三郎，杉崎正志，柴田考典編著，顎関節小辞典，94-97，日本歯科評論別冊，東京，1990.
9) 三浦　香，野村修一，他：高齢者における顎関節症の臨床的観察，老年歯学，12：26-31，1997.
10) 水谷英樹，千賀勝広，他：高齢者顎関節症患者の臨床症状について，日顎誌，10：163-169，1998.
11) 坂本一郎，依田哲也，他：顎関節症における下顎頭骨形態変化と加齢との関係，口病誌，65：313-318，1998.
12) 矢坂正弘，岡田　靖，他：観血的な医学的処置時の抗血栓療法の管理に関する研究―全国アンケート調査結果―，Brain and Nerve, 59：871-876, 2007.
13) Evans IL, Sayers MS, et al.：Can warfarin be continued during dental extraction? Result of a randomized controlled trial, Br J Oral Maxillofac Surg, 40：248-252, 2002.
14) 森本佳成，丹羽　均，他：抗血栓療法施行患者の歯科治療における出血管理に関する研究，日本歯科医学会誌，25：93-98，2006.
15) 園山　昇：臨床医が必要な保存・補綴・矯正と関係のある口腔外科第1版，68-111，医歯薬出版，東京，1992.

3 オーラルメディシンからみた特徴とその診療方法

1 はじめに

オーラルメディシン（Oral Medicine）とは，口腔医学もしくは口腔内科学とも訳されることもあるが，その診断と治療に，口腔外科学に相対する単なる内科学的手法をとるものではない．

オーラルメディシン学の目指すものは医学と歯学を統合した口腔医学全般を担任することにあり，口腔領域に発生する病態・疾患に対して医科・歯科学的知識および手法を駆使して診断・治療にあたるものである．したがって，日本にオーラルメディシン学を導入した先人たちは，この意味を忠実に表記する日本語にあえて口腔内科を使用せず，オーラルメディシンと原語のままカタカナ表記したという経緯がある．

現在，わが国は超高齢社会を迎え，歯科医療の現場ではさまざまな基礎疾患を持つ高齢者を担当する機会が増加している．このことからも，歯科医療に携わるものにとって，オーラルメディシン学的素養を身につけることがますます重要となってくるものと考える．その点をふまえ，まず，配慮すべき高齢者の特徴を下記に列記する．

1）歯科診療上留意すべき高齢者の全身的な特徴

高齢者は，全般的な予備力が少ない，もしくはないことがある．

これにより，歯科医師が比較的簡単であろうと考える抜髄や歯周治療，単純な抜歯だけでなく，一般的に安易で，安全であろうと考えがちな義歯製作，歯冠形成などの補綴処置後に重篤な局所および全身的な病態，疾患を誘発することがある．

これらは主に処置後に生じた口腔内環境の変化にうまく適応できないことや，処置前・中における精神・神経的な不安状態が昂進して，循環器系を中心に全身各部に悪影響を及ぼすことなどが推察される．

2）高齢者の精神・情動面での特徴

（1）自己中心的で，閉鎖的であることが多いといわれている．しばしば，頑固，わがままな性格から周囲との協調性を欠くことがある．診療に対して，自己の考えに固執し，たとえそれが一般的に正しいと思われることでも，医療担当者の意見を聞かないことがある．

（2）情緒不安定で精神の余裕が少ない．気分のムラがあり，突発的な激情を表すことがある．大げさに病気を考えることがある．

（3）猜疑心が強いことがある．自尊心が強くかたくなな態度をとる．周囲からいろいろな情報を集め，より悲観的となって病気をより悪い方に考える．

このことから，日常診療において，口腔に関する訴えが通常の考えられる範囲を超えていると感じられた場合，精神病的診断も考慮すべきであり，歯科医師として心身医学的素養も修得することも重要であると考える．

そこで，高齢者によくみられる口腔症状の特徴のうち，心身医学的な問題に関連する①口腔心身症，②口腔乾燥症，③舌痛症（心身症以外のもの）についてその病態を解説し，オーラルメディシン学的対応を紹介する．なお，あわせて，近年注目されている④睡眠時無呼吸症候群について，特に高齢者における問題点と現時点での治療法につい

て説明する（第Ⅱ章3.参照）．

2 口腔心身症（歯科心身症）

　口腔心身症とはそれ自体が独立した固有の病名ではない．口腔に発現した局所的な症状の原因および臨床症状の経過に精神・神経病的な要因が密接に関与していることが推察され，その診断や治療に，精神・心身医学療法を特に考慮することが必要かつ重要な病態である．

　高齢者の口腔心身症に対応するための基本姿勢として，まず，その訴えが①単純に歯性疾患によるものか，②通常の歯科処置で治療が完結可能か，を判断する必要がある．

　もしそれが患者の加齢的症状のみならず，現在の精神病的気質，情動の変化，家庭，社会環境的な要因など，心身医学的要素に深く関連していると感じられた場合，その診断，治療には心身両面におよぶ全人的な対応が必要であるといえる．

　この点をふまえ，歯科医療担当者は
・第1に，患者の訴えの内容をよく聞き，理解するように努め，心とその性格的特徴からくる問題を許容し，身体の状況，およびその社会環境に適応し対応できること
・第2に，患者の人権に配慮した治療法の選択，患者自身のみならず，家族，その他の支援者を含めたインフォームドコンセントを充実させ，患者とのより良い人間関係が築けること
・第3に，精神科，および必要とする臨床各科との連携を適切に行い，集学的な対応をすることなどが重要となる．

　以下に口腔心身症の各論について解説する．

1）代表的な口腔心身症

　(1) 痛みを主症状とするもの
　①舌痛症：他覚的に舌に異常所見，器質的疾患などが認められないにもかかわらず，舌のひりひり感，灼熱感，疼痛などの症状を主体とする病態をいう．難治性で症状がしばしば遷延するため，舌癌などの悪性疾患に関心が向き，猜疑心をもって心配する患者がみられる．高齢者の場合，口腔乾燥症と関連することが多い．

　②非定型顔面疼痛：原因不明で経過する定型的な顎顔面痛を総称したものである．手術，外傷などの既往による神経損傷に基づくものや，心因性神経痛や精神疾患によるもの，もしくはこれらが複雑に絡み合って発症した病態が多くみられる．心身両面からの対応が必要となる．

　(2) 顎口腔の異常感覚を主症状とするもの
　口腔内のざらざら感，麻痺感，異物感覚，異臭などを主症状とするが，それに見合うだけの器質的変化がない病態をいう．唾液分泌減少による口腔乾燥感などに関連することも多く，味覚異常などを訴えることもある．

　①咬合の異常感：高齢者の場合，補綴処置後に発生することが多い．咬合の異常感や原因不明の顎関節部の疼痛を主症状とすることが多い．これは新たに義歯などの人工物が加わり，口腔感覚に変化が生じたことや，新しく設定された顎位などにうまく適応できないために発生すると推察される．顎関節の違和感による顎関節症などもこれに含まれる．

　②口臭症（自己臭症）：口臭検査などでは病的な口臭を認めないが，自分では異常な口臭があるものと確信している病態をいう．周囲との協調ができないなど対人関係で問題を有している場合，対人恐怖症との関連性を考慮する必要がある．また，独居老人の場合，周囲に対して無関心，無頓着になることがあり，たとえ異常臭があっても本人が自覚しない事例もある．

　(3) 情動の変化によるもの
　口腔領域にまつわる意識，動機付けなど認知行動領域における問題を主たる症状とする病態が多い．

　①醜形恐怖症：高齢者の場合，自らの容貌の衰

えに対して強い恐怖を持つことがあり，社会生活面での著しい適応障害を示すことがある．口腔領域では，歯並び，歯の色，口唇や鼻唇溝などの形態に強い不満を持ち，これらの形態改善を強く求める．患者の苦悩はかなり深く，手術や歯科処置（補綴処置など）を行っても訴えは改善せず，かえって症状を増悪させることもある．

②頻回手術症（Polysurgery）：明らかな原因がないにもかかわらず，執拗に痛み，違和感などの不定愁訴を繰り返し，再度の手術・処置を切望する病態をいう．患者の求めに応じて，再度処置を行うと，一旦症状が消失し，治療が成功したかのように振る舞うが，すぐに以前にもまして強く症状を訴えてくる．物事に執着し，医学的にも不可能であることを要求し，診療室を長時間占有することがある．ヒステリー，心気症的性格とも深く関連する．

③歯科恐怖症：一般的に歯科を受診する患者は，少なからず治療に対して漠然とした恐怖感を持っている．その中で，本症は特に歯科治療に対する広義の精神病的器質を基にした適応障害を示す．歯科診療に生じる特定の音，におい，疼痛などの刺激に起因した著しい診療拒否などの病的行動がみられる．これらは漫然とした不安，恐怖から生じたもので，経年的に受けた歯科治療の忌まわしい記憶などにより形成されることが多い．

④トゥレット病（Tourette）症候群：自傷行為による口腔内の難治性潰瘍を主たる症状とする病態をいう．

身体的な異常行動を頻発し，奇声，汚言，暴力行為などを随伴することもある．明らかな原因がないにもかかわらず，原因不明の潰瘍が頻発し，症状が繰り返す場合は本症を考慮すべきである．

筋が不随意に，急激かつ律動的な反復収縮を起こす，チック病の1種とも考えられている．

2）高齢者の口腔心身症の原因として推察されるもの

高齢者では，一般的な加齢変化のひとつとしての脳機能の衰弱などが原因と考えられがちであるが，ヒトの精神・人格は加齢変化により衰弱していくものではなく，年齢を重ねるごとに成長していく一面を持っている．

一部には，他の身体的老化現象と同様に経時的に衰弱していくものもあるが，大部分は下記にあげる要因が複雑に関連して発症するものと推察される．

（1）環境因子によるストレス

過剰と思われる心理的，社会的ストレスが，急激にかつ持続して加えられた場合．

（2）性格的な因子

自己中心的で自分が一番大変であり，かわいそうであると考える性格，何でも人のせいにする性格，自分の苦痛は誰も分かってくれないなどとひがみやすい性格がもともとあり，これが経年的に協調されたことで発症する場合．

以上をふまえ，全人医療的な対応が求められる．

3）口腔心身症の治療（オーラルメディシン学的対応）について

まず，訴えの中心となっている局所症状に対する対症療法を考え，これに生活指導を含めた各種心理療法・支持的精神療法，および自律訓練法，向精神薬等による薬物療法などが主体となる．以下に代表的な治療法を説明する．

（1）心理療法（精神療法）

心理療法は「主として患者と言語的，非言語的に意志の疎通を図ることで，情動的，行動的，性格的な精神科的障害を治療すること」と定義されている．治療者は，患者の訴えをよく聞き，理解しようとする．患者の現実的でない訴えに対して，これを一方的に否定，訂正はしない．患者自らが「なぜ自分はそのように考えるのか」，「そんなこと

が起こるのだろうか」と考えさせ，自分から症状の改善に結びつくように働きかける面接技法をいう．

以下に各種心理療法をあげる．

①一般心理療法：患者の訴えを受容して，これを支持，保証する面接技法．

②行動療法：問題となる異常行動を患者自身で認識させ，適応できる方向に向かわせる面接技法，一般的に認知行動療法といわれている．

③自律訓練法：催眠や自己暗示の理論を応用した面接技法で患者の身体的な弛緩，リラックスした状態を作り，これにより心理的な緊張を和らげることを目的とする．

④交流分析：こじれた対人関係の問題を分析することで，患者自らが自発的に，今の自己を認識し，新たな生き方を目覚めさせようとする面接技法．

(2) 薬物療法

口腔心身症の治療には不可欠である．

投薬の意義は，①精神神経症状の緩和，②付随する身体症状の緩和にある．薬物による支持療法なしでは心理行動療法の効果が十分に得られないことが多い．

しかし，患者との信頼関係がない場合，薬物療法を行っても全く効果が得られないことがあるので，要注意である．

以下に薬剤の特徴および効果，欠点などについて解説する．また，主な薬剤を表Ⅳ-8に示す．

①向精神病薬：大別すると精神を興奮させるものと，鎮静し，抑制させるものに分かれる．

a．セロトニン-ドーパミンアゴニスト（SDA：serotonin-dopamine antagonist 系）

精神症状の昂揚─減退の両症状に効果があり，特に精神症状の減退に対して効果が高いものは，心気症傾向に用いられる．また，ジスキネジア，脳梗塞後遺症に伴う攻撃的行為，精神興奮，徘徊，せん妄などに効果を持つものがある．本来，依存性はなく，嗜癖性も持たない．

また，一般的には禁断症状も発現しないものが多い．

向精神病薬の特徴的な副作用に，錐体外路症状（筋固縮，振戦，嚥下困難）などがあるが，これは，①顎口腔領域では，口腔周囲の付随運動（顎口腔ジストニア），②全身的なものでは，パーキンソン症候群（手指の振戦，筋固縮，自発運動の減退，仮面様顔貌），などとして現れることがある．特に危険なのは悪性症候群で，患者に上記症状に加え，発熱，発汗，頻脈などの自律神経症状が急発した場合，生命の危険があるので要注意である．

向精神薬の用法，効能にはEBMが確立しているので，用法，容量には精通する必要がある．

b．フェノチアジン誘導体：不安，焦燥感などの精神運動性興奮に対して，鎮静・軽減効果がある．セロトニン再取り込み阻害薬との併用は禁忌である．

c．イミノジベンジル誘導体：精神興奮に対する鎮静効果がある．

d．ブチロフェミン誘導体，ハロペリドール：幻覚，妄想に効果がある．躁病にも有効であるとされる．

e．ベンザミド系：本来，消化性潰瘍治療薬，制吐薬，食欲増進薬として用いられてきた経緯がある．幻覚，妄想に効果があり，てんかんにも投与が可能である．

②抗うつ薬：歯科で用いる場合，うつ症状の改善よりも付随する身体症状の緩和，軽減を目的に用いることが多い．

a．三環系抗うつ薬：舌痛症，非定型顔面痛，自己臭症，歯科恐怖症などに効果がある．

b．四環系抗うつ薬：抗コリン作用が少なく心臓に対する毒性も低く，危険性も低いと考えられている．しかし，三環系薬剤と比較して痙攣誘発性が高いので，要注意である．

c．その他の構造体を持つ抗うつ薬：

選択的セロトニン再取り込み阻害薬（SSRI：

表Ⅳ-8　口腔心身症の治療に用いる薬剤

1．向精神病薬
　1）セロトニン―ドーパミンアゴニスト
　（SDA：serotonin-dopamine antagonist系）
　　①リスパダール®
　　②セロクエル®
　　③グラマリール®
　2）フェノチアジン誘導体
　　①コントミン®
　　②メレリル®
　3）イミノジベンジル誘導体
　　・クロフェクトン®
　4）ブチロフェミン誘導体，ハロペリドール
　　①セレネース®
　　②プロピタン®
　5）ベンザミド系
　　・ドグマチール®
2．抗うつ薬
　1）三環系抗うつ薬
　　①トフラニール®
　　②トリタノー®
　　③アナフラニール®
　　④アモキサン®
　2）四環系抗うつ薬
　　①テトラミド®
　　②テシプール®　など
3．その他の構造体を持つ抗うつ薬：
　選択的セロトニン再取り込み阻害薬
　（SSRI：selective serotonin reuptake inhibitor）
　1）セロトニン再取り込み阻害薬
　　・パキシル®
　2）セロトニン・ノルアドレナリン再取り込み阻害薬
　　・トレドミン®
4．抗不安薬
　1）長期間作用型
　　①セルシン®
　　②セパゾン®
　2）中期間作用型
　　①レキソタン®
　　②ロザゼム®
　3）短期間作用型
　　・エチゾラム®
5．漢方薬

selective serotonin reuptake inhibitor）など．

　重篤な副作用が少なく，長期投与が可能である．セロトニン再取り込み阻害薬，セロトニン・ノルアドレナリン再取り込み阻害薬がある．

　③抗不安薬：全般性不安，恐怖症的な不安，強迫性障害，心気症などによる身体表現性障害に対応するだけでなく，不眠などから生じる心機能亢進，交感神経優位による消化器症状，高血圧，てんかんなどの予防にも用いられる．なお，統合失調症の患者には興奮，錯乱などを誘発する恐れがあること，患者との信頼関係が薬理効果を左右する面が強いので要注意である．

　作用期間により，長期間作用型，中期間作用型，短期間作用型がある．

　④漢方薬：口腔内に発現した病態，特に抵抗力の低下した状態（消耗性疾患）での使用が効果的な場合がある．

　（3）薬物療法と心理療法の相乗効果について（オーラルメディシン学的対応を念頭に）

　薬物療法と心理療法をより効果的に行うために以下のことに配慮すべきである．

　①除外診断の徹底：訴えの主体となっている病態が本当に存在しないことを歯科医学的に立証すること．現在の訴えに見合う器質的疾患がないことを保障することで，新たに別の訴えを執拗に繰り返す場合があるが，その都度，科学的に実証し，根気よく歯科的な除外診断を続けることが大切である．

　また，薬効があった場合，「この薬が効いたことはあなたが考えるような悪性疾患ではない」と器質的な疾患の存在を再度否定し，効果があったことを認識させ，共有する診療態度が望ましい．

②病態仮説の提示：重要なことは，今の状態は「気にしすぎて考えが悪循環に陥っている」ことを認識させ，現実的な病態仮説を患者に提起することである．訴えのもとになる病態がどうして起こるのかを自らに考えさせる診療態度が望ましい．

③投薬の意義の説明：薬が，現在の病状に対してどのような効果，意義を持つかを家族も含めて説明しておく．薬が神経伝達機構を調節し，今の異常な感覚を和らげる効果があることを認識させ，服薬を確実にすることで治療効果を高める．

④投与量の決定に際して：最初は少量から始める．症状の改善，副作用などを見ながら，適時増量する．こうすることで副作用の発現を抑え，かつ，症状に対する最適投与量の判断ができ，病状の診断精度が上がる．なお，あらかじめ少量から服用する意義を説明しておくと良い．

⑤副作用の説明：向精神薬の場合，神経の興奮もしくは消退をきたすことがあるので，気分にムラが出るなどの予測される副作用はあらかじめ，家族を含めて，詳細に説明しておく．このことで，漫然とした不安による服薬違反を防止することができる．

（4）口腔心身症に対する治療態度での留意点

歯科を受診した主訴が，歯科診療の範疇を超えていると感じられた場合，歯科医師の倫理観や使命感では治療は難しく，特に訴えている身体症状および病態が完全に精神病的症状の一部であると思われた場合，通常の歯科治療の対象とはなりえないことを明記しておく．特に患者がドクターショッピングを繰り返している場合，自己の持つ治療技術を過信して「他の診療施設で，うまくいかない，違和感があるのは下手だからだ」などと考え，総合的に判断ができていない段階で，安易に歯科診療を優先させてしまうと，患者の病態を悪化，遷延させる可能性が高く，その回復には難渋することを覚悟しておかなくてはならない．

4）最後に

現在，口腔心身症の患者治療には，関連する医科との連携が不可欠である．これは，患者の訴えが歯科的なものに限定されているとき，精神科医だけが一方的にこれを治療することは難しく，逆に，訴えに見合うだけの身体的所見がないにもかかわらず，患者の求めに応じて歯科治療を継続することは，はなはだ危険であり，両者のリエゾン（相互乗り入れ）治療が必要であり重要となる．

歯科医師にとって，安全に高齢者歯科医療を行っていくためには，精神・神経科的な医学知識を持ち，心身医学的素養を身に着けることが大変重要であると考える．

3 口腔乾燥症

唾液分泌量が絶対的に不足している場合と，唾液量は変わらないが，生活の状況によって相対的に唾液が不足し，口腔乾燥を自覚する病態をいう．量は十分あっても，唾液の性状により粘性が亢進することで口腔乾燥を感じることもある．

これにより，咀嚼障害，味覚異常，呼吸障害などを引き起こし，著しいQOLの低下をきたすことがある．

1）唾液分泌量から考える原因

（1）相対的に体内の水分量の減少した場合

唾液分泌能は正常であるが，供給源である水分量が減っている場合，水分需供バランスが崩れ，脱水状態となることがある．これには，

①糖尿病や尿崩症などで多尿となり脱水となったもの

②熱性疾患，下痢，発汗過多などによる水分バランスが不備となったもの

③透析により水分バランスの均衡が崩れたもの

④薬物の主・副作用によるもの

⑤口呼吸による水分蒸散によるもの

などがあげられる．

（2）絶対的に唾液分泌量の低下した場合
①加齢によるもの，唾液腺の老人性萎縮など
②薬による副作用：利尿薬，降圧利尿薬，抗ヒスタミン薬，向精神薬（抗うつ薬，精神安定薬），鎮痙薬（抗コリン薬），抗パーキンソン薬，制吐薬，中枢性骨格筋弛緩薬，鎮咳去痰薬，自律神経遮断剤，抗癌剤など
③急性・慢性唾液腺炎
④唾石症
⑤自己免疫疾患：シェーグレン症候群など
⑥囊胞，腫瘍などの唾液腺に発生した疾患，これによる唾液腺摘出後の唾液量の減少
⑦先天性唾液腺無形成症，導管閉鎖症
⑧精神的なストレス，ヒステリー，自律神経障害など
⑨更年期障害
⑩放射線治療
⑪甲状腺機能障害
⑫関節リウマチ
⑬ビタミン欠乏症
⑭肝疾患，腎疾患，胃腸疾患
⑮貧血，出血，血液疾患
⑯慢性移植片対宿主病（GVHD）
⑰神経障害：顔面・舌咽神経障害，外傷や中耳根治術後の神経障害など

2）口腔乾燥症の診断・治療の流れ

　口腔乾燥症の診断・治療の原則としてまず，口腔乾燥に至った原因を追求し，その原疾患の治療を優先することにある．これに加え，口腔乾燥症状に対しては，対症療法を行い，その障害症状を是正することに留意する．なお，口腔内が乾燥していると，う蝕，歯周病が容易に悪化し，汚染がひどくなる．これによりさらに乾燥を増強するという悪循環が生じる．この悪連鎖を断ち切るためにも，口腔環境を整え，さらに継続的な口腔ケアに努めることが重要である．

（1）診断の流れ
①医療面接
a．自覚症状の確認，発生した時期，その程度の確認
b．全身疾患の既往歴，原疾患の現病状，治療・投薬内容の確認
c．生活暦，生活習慣の確認
②口腔環境アセスメントの記録
a．残存歯数，状態
b．歯周病の有無と程度
③唾液分泌能検査
a．唾液量測定
a）安静時唾液検査
　安静位で咀嚼させずに，自然に流出する唾液をコップに採取する．15分間で1.5 m*l* 以下を分泌低下とする．
b）刺激時唾液検査
（a）ガムテスト
　10分間ガムをかみながら唾液を採取する．厚生労働省のシェーグレン症候群の診断基準では，10 m*l*/10分以下が基準となっている．
（b）サクソンテスト
　ガムの代わりにガーゼを咬ませ，吸収した唾液量を測定する．2 g/2分以下が唾液分泌低下とされている．
④唾液腺造影
　油性，水性の造影剤を排泄管より逆行性に注入し唾液腺細管を造影する（直径1 mm未満小点状陰影以上の異常所見）．形態的な病態を確認できる．
⑤唾液腺シンチグラフィー
　放射性同位元素による唾液腺の集積を確認する．機能を判定することができる．
⑥口唇生検：小唾液腺病理検査
　通常，下唇より採取する，小唾液腺を周囲組織も含めて摘出し，リンパ球浸潤の程度を確認する．1視野（4 mm^2）に50個以上のリンパ球浸潤により免疫異常を疑う．

⑦血液検査
抗Ro/SS-A抗体，抗La/SS-B抗体など
⑧カンジダ培養検査
カンジダ症が疑われる場合，培養同定検査が必要となる．

(2) 歯科医療から考える治療の流れ
口腔乾燥に起因した自覚症状や臨床症状の軽減を目的に治療方法および手順を考慮する（第Ⅷ章6.-1参照）．
①口腔内環境の整備
まず，口腔内環境の是正より開始する．これにより唾液分泌の抑制因子を改善する．
②口腔ケア：粘膜痛や違和感への対応
継続的な口腔清掃（食渣，舌苔の除去）により唾液分泌を促進する．安静時，就寝時の粘膜の保湿（口腔湿潤剤による粘膜の保湿）指導する．
③口腔機能のリハビリテーション：口腔機能障害への対応
口腔機能を賦活し，あわせて唾液分泌を促進する．
④口呼吸への対応
⑤薬物療法
⑥生活習慣や体質の改善

4 舌痛をきたす疾患

口腔心身症以外の原因で舌痛をきたす疾患は，①局所的な原因によるもの，②さまざまな全身疾患に伴うものに大別される．
診断と治療には，原因除去，症状に対する対症療法が主体となる．

1）局所的な原因による舌痛

(1) 補綴装置などによる外傷刺激，熱症など
日常臨床で遭遇する機会が多いものに口腔内の問題がある．多くは不正な補綴装置などが原因となる．これらは，今までうまく適合してきたものが，加齢や病状の変化などとともに問題を起こすことがある．これは，前述の口腔乾燥に関連するものや，舌の粘膜上皮が薄く，脆弱になったことで生じることがある．また，熱症や外傷に対する創傷治癒能力の低下なども関連する．わずかな傷から再発性アフタ性口内炎などを生じることが多い．

(2) 歯科治療に関連するもの
治療中の刺激，治療後の薬剤の漏出，金属アレルギー，歯科異種金属間微弱電流（ガルバニー電流）などによるものが想定される．

(3) 口腔乾燥
口腔乾燥による舌の擦傷，発赤，疼痛をきたす．詳細は第Ⅳ章3.-3を参照されたい．

(4) 細菌，ウイルスなどによる感染症
全身的免疫能の低下や唾液量減少による粘膜保護作用の低下，舌粘膜の抗感染能の低下などで，易感染性となったもので，以下のものがあげられる．
①カンジダ症（図Ⅳ-7）：菌交代症に伴う真菌の優位による．ぴりぴり痛いと訴える
②単純性ヘルペス感染
③水痘，帯状疱疹ウイルス感染（図Ⅳ-8）
④感冒時の熱性びらん性舌炎など：口腔乾燥とも関連する
⑤梅毒，結核の舌根部痛
⑥扁平苔癬，再発性アフタなど

(5) 悪性新生物
癌の浸潤により神経幹を圧迫刺激して生じるもの．放射線治療後の口腔乾燥，口内炎など．

(6) 舌の解剖学的問題により生じるもの
①巨舌症：許容される舌房より絶対量が大きく，絶えず周囲より刺激を受けている．口腔乾燥などに伴い疼痛がひどくなる
②地図状舌（図Ⅳ-9）：舌乳頭の消失が地図様にみられる．この紋様が日によって位置が変わる．ひりひり痛いと訴えることがある
③溝状舌：舌表面に深い溝が生じ，この溝に汚

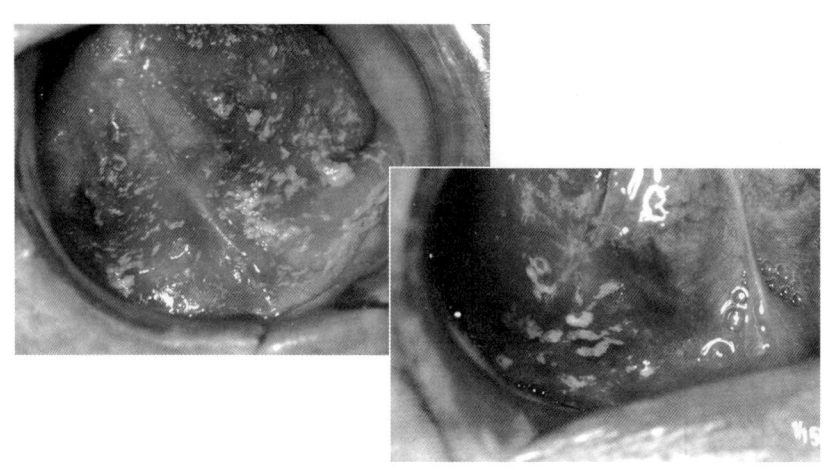

図Ⅳ-7 口腔カンジダ症
舌痛を伴う．ぴりぴりと痛む，口腔ケアにより容易に改善する．

れ，細菌などが貯留，疼痛刺激となって現れる．巨舌症とも関連する

（7）その他
①ニコチン性口内炎：口腔内の汚れ，歯周病とも関連する
②刺激物による：アルコール，香料，洗口剤など

2）全身疾患に伴う舌痛
（1）貧血に伴うもの
①プランマービンソン症候群（鉄欠乏性貧血）（図Ⅳ-10）：鉄欠乏による乳頭消失などがみられる
②赤貧舌（舌乳頭の著明な萎縮のみられる赤く平らな舌）：嚥下困難，口角炎，スプーン状爪（図Ⅳ-11）などが見られる
③悪性貧血（図Ⅳ-12）：胃切除後にビタミンB_{12}および葉酸欠乏に関連する．舌乳頭が萎縮した慢性舌炎でメーラー舌炎，ハンター舌炎とも呼ばれる．味覚障害を伴うことが多い
④亜鉛欠乏症：咽喉頭異常感症，味覚障害の原因の一つとして知られる
（2）血管の加齢的変化
①舌動脈硬化：軟組織中の不快な感覚として自覚されることが多い
②舌下面の静脈瘤
（3）自己免疫疾患に伴うもの
①ベーチェット病
②天疱瘡群
（4）神経痛に伴うもの
①三叉神経痛：比較的まれである．舌前方2/3

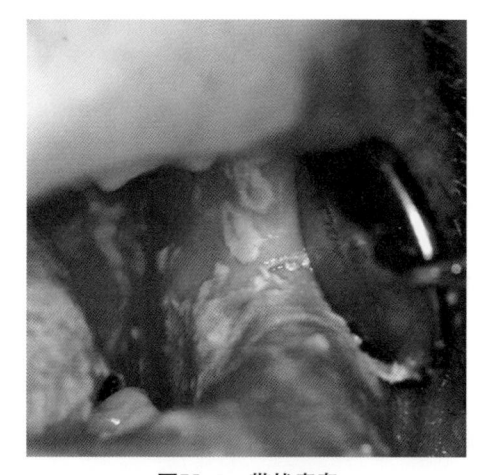

図Ⅳ-8 帯状疱疹
帯状疱疹ウイルスの感染：罹患した神経領域に一致した浮腫性紅斑，疱疹後神経痛が発生する．

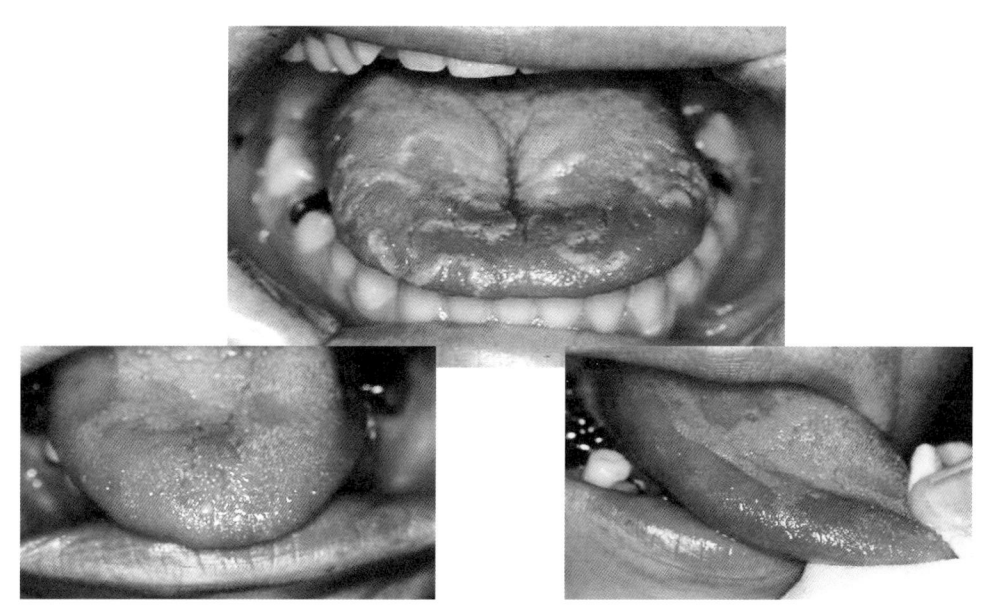

図Ⅳ-9 地図状舌
表面痛を訴えることが多い.

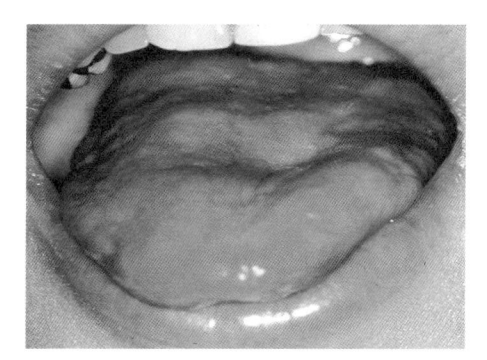

図Ⅳ-10 鉄欠乏性貧血
萎縮性舌炎，口角炎，知覚異常，治癒不全などを示す．

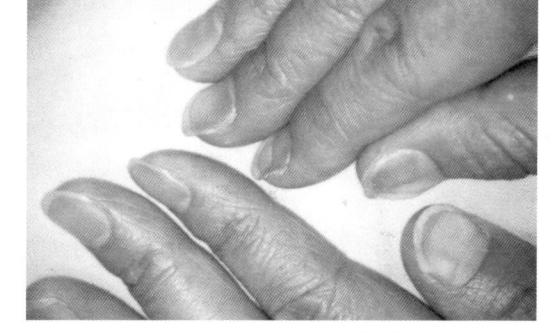

図Ⅳ-11 スプーン状爪
スプーン状に反り返っている．

に生じる．嚥下に関連して誘発されることがある．間欠的，電撃用疼痛を自覚する
　②舌咽神経痛：舌根部に生じる．咽頭や下顎，頸部に放散痛を生じる．疼痛の性状，誘発要因は三叉神経痛と同様である
　③混在型：舌に関連する神経痛が混在したもの
　(5) 顎関節症や扁桃疾患の関連痛

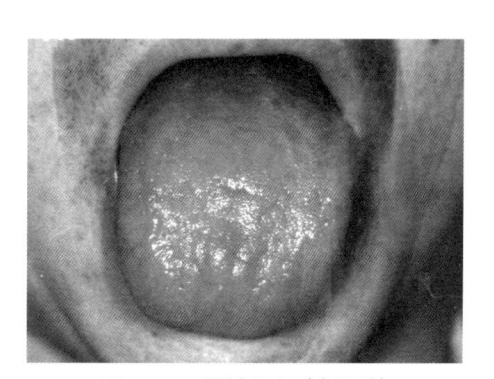

図Ⅳ-12 悪性貧血（赤滑舌）
ハンター舌炎を呈している．

3 オーラルメディシンからみた特徴とその診療方法　75

5 高齢者の睡眠時無呼吸症候群に対する歯科の関わり

1）はじめに

睡眠障害のうち歯科医療が関連するものは，睡眠異常に分類される閉塞性睡眠時無呼吸症候群が中心となる．この閉塞性睡眠時無呼吸症候群（OSAS：Obstructive Sleep Apnea Syndrome）は1976年に Guilleminault らに提唱された，「10秒以上続く無呼吸（AI：Apnea Index）が，1晩に30回以上または1時間あたりに5回以上みられるもの」とした睡眠時の呼吸障害を問題とした疾患定義として知られる．その後，2005年の睡眠障害国際分類第2版（ICSD-2）の診断基準では，睡眠呼吸障害に「大きないびきや日中の眠気を伴うもの」と追記され，自覚症状を伴うことが要点とされた．ただし自覚症状の有無にかかわらず，無呼吸低呼吸指数（AHI：Apnea Hypopnea Index）が15回以上では，OSAS と診断される．

そもそも OSAS の問題は就寝時に繰り返し起きる低酸素状態に伴い，覚醒して断眠されることで，脳の活動低下，疲労の蓄積，心肺機能への負担増加などが生じて，循環器系疾患などの合併症をきたし，生命予後にかかわる点にある．また過度の日中の眠気が起こることで，交通事故の危険性，労働災害発生の恐れを高め，社会経済学的な問題も抱えている．また，特に重症 OSAS（AHI ≥20）の無治療患者の5年生存率は89%（He et al. 1988），84%（木村ら，1998）であるとした報告は「死ぬ病気である」という強烈な印象を与えた．

この生命予後の問題を根拠に治療が重要である疾患として認識され，Nasal-CPAP や口腔内装置，各種手術が適応される背景となった．

2）高齢者の OSAS の特長

一般的に OSAS の成因には形態的因子と機能的因子がある．

形態的因子には①肥満（上気道への脂肪沈着など），②顎顔面異常（小下顎症など），③鼻疾患（外鼻孔狭窄，鼻中核湾曲，鼻アレルギーなど），④咽頭・舌疾患（アデノイド増殖，口蓋扁桃肥大），⑤軟口蓋形態異常（巨舌症，舌扁桃肥大など），⑥喉頭疾患（反回神経麻痺，喉頭軟化症など）．

機能的因子には①上気道筋緊張低下，②上気道コンプライアンスの増加，③上気道うっ血，④上気道の癒着の増加，⑤アルコール・睡眠薬の影響があげられる．

OSAS は中高年になるにつれ，症例数のピークを持ち，加齢に伴って増加するという特徴がある．高齢者の OSAS には，①中年期に発症した OSAS が継続しているもの，②高齢期になってから発症したもの，がある．しかし，前述したように OSAS は生命予後にかかわる疾患であることから，中年期に発症した症例では，高齢期まで生存していない可能性が高く，OSAS の高齢患者は，高齢期になってから発症したものが多く含まれるものと思われる．

したがって，老化に伴う上気道周囲の筋活性の低下や，微小脳血管障害による呼吸中枢の障害，心機能低下，不適切な睡眠導入薬の使用などが病因に関与していることが多いと思われる．

また，一般的な OSAS の重要な原因である肥満が軽減されていても，老化に伴う退行性変化・萎縮などにより，呼吸に関連する筋肉量の減少，筋力低下していびきの音量が小さい，無呼吸のイベントが長いわりには経皮的動脈血酸素飽和度が低下しない，時間軸のずれから浅い睡眠を繰り返す生活リズムが起こり，昼間に生じている眠気に対して自覚が少ない，などの特徴が知られている．

さらに，70歳以上の症例では睡眠呼吸障害と死亡率は相関しないとの報告もあり，中年期の OSAS と同じような治療を高齢者に行うことには，いまだ議論の余地が残されている．

OSAS の治療効果は，生存率という形で評価さ

表Ⅳ-9　Epworth sleepiness scale（ESS）日本語版

1）すわって何かを読んでいるとき（新聞，雑誌，本，書類など）
2）すわってテレビを見ているとき
3）会議，映画館，劇場などで静かにすわっているとき
4）乗客として1時間続けて自動車に乗っているとき
5）午後に横になって，休息をとっているとき
6）すわって人と話をしているとき
7）昼食をとった後（飲酒なし），静かにすわっているとき
8）すわって手紙や書類などを書いているとき

うとうとする可能性はほとんどない・・・0
うとうとする可能性は少しある・・・・・1
うとうとする可能性は半々くらい・・・・2
うとうとする可能性が高い・・・・・・・3

（Murray W. Johns and Shunichi Fukuhara. 2006.）
眠気の深度を判定する．11点以上は眠気がある．16点以上は重症と判断する．

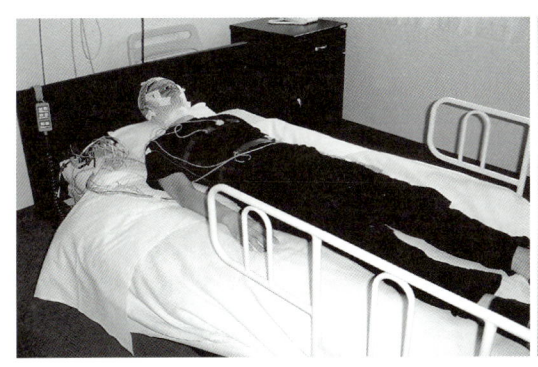

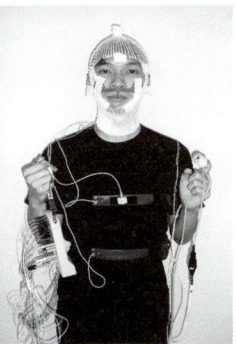

図Ⅳ-13　睡眠ポログラフ Polysomnography（PSG）検査
睡眠ポリグラフを設置した様子．

れることが多いが，高齢者では患者個々の身体的および，精神的状態，死生観，経済的・社会的状況，家族ならびに介護者の協力状況などさまざまな要因を考慮して治療が決められべきであると考える．

3）OSASの診断と治療法
（1）OSASの診断
①医療面接：睡眠の量と質を問診する．
　a．眠気検査（ESS：Epworth sleepiness scale）
　　眠気の問診調査であり，眠気に関する客観検査である．睡眠深度を判定する（表Ⅳ-9）．
　b．睡眠潜時反復検査（MLST：Multiple Sleep Latency Test）
　　昼間の眠気を定量化し夜間睡眠で回復できなかった疲労度を検査できる．
②睡眠ポリグラフ検査（PSG：polysomnography）（図Ⅳ-13）
　睡眠時の脳波，呼吸，顎運動，眼球運動，心電図，酸素飽和度，胸腹壁の運動などを測定し，睡眠の状況を総合的判断する検査．

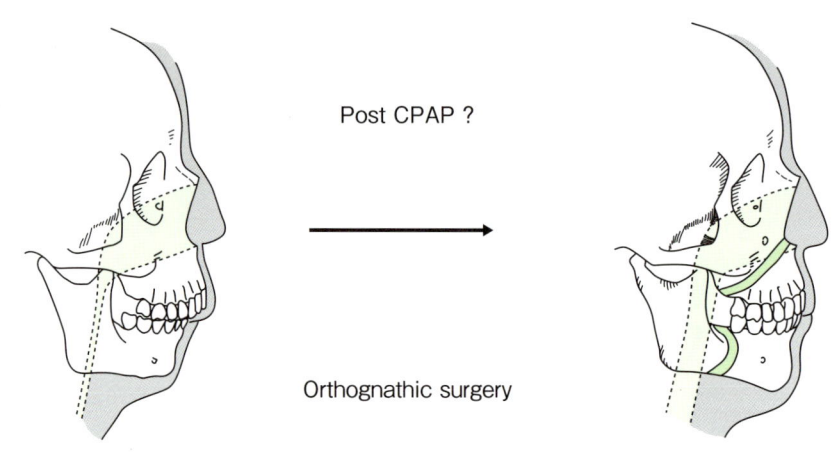

図Ⅳ-14 顎顔面手術の気道への影響
上下顎を前方移動することで，気道を拡大する．

③閉塞部位の診断
　a．鼻腔通気度検査，鼻内所見，咽頭所見，喉頭所見（耳鼻咽喉科）
　b．側貌頭部エックス線規格写真：顎顔面形態の精査（歯科口腔外科）
　多くのOSAS患者では頭蓋・顔面の奥行きが狭い，小下顎といった特徴がある．OSASの発症率がコーカシアン系では肥満によるものが高いことに比べ，アジア系民族では，顎骨形態による割合が大きいことも指摘されている．顎顔面形態は重要な検査項目であると考える．
　c．肥満の検討：食生活の分析，指導，BMI，（栄養科）既往歴，血液検査（内科）
　d．循環動態の確認（循環器内科）
　このように，睡眠検査は，合併する全身疾患を含めた総合的な検査が必要であり，関連する各診療科連携が大切である．
（2）OSASの治療
　現在，歯科医師がかかわるOSASの治療は，①口腔内装置，②顎顔面矯正手術（図Ⅳ-14）が代表的なものである．いずれも顎を移動させることで気道を拡大せしめることを目的としているが，高齢者へ顎矯正手術を適応するには，手術自体が周術期管理を含めて危険が伴い，治療侵襲が大きい割には効果が確立していないため推奨されていない．
　一方，口腔内装置に関しては，その効果は
①舌根沈下の予防
②舌筋活動の活性化
③口唇の閉鎖（oral sealing）
④鼻呼吸の定着
にあるとされる（図Ⅳ-15）．その低侵襲性から高齢者への適応は推奨されるが，一般的に，歯に支持を求め，下顎を前方に牽引するタイプ（図Ⅳ-16），舌を前方に牽引するTRD：Tongue retention devise（図Ⅳ-17）では，無歯顎および多数歯欠損症例では安定して装着することが危惧されていたが，全部床義歯型の形態を付与するタイプにより，高齢者への適応も広がっている．また，高齢者では，義歯の使用経験があることなどから，口腔内装置に関する抵抗感が少なく，使用に対するコンプライアンスは比較的高いと思われる．
　しかし，高齢者では，たとえ気道を拡大しても，周囲の軟組織の緊張の低下などにより効果が得られないことがある．現在の治療が奏功しているか正しく評価していくことが重要であると考える．

①下顎・舌の前方移動により気道が拡大される
②口唇閉鎖により鼻呼吸が促進される

1．舌根沈下の予防
2．舌筋活動の活性化
3．口唇の閉鎖（oral sealing）
4．鼻呼吸の定着

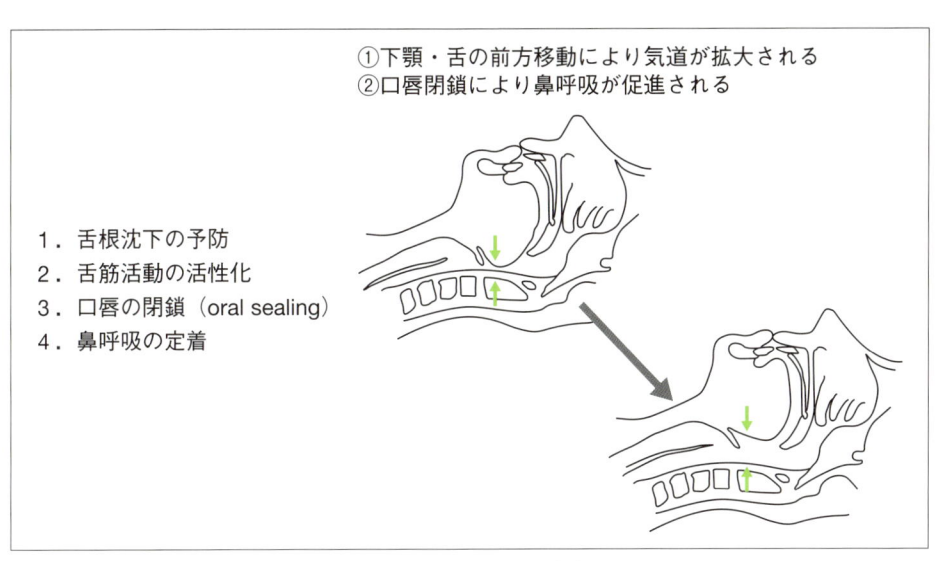

図Ⅳ-15　口腔内装置の治療原理
効果の要素を提示する．

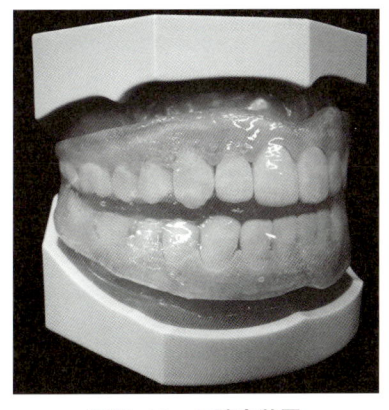

図Ⅳ-16　口腔内装置
下顎を前方に牽引するタイプ．

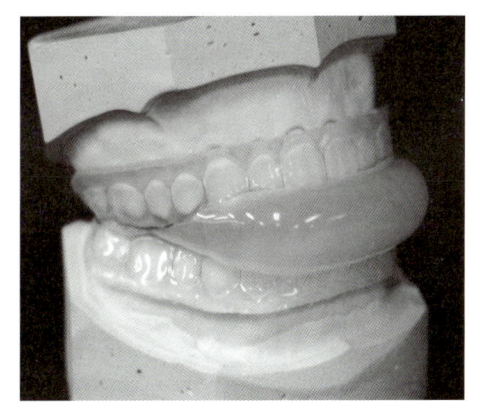

図Ⅳ-17　舌前方牽引装置
舌のみを牽引するタイプ．

4）おわりに

　著しい下顎後退症といった顎顔面形態に異常があった場合，青年期は無症状であっても，加齢・老化に伴い肥満となり，さらに上気道の筋緊張低下などの機能的な因子が絡むことで，重篤なOSASが発症することが容易に想像できる．顎顔面形態に問題がある場合，若年者のうちから，積極的に顎骨移動を行い，咬合を回復させ，かつ，気道を拡大し，良好な睡眠呼吸の習慣を定着させておくことで加齢とともに発症する重篤なOSASを予防することが可能となるものと考える．

（外木守雄）

参考文献
1) 日本歯科心身医学会編：歯科心身医学，医歯薬出版，東京，2003．

2) 桂 載作, 内田安信:心身症と歯科治療, デンタルダイヤモンド, 東京, 1978.
3) 子島 潤, 他編:歯科診療のための内科, 永末書店, 東京, 2007.
4) 外木守雄:これからの歯科医師の具備すべき条件―歯科(口腔)心身症への対応―, 歯界展望 113:1144, 2009.
5) Guilleminault C, Tilkian A, Dement WC:The sleep apnea syndromes, Ann Rev Med, 27:465-488, 1976.
6) He J, Kryger MH, Zorick FJ, et al.:Mortality and apnea index in obstructive sleep apnea. Experience in 385 male patients, Chest, 94:9-14, 1988.
7) Punjabi NM, Caffo BS, Goodwin JL, et al.:Sleep-Disordered Breathing and Mortality:A Prospective Cohort Study, PLoS Med, 6(8):e1000132. 2009.
8) 坂巻文雄:高齢者の睡眠呼吸障害(睡眠時無呼吸症候群)の臨床, 介護福祉, 6:6-13, 2006.
9) 山城義広:睡眠時呼吸障害患者の頻度は高齢者ではどうなるのか, 井上雄一, 山城義広編著, 睡眠時呼吸障害 Update, 178-179, 日本評論社, 東京, 2002.
10) 篠邉龍二郎, 塩見利明:高齢者の睡眠障害と対策, 医学のあゆみ, 227:191-194, 2008.
11) 塚本裕介, 外木守雄, 他:無歯顎高齢者の閉塞型睡眠時無呼吸症候群に対し口腔内装置を用いた治療の1例(会議録). 老年歯学, 23:187-188, 2008.
12) Li KK, Powell NB, Kushida C, et al.:A comparison of asia and white patients with obstructive sleep apnea syndrome, Laryngoscope, 109:1937-1940, 1999.

4 歯科保存学からみた特徴とその診療方法

1. う蝕治療

1）う蝕の特徴

　成人期に歯周疾患の進行，歯周治療あるいは不適切なブラッシングによる歯肉退縮により露出した歯根面あるいは修復物辺縁に近接した歯根面にしばしばう蝕が発生する．これを根面う蝕と呼び，歯冠部のう蝕と区別して考えられている．わが国の根面う蝕の疫学データ[1,2]ではすでに歯肉退縮の認められる20歳代から発生しはじめ，50～60歳代で罹患者率がピークとなり，それ以後の70～80歳代では歯の喪失により根面う蝕は減少する．

しかし，今後，長寿化に伴い，自分の歯を多く有する高齢者の増加，特に団塊世代が高齢期を迎える頃に根面う蝕が最も多くなると推測される．

　根面う蝕の多くは歯肉辺縁に接する歯根面から発生する（図Ⅳ-18a）．特に日常的に口腔清掃状態の悪い隣接面歯頸部からの発生頻度が最も高いといわれている．

2）根面う蝕のリスク因子

　根面う蝕の罹患リスクを高める因子は表Ⅳ-10に示すごとくである[3]．これらのなかでも歯肉退

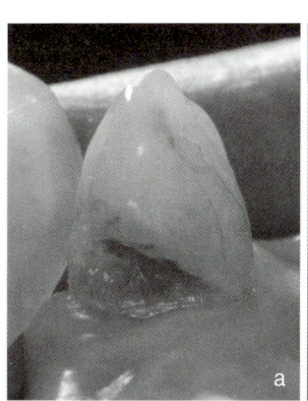

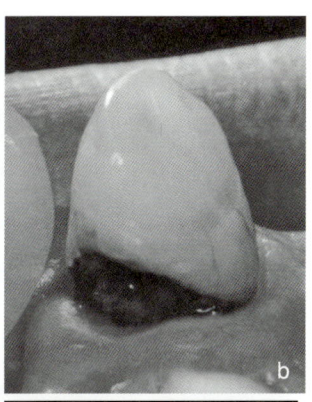

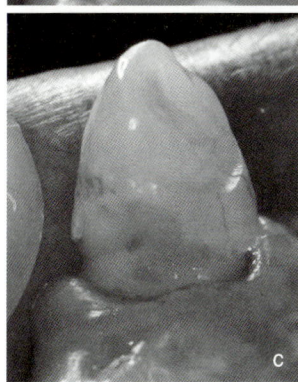

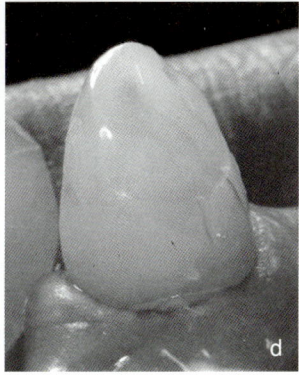

図Ⅳ-18　根面う蝕修復症例
　a：術前；上顎犬歯欠損側の遠心歯頸部にみられた活動性根面病変．
　b：サホライド®（38％フッ化ジアンミン銀溶液）塗布1週後；事前に患者にはう蝕部が黒くなることを説明しておく．う蝕病変が黒変して，う蝕の範囲が明瞭になる．う蝕の進行を抑制している間に歯周病の改善に務める．
　c：窩洞形成後；黒変部の感染歯質を削除することにより窩洞外形の設定が容易になる．
　d：コンポジットレジン修復後．

表Ⅳ-10　根面う蝕のリスク因子[3]

口腔内所見	歯肉退縮の発現部位数 歯根面う蝕の既往歴 歯冠部う蝕の既往歴 プラークスコア 歯周疾患（歯周治療の既往歴） 歯列および咬合状態 補綴物の装着
細菌学的要因	*mutans streptococci, Lactobacilli*
口腔管理	社会的経済的要因 歯科受診状況（定期的な健診） 口腔清掃行動 フッ化物応用
その他	食生活（間食の頻度） 薬物服用 唾液分泌（口腔乾燥症および放射線治療）

縮は40歳代以降で増加する傾向があり，根面う蝕の増加年代と一致しており最大のリスク因子である．高齢者では薬物服用や放射線治療などによる唾液分泌低下や口腔清掃の自立行動を支えるADLの低下も影響が大きい．

3）根面う蝕の臨床的分類

　根面う蝕の進行速度により，次のように2つに分類される（Fejerskov and Nyvad, 1986）[3]．

（1）活動性（進行性）根面病変

　明らかな黄色あるいは淡褐色の変色を示し，病変部は歯垢で覆われていることがあり，探針による触診では軟化あるいは，なめし革様の硬さを有するもの（図Ⅳ-19）．

（2）非活動性（非進行性）根面病変

　明らかな暗褐色あるいは黒色の変色を示し，病

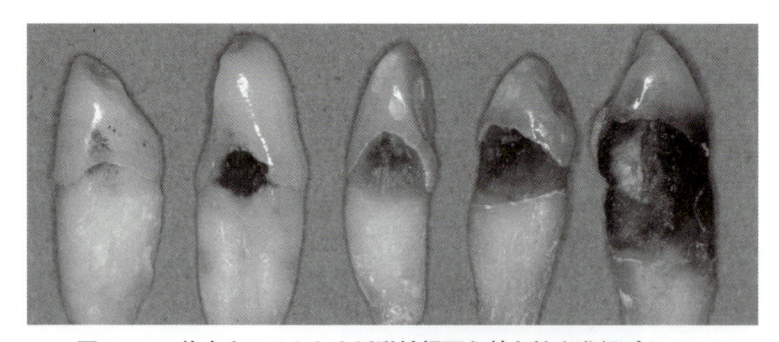

図Ⅳ-19　抜去歯にみられた活動性根面う蝕と拡大進行パターン

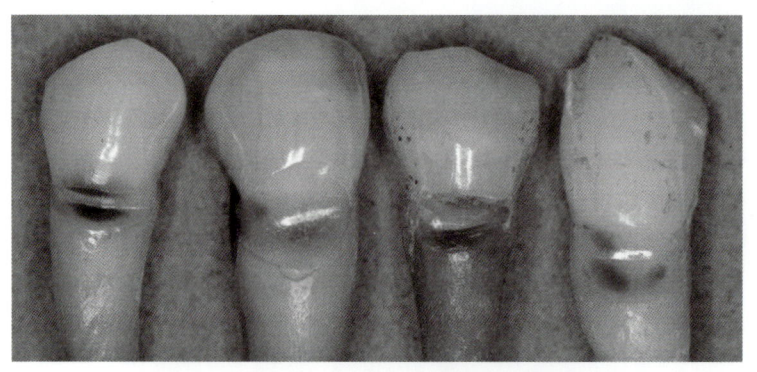

図Ⅳ-20　抜去歯にみられた非活動性根面う蝕

変部はしばしば滑沢で光沢があり，探針による触診でも硬いもの（図IV-20）．

4）根面う蝕の治療法

(1) 経過観察するう蝕

う蝕による実質欠損のない非活動性病変は，特に審美障害の訴えがない限りはそのまま経過観察とする[4]（図IV-20）．

(2) フッ化物の応用

フッ化物配合歯磨剤と 0.05％ NaF 配合洗口剤を日常的に併用することにより，初期活動性う蝕を再石灰化させ，非活動性にすることが可能である．表面の欠損の深さが 0.5 mm 未満のう蝕であれば，1,100 ppm 以上のフッ化物配合歯磨剤の使用だけでも，再石灰化できる可能性がある[5]．すなわち，欠損の浅い初期の活動性う蝕の場合は，まずフッ化物を用いた非侵襲的治療を行って再石灰化を試み，う蝕を管理することが推奨されている[5]．

(3) フッ化ジアンミン銀によるう蝕の進行抑制

全身状態が悪く歯科治療が満足に行えない要介護者や，治療回数が十分に確保できない場合などに，薬剤の塗布だけで活動性う蝕の進行抑制効果を期待する方法である[3,4]．市販製剤のサホライド（ビーブランド・メディコ・デンタル）はフッ化ジアンミン銀の38％水溶液である（図IV-21）．銀イオンとフッ素イオンが歯質の有機質および無機質にそれぞれ作用してタンパク銀，リン酸銀およびフッ化カルシウムを生成することにより，石灰化の促進，軟化象牙質の再石灰化，象牙細管の封鎖，抗菌性，抗酵素性，バイオフィルムの生成抑制などの効果があるとされている．術式は以下の通りである．乾燥歯面に薬液を染み込ませた小綿球で3～4分間塗布し，水洗する．この処置を2～7日間隔で3回程度繰り返す（図IV-18b）．以後3～6カ月ごとに経過観察してう蝕の進行状態を確認し，必要に応じて追加塗布を行う．経過観察

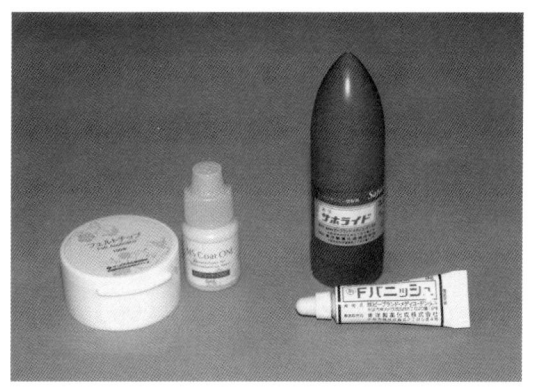

図IV-21　各種根面塗布薬剤
レジン系塗布材やフッ化物塗布剤は本来知覚過敏抑制剤として認可されているが根面う蝕の予防や進行抑制効果も期待されている．

期間中にう蝕リスクを低下させる生活指導やう蝕予防処置を行い，口腔内環境の改善をはかる．ただし，この薬剤はう蝕病巣を黒変させて審美性を損なうので，事前に患者あるいは家族に了解を得る必要がある．

(4) 切削・修復処置

明確な歯の実質欠損がある場合は修復処置の対象となる．根面う蝕の修復材料にはフッ化物徐放性，抗菌性，象牙質接着性，操作性，審美性，耐摩耗性などの要件を満たすものが求められる．粉と液で練るタイプのグラスアイオノマーセメント，光硬化型グラスアイオノマーセメントおよび光重合型コンポジットレジンが耐久性と審美性の高い修復を可能にしている（図IV-18a～d）．

グラスアイオノマー系セメントは，それ自体歯質接着性を有している．セメントの硬化反応中は粉体中のフッ化カルシウムやフッ化アルミニウムからフッ素イオンが遊離して周囲歯質に取り込まれることによって，歯質の耐酸性が向上する．そのためう蝕の再発を予防することが期待されている．グラスアイオノマー系セメントは，う蝕リスクの高い患者で咬合力の影響を受けにくい部位に適応することが一般的である．一方，コンポジッ

表Ⅳ-11　根面う蝕のリスク改善策

患者自身が行うこと
　1．食事，栄養，生活習慣の改善
　2．口腔清掃の徹底
　　ブラッシング，フロッシング，歯間ブラシ，電動歯ブラシ，スポンジブラシ，舌ブラシ
　3．フッ化物配合市販歯磨剤の使用
　　フッ化ナトリウム，モノフルオロリン酸ナトリウム（950 ppmF）
　4．フッ化物洗口
　　0.05％フッ化ナトリウム溶液（225 ppmF，毎日法），0.2％フッ化ナトリウム溶液（900 ppmF，週1回法）

歯科専門家が行うこと
　1．専門的歯面清掃（PTC, professional tooth cleaning）
　2．フッ化物歯面塗布
　　フッ化ナトリウムバーニッシュ（22,600 ppmF），リン酸酸性フッ化ナトリウムゲル（9,000 ppmF）
　3．不適合修復物の改善
　　再修復，補修
　4．抗菌剤の利用
　　0.05％グルコン酸クロルヘキシジン，0.05％塩酸クロルヘキシジン，イソジンゲル

トレジンは象牙質接着材の進歩によりエナメル質接着に匹敵する接着強さを発揮するまでになっている．接着操作は煩雑であるが，機械的性質，表面性状や耐摩耗性はグラスアイオノマー系セメントよりもすぐれている．最近のコンポジットレジン材料はボンディング材やコンポジットレジン材自体にフッ化物徐放性を有する製品が多くなっている．しかし，フッ化物徐放量はグラスアイオノマー系セメントよりはるかに少ない．接着システムの性能を十分に発揮させうる条件下ではコンポジットレジンを使用し，う蝕が歯肉縁下に及び，水分のコントロールが困難な場合にはグラスアイオノマーセメントを使用することが推奨されている[5]．しかし，それらの臨床的な有効性のエビデンスはいまだ不十分である．したがって，本来の口腔内のう蝕リスクが改善されない限り，非修復面あるいは他の歯から新たなう蝕発生を許してしまう．

　(5) リスク因子の改善
　う蝕治療後の予後を良好にするためにも，また新たなう蝕を発生させないためにも，それぞれの患者に応じて表Ⅳ-11に示すようなリスク因子の改善が不可欠である[4]．

2 歯内療法

1）高齢者の歯髄腔および根管の形態的変化

　加齢とともに歯髄腔は第二象牙質の添加により細くなる．歯髄組織は細胞成分が少なくなり石灰変性や網様変性が進み，根尖孔が細くなることにより，血液循環が不十分になり歯髄の生活力は低下する．そのため第二象牙質や修復象牙質の添加が追いつかないほど摩耗あるいは咬耗が急速に進んだり，歯冠の高さあるいは唇・頰舌幅の半分以上が失われ，第二象牙質まで損耗が及ぶ場合には歯髄が傷害を受けることがある．このように加齢に伴う生理的な歯髄変化に咬耗あるいは摩耗の刺激が加わると歯髄腔の形態は大きく変形し，さらに，根面う蝕や歯周疾患による歯肉退縮が加わると，その変化はより複雑なものとなる[6,7]（図Ⅳ-22）．

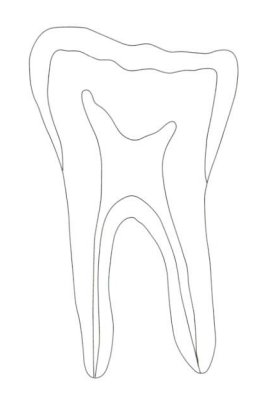

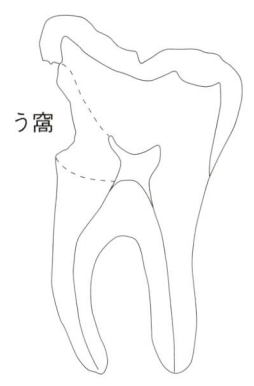

a 若年者の健全歯　　b 高齢者のう蝕歯

図Ⅳ-22 加齢と硬組織疾患による歯髄腔内の形態変化

　加齢とともに歯髄腔は生理的な第二象牙質の添加により狭小化し，根管は細くなる．それに加えて咬耗，摩耗やう蝕によって影響を受けた象牙細管に連絡する歯髄側には修復象牙質が添加し，さらに狭窄が進み，歯髄腔の形態が大きく変形する．このような歯髄腔の狭窄と変形が根管治療を難しくしている．

2）高齢者の歯髄処置

　歯周疾患に伴う歯肉退縮により口腔内に露出した歯根面は，外来刺激により第二象牙質や修復象牙質が形成されているため，う蝕は慢性的に無症状で経過することが多い．また，感染歯質を削除する場合でも無麻酔で行えることが多い．しかし，歯根部象牙質の厚みは歯冠部象牙質より薄いため，深在う蝕では感染歯質除去中に歯髄に到達しやすい．その場合は後の歯冠修復を考慮して歯髄が除去されることが多い．最近では，歯髄保存のために歯髄に近接する細菌感染部を抗菌剤で無菌化したり，非侵襲性間接覆髄[5]を施したり，接着材料で密封することが試みられている．

3）根管治療の留意点

　高齢者の歯内治療は青壮年者の場合と基本的に同じである．しかし，本来の根管系の複雑さに加えて，咬耗，摩耗やう蝕による髄室あるいは根管の狭窄および歯髄腔を占める象牙質粒の形成などにより髄室開拡，根管口の発見・明示，根管の探索，根管拡大・形成が難しくなる[6,7]（図Ⅳ-22）．そのため，バー，リーマーあるいはファイルによる根管の穿通方向を誤る危険性が高くなるので細心の注意を要する．

（福島正義）

文　献

1) 眞木吉信監修：これ一冊でわかる歯根面う蝕のすべて，32-35，別冊歯科衛生士，クインテッセンス出版，東京，1999.
2) 小野瀬英雄，他：特集・根面齲蝕の予防と治療，季刊歯科医療 2000 秋号，14（4）：4-60，2000.
3) 眞木吉信，福島正義，鈴木丈一郎編著：歯根面う蝕の診断・治療・予防，14-22，72，80 医学情報社，東京，2004.
4) 渡邉　誠，岩久正明監著：歯科衛生士のための高齢者歯科学，94-101，永末書店，東京，2005.
5) 日本歯科保存学会編：MI（Minimal Intervention）を理念としたエビデンス（根拠）とコンセンサス（合意）に基づくう蝕治療ガイドライン，90-93，永末書店，東京，2009.
6) 戸田忠夫：特集　高齢者歯科の現在/高齢者の根管治療，歯科ジャーナル，34（5）：591-596，1991.
7) 斎藤　毅：高齢者歯科の現在/歯肉退縮歯の歯内療法，歯科ジャーナル，34（5）：597-603，1991.

3 歯周治療

1）疫学

　歯周病は高齢者においてどの人種にも普遍的にみられる疾患の一つである．日本人においても，Okamoto ら[1]，Yoneyama ら[2]による茨城県牛久市で行われた疫学調査で，60 歳以上の対象者は 20～59 歳の対象者と比較して広汎化した歯周炎が多く認められることが観察された．近年の研究では，Hirotomi ら[3]の 70 歳および 80 歳の新潟市在住者を対象に行った疫学調査で，歯を支持する組織の喪失量（付着の喪失量）が 4 mm 以上の歯を有する割合が 97.1%，7 mm 以上が 47.9%であったことが報告されている．さらに 2 年間の観察期間中，3 mm 以上の付着の喪失が 75.1%の被験者に生じ，一人平均 4.7 歯に起こっていた．

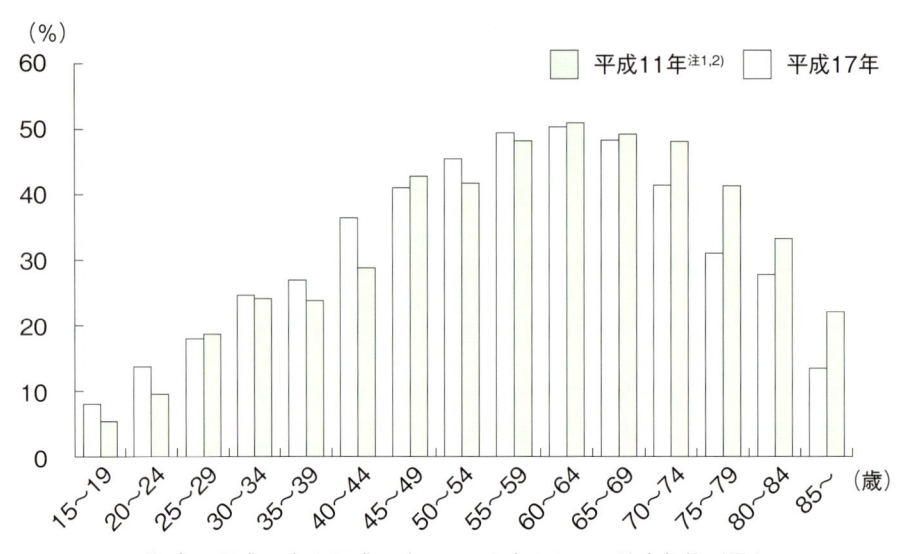

図Ⅳ-23　4 mm 以上の歯周ポケットを有する者の割合

注1）　平成11年と平成17年では，1歯あたりの診査部位が異なる．
　2）　被調査者のうち対象歯を持たない者も含めた割合を算出した．

平成17年歯科疾患実態調査[4]においては，4 mm 以上の歯周ポケット保有者の割合が，70歳代以上では1999年よりも高くなったことが示されている（図Ⅳ-23）．これは歯の喪失状況の改善によるものと考えられている．

また，北九州市の老人施設入居者を対象とした研究では，Miyazaki ら[5]は最も深い歯周ポケットが 6 mm 以上だった者の割合が 8～19％であったことを報告した．近年，東京都および山梨県の介護老人施設における調査では歯を保有する対象者の 40％に 6 mm 以上の歯周ポケットがみられたことが報告されている[6]（図Ⅳ-24）．

このように高齢者において歯周病の罹患率が高いということは，根面う蝕の発症や，歯周炎による歯の喪失による咀嚼機能，栄養状態，構音機能の減退を招き，患者の QOL を低下させる可能性が高いことを意味している．また，要介護高齢者における口腔衛生状態の劣悪化は，誤嚥性肺炎の発症につながることが指摘されている[7]．今後，

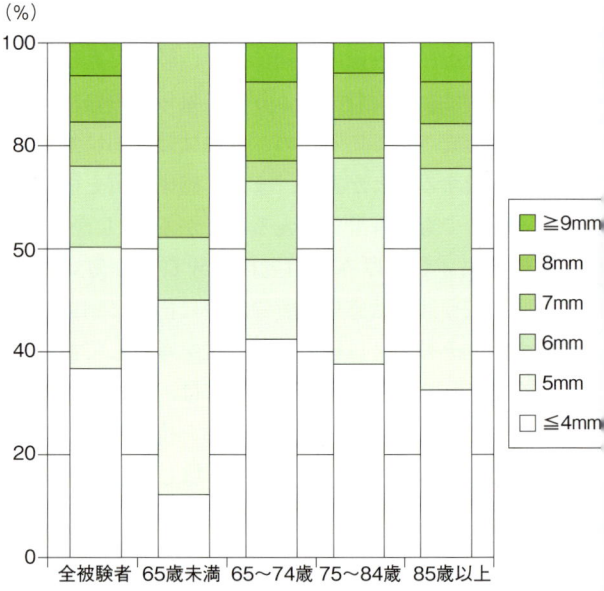

図Ⅳ-24　要介護高齢者の最深部プロービングデプスによる被験者頻度

人口の高齢化，平均余命の増加，残存歯数の増加を考慮すると，しっかりした口腔衛生管理と，適

切な予防が施されない限り，歯周病の罹患率が高まっていく可能性がある．

2）症例

図Ⅳ-25は70歳男性の患者の口腔内写真を示す．両側大臼歯部の咬合痛を主訴として来院した．全身的な既往歴に特記事項はなく，投薬もされていなかった．歯内病変の進行により上顎両側の第一大臼歯が抜去されたのちに，歯周病専門医に依頼された．全顎的に，頬側面には歯肉退縮が生じている．また根面う蝕，楔状欠損およびそれらを治療した痕跡が所々にみられる．このときのプラークスコア（プラークが付着している歯面の割合）は60％で，特に下顎前歯部にプラークの沈着が多く歯肉に炎症症状がみられる．さらに歯周炎の進行による著明な歯肉退縮が認められる．エックス線写真（図Ⅳ-26）では全顎的に中等度から重度の骨吸収が確認できる．治療方針は口腔衛生指導，保存不可能な歯の抜歯および暫間補綴，歯肉縁下デブライドメント，修復物の修正および充填，基本治療で治癒しなかった部位の歯周外科手術が考えられる．

この患者は7年前には歯周治療を受けていたがその後のケアは受けておらず，包括的な歯周治療およびメインテナンスを継続することの重要性をこの症例から確認できる．また，このような重度の骨吸収は加齢によるものではなく，高齢者以外にみられる歯周炎同様にプラークに起因する病的なものであることもこの症例は示している．

3）高齢者の歯周治療

（1）治療目標

一般的に高齢者は歯周治療に対して，若い患者と同様に反応することと考えられている[8]．したがって高齢者というだけで最初から特別なことを

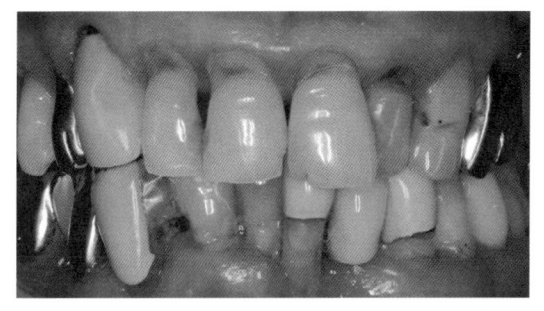

図Ⅳ-25 70歳男性歯周炎患者の口腔内写真

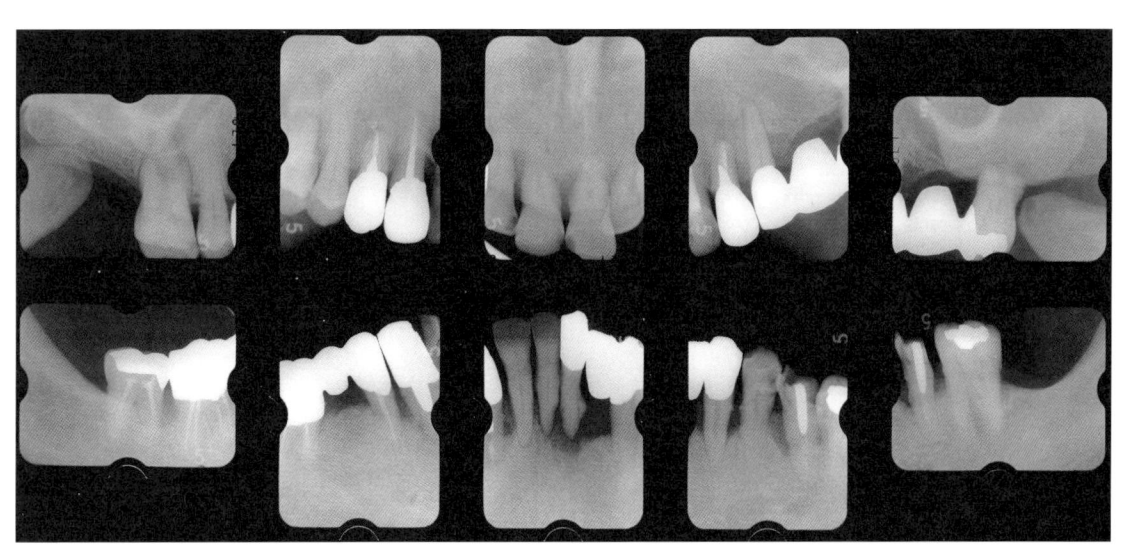

図Ⅳ-26 70歳男性歯周炎患者のエックス線写真

考える必要はなく，一般の歯周病患者同様に歯周炎による病変をすべて除去し，その進行を阻止することで機能的な歯列を保存することを目標にすべきである．しかしながら，精神状態の変化，全身状態の悪化，手先の器用さの衰えなどから，自身によるプラークコントロール，つまりブラッシングが十分にできなくなる高齢者が多い．そのような場合には歯周炎の徴候を完全治癒させることは不可能で，疾患の進行をコントロールすることで生涯にわたり機能的で快適な歯列を維持するという方向に治療目標をシフトさせる．

（2）治療

高齢者においても歯科医師は検査等により集められた情報を詳細に分析して治療計画を立案する必要がある．高齢者は複数の慢性的な疾患や投薬が行われている可能性が高いことを考慮する．歯科医師は患者の全身的既往歴や処方されている薬品を医療面接，医科との対診などにより注意深く調べたうえで治療を進めていかなければならない．また，歯周治療においては患者の協力は必須なので，患者の治療に対する態度や期待度も評価する必要がある．また治療において何を優先的に改善させるのか，あるいは改善可能な要因を分析することも重要である（**表Ⅳ-12**）[9]．

患者の背景を詳細に評価したならば，患者ごとに適した治療目標を定める（病的な徴候をすべて排除するか，リスクの高い部位のみ選択的に治療をするかなど）が，共通しているのは口腔衛生の改善と術者による歯肉縁下デブライドメントにより細菌による侵襲を最小限にすることである．

認知症や関節炎など，高齢者に多い疾患は患者自身によるプラークコントロールを妨げる場合がある．このような場合，例えば手が動かしにくい患者には電動歯ブラシによるブラッシングの推奨，認知症の患者には介護者によるブラッシングの補助を指導するなど，個人の状況に応じた口腔衛生法を考える必要がある．もしも患者のブラッ

表Ⅳ-12　高齢者の治療計画立案の際に考慮すべき問題[9]

口腔の健康の到達目標	
優先順位	改善可能な危険因子
1．平均余命 2．財政的状況 3．永続的疾患 　（ビスフォスフォネートの投与など） 4．生物学的問題 　（歯肉のバイオタイプ，骨質など） 5．機能的要求 6．審美的要求	1．喫煙，プラークコントロール 2．コントロール可能な疾患 　（糖尿病など） 3．活動的な口腔疾患 4．咬合学的要因 5．歯周病学的要因
治療計画	

シングが悪い場合には，クロルヘキシジン，塩化セチルピリジニウム，トリクロサンなどを含有した洗口剤を口腔衛生の補助として使用をしてもよい．さらに，歯科医師または歯科衛生士による専門的口腔ケアを定期的に行うことが望ましいが，いずれにせよ患者自身により十分なプラークコントロールができない以上は，治療目標の設定水準を下げる必要がある．

基本治療後の再評価では通常は歯周ポケット（PPD）が残存し，プロービング時の出血（BOP）がみられた場合には再治療の対象となる．しかしながら，PPDが6mm以上残存しBOPがみられた場合でも，その後数年間で歯周炎が進行する頻度は約20〜30%である．したがって，現在までの付着の喪失量，患者の余命，機能維持に必要な支持組織量などを考慮して再治療を行うか，サポーティブペリオドンタルセラピー（SPT）に移行するか意思決定を行う．またこの段階で患者の口腔衛生が改善しない場合，それにかかわる要因の分析や改善が可能なのか判断が必要となる．

高齢者に再治療を行うかどうかの判断は，前述

したように設定した治療目標および治療の必要度の評価基準に左右される．隣接面の 74％に BOP がみられた 61〜65 歳の患者の，再治療の基準を PPD 6 mm 以上と BOP に設定しところ，治療が必要と判断された患者は 73％で部位は 5％となった．さらに 75 歳で 3 分の 1 の支持骨が残存していることを治療の基準に設定すると，33％の患者，1％の部位のみが治療の対象となった[10]．高齢者においてはこのような評価基準を用いて治療が必要かどうか判断することも有効であろう．

歯周外科は高齢者の歯周炎に対しても禁忌ではない．患者の口腔衛生水準が高く，SPT に来院可能ならば適用可能である．しかし，口腔衛生水準を維持することが困難な患者には，歯周外科は適用すべきでなく，繰り返しの歯肉縁下デブライドメントで対応する．

高齢者であっても SPT は重要である．SPT の間隔は通常通り 3〜6 カ月に一度行うが，個人の必要性に応じて決定する．歯周治療を受けていない場合には高齢者で歯周炎の進行する割合が高くなるが，適切に治療がなされ，SPT が継続されている場合にはその限りではない．治療が終了し SPT が継続されている患者で歯周炎に対する感受性が高かった患者が高齢者になった場合には，より注意深く SPT を継続する必要があると考えられる．

4）まとめ（高齢者の歯周治療のゴールとは）

前述したように今後高齢者における残存歯数は急激に増加することが予測される．健常な高齢者の場合はモチベーションを高め，セルフケアのレベルを高めることが求められる．しかし自身で口腔衛生を十分に行い得ない要介護高齢者の場合，家族，介護者または看護士が日常的に口腔衛生管理を担うことになるであろう．歯科医師および歯科衛生士はこれらの日常的な口腔清掃を支援し，個人個人の必要度に即して，定期的に専門的な口腔清掃（専門的口腔ケア）を行う必要があるであろう．

長期にわたる口腔衛生管理によって誤嚥下性肺炎等の疾患を予防できることが報告されているが，高齢者における歯周病の管理の最終目的は QOL の維持に尽きるといっても過言ではない．

（関野　愉，米山武義）

文　献

1) Okamoto H, Yoneyama T, Lindhe J, et al.：Methods of evaluating periodontal disease data in epidemiological research. J Clin Periodontol, 15：430-439, 1988.
2) Yoneyama T, Okamoto H, Lindhe J, et al.：Probing depth, attachment loss and gingival recession. Findings from a clinical examination in Ushiku, Japan, J Clin Periodontol, 15：581-591, 1988.
3) Hirotomi T, Yoshihara A, Yano M, et al.：Longitudinal study on periodontal conditions in healthy elderly people in Japan, Community Dent Oral Epidemiol, 30：409-417, 2002.
4) 歯科疾患実態調査報告解析検討委員会編：解説 平成 17 年歯科疾患実態調査, 135, 口腔保健協会, 東京, 2007.
5) Miyazaki H, Shirahama R, Ohtani I, et al.：Pilot T CPITN assessments in institutionalised elderly people in Kitakyushu, Japan, Community Dent Health, 8：239-243, 1991.
6) 関野　愉，久野彰子，菊谷　武，他：介護老人福祉施設入居者の歯周疾患罹患状況，日歯周誌，51：229-237，2009.
7) Yoneyama T, Yoshida M, Matsui T, Sasaki H Oral Care Working Group：Oral care and pneumonia, Lancet, 7；354（9177）：515, 1999.
8) Wennström JL：Treatment of periodontal disease in older adults, Periodontol 2000, Feb；16：106-112, 1998.
9) Boehm TK, Scannapieco FA：The epidemiology, consequences and management of periodontal disease in older adults, J Am Dent Assoc, 138 Suppl：26S-33S, 2007.
10) Wennström JL, Papapanou PN, Gröndahl K：A model for decision making regarding periodontal treatment needs, J Clin Periodontol, 17：217-222, 1990.

5 歯科補綴学からみた特徴とその診療方法

1 老年歯科医学（高齢者歯科医学）における歯科補綴学の役割

　歯科補綴治療は，主に歯列と歯質の欠損を修復することである．しかし，その目的は形態学的な回復に留まらず，咀嚼，摂食・嚥下，発話といった顎口腔機能の回復，口腔周囲筋の保持，咬合保持による姿勢の維持や転倒防止などさまざまな意義を持つため，老年歯科医学（高齢者歯科医学）における歯科補綴学の担う役割は大きい．これにより健康を維持し，そしてQOLを維持・向上させることができる．

2 補綴装置の種類

　歯列，歯質，歯槽骨を含む顎顔面領域の欠損を補うための治療装置を補綴装置という．旧来は補綴物との名称も使用されたが，現在は推奨されていない．補綴装置の分類には種々あるが，患者自身が補綴装置を取り外すことができるかどうかにより，①固定性補綴装置と②可撤性補綴装置とに分ける分類と，補綴装置の特徴と構造により①全部床義歯（総義歯），②部分床義歯（可撤性局部義歯），③クラウン・ブリッジ，④顎顔面補綴装置等に区分するものが一般的に用いられている．近年では軟口蓋挙上装置（PAP）や舌接触補助床（PLP）も含めている．可撤性補綴装置のうち，義歯床を有する全部床義歯，部分床義歯などを有床義歯ともいう．口腔インプラントを用いた補綴装置は，その上部構造により前述の分類のいずれかに分類されるのが一般的であるが，インプラント義歯として術者可撤式や患者可撤式などと別に分類される場合もある．

1）全部床義歯

　全部床義歯は，無歯顎者の歯列欠損を補う装置である．また，歯の歯根部のみを残し，根面板や根面アタッチメント等を装着した歯根上に装着する義歯を根面上義歯（オーバーデンチャー）という．口腔インプラントの上に全部床義歯を乗せるオーバーデンチャーもある．

2）部分床義歯

　部分床義歯は，歯列の一部の歯を失った部分歯列欠損の患者に適応される補綴装置のうち，可撤性のものをいう．

3）クラウン・ブリッジ

　クラウンは歯質の欠損を，またブリッジ（失われた歯の両脇の歯を支台にして，人工の歯を橋のようにかける装置）は歯列の部分欠損を補うための装置で，それぞれ固定性のものをいう．一般に，支台歯にセメント等で固定され，患者自身は取り外しすることはできない．

4）顎顔面補綴装置

　顎顔面補綴装置は，先天性疾患，腫瘍，炎症や外傷等により失った顎や顔面の一部を補い，機能と外観を回復するための装置である（図Ⅳ-27）．

5）軟口蓋挙上装置（PLP）・舌接触補助床（PAP）

　脳血管障害や腫瘍，外傷などにより，軟口蓋や舌の運動が障害され構音に障害が発生する運動障害性構音障害に対し，補綴装置により対応を行うことがある（第Ⅵ章2．参照）．軟口蓋挙上装置

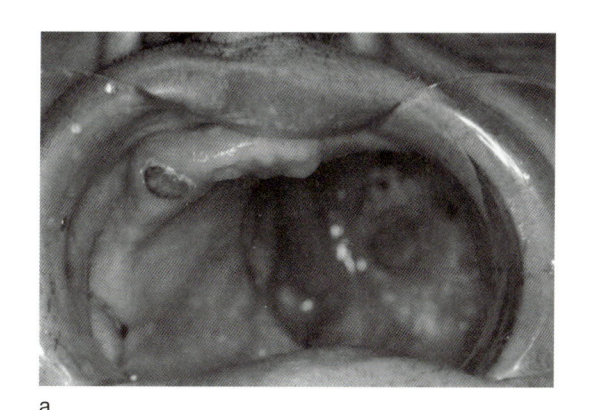

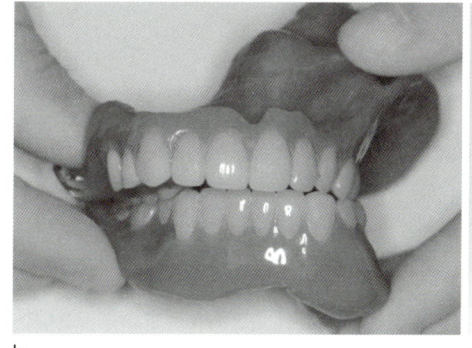

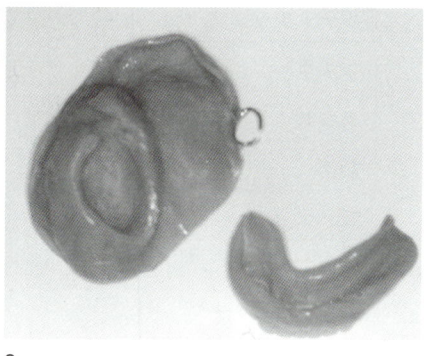

図Ⅳ-27 顎欠損（a）と顎義歯（b, c）の例

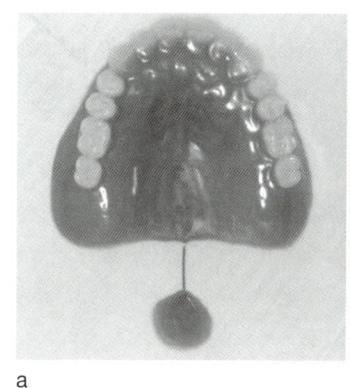

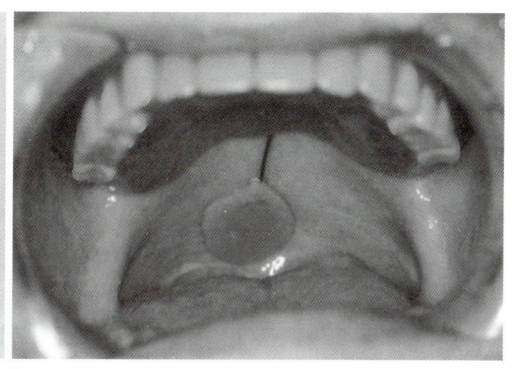

図Ⅳ-28 軟口蓋挙上装置が組み込まれた義歯（a）と装着時（b）

（図Ⅳ-28）や舌接触補助床を可撤性義歯に組み込む場合と，単独で製作する場合がある．

3 歯科補綴学的診査

　まずは患者の主訴に十分耳を傾け，その訴えの本質を知ることが重要である．往々にして患者は新義歯を作ってほしいと訴えるが，なぜ新義歯を

咀嚼機能評価表

1	とうふ
	煮たナス
	煮たジャガイモ
	煮たニンジン
2	もやし
	カマボコ
	ポテトチップ
	ゴボウ
3	あられ
	焼肉
	ピーナッツ
	タクアン
4	堅いビスケット
	堅いせんべい
	古タクアン
	とり貝
5	するめ
	貝柱の干物
	ガム
	りんごの丸かじり

・普通に食べられる食品に　　　[○]
・工夫すれば食べられる食品に　[△]
・食べられない食品に　　　　　[×]
　　　　　　　　　　　　　　　をつけて下さい.

食べやすいものから食べにくいと思われるものまでを，1群から5群に分けてあります．

そのほか食べにくい食品があれば書いて下さい．
＿＿＿＿＿＿＿＿＿＿＿＿＿＿＿＿＿＿＿＿

そのほか食べられる食品があれば書いて下さい．
＿＿＿＿＿＿＿＿＿＿＿＿＿＿＿＿＿＿＿＿

どんな食品が食べられるようになりたいですか？
＿＿＿＿＿＿＿＿＿＿＿＿＿＿＿＿＿＿＿＿

咀嚼機能スコアー
（[○] の数/20×100）

調査日
氏名　　　　　　年齢　　　性別　　　　　　年　　月　　日

図Ⅳ-29　佐藤らの咀嚼機能評価表（一部改変）[1,2]
食べやすさにより食品が5つに分類されている．

作りたいのか，主訴の原因はどこにあるのかを診断しなくてはならない．咀嚼機能は，各種の咀嚼機能評価方法[1〜4]により測定する（図Ⅳ-29, 30）．これらは，術前の咀嚼機能を評価することに加え，

食品アンケート

次の食品について、下の回答項目より現在の状況に最も近いものを選んで〔　〕の中に書き入れて下さい。

〔2〕…容易に食べられる　　　　　〔△〕…嫌いだから食べない
〔1〕…困難だが食べられる　　　　〔□〕…義歯になってから食べたことがない
〔0〕…食べられない

1	あられ	〔 〕	2	（生）あわび	〔 〕
3	イカ刺身	〔 〕	4	イチゴ	〔 〕
5	カマボコ	〔 〕	6	（生）きゃべつ	〔 〕
7	（ゆで）きゃべつ	〔 〕	8	こんにゃく	〔 〕
9	（煮）さといも	〔 〕	10	スルメ	〔 〕
11	酢ダコ	〔 〕	12	（漬）だいこん	〔 〕
13	（煮）たまねぎ	〔 〕	14	（古漬）たくあん	〔 〕
15	佃煮こんぶ	〔 〕	16	（揚）鳥肉	〔 〕
17	（焼）鳥肉	〔 〕	18	（漬）なす	〔 〕
19	（生）にんじん	〔 〕	20	（煮）にんじん	〔 〕
21	バナナ	〔 〕	22	ハム	〔 〕
23	ピーナッツ	〔 〕	24	（焼）豚肉	〔 〕
25	りんご	〔 〕			

ご協力ありがとうございました。

a

第Ⅰ群	バナナ，（ゆで）きゃべつ，（煮）にんじん，（煮）さといも，（煮）たまねぎ
第Ⅱ群	イチゴ，ハム，カマボコ，こんにゃく，佃煮こんぶ
第Ⅲ群	（揚）鳥肉，（焼）鳥肉，りんご，（漬）なす，（生）きゃべつ
第Ⅳ群	（焼）豚肉，（漬）だいこん，あられ，ピーナッツ，イカ刺身
第Ⅴ群	（生）あわび，スルメ，酢ダコ，（古漬）たくあん，（生）にんじん

（文献 3，4 より一部改変）

b

図Ⅳ-30　平井らの咀嚼機能評価法[3,4]

「義歯装着者用咀嚼機能判定表（食品アンケート）」（a）と「食品群の分類」（b）とからなる．食品群の分類ごとに得点（2，1または0）を合計し，△と□の食品を除いた各群の平均得点を算出する．咀嚼スコアーは，(第1群の平均得点＋1.06×第2群の平均得点＋1.22×第3群の平均得点＋1.39×第4群の平均得点＋2.23×第5群の平均得点)×100/13.8 の式で算出される．

表IV-13 歯科補綴学的診査項目

- 顔貌
- 残存歯の状態
- 歯周組織の状態
- 咬合接触状態
- 欠損部顎堤の形態
- 粘膜の性状
- 対向関係
- 小帯の位置
- 骨隆起大きさと位置
- 唾液の量と性状
- 舌の大きさ，舌苔の付着状況
- 異常習癖の有無
- 下顎運動
- プラークコントロールの状態
- 義歯の清掃状態

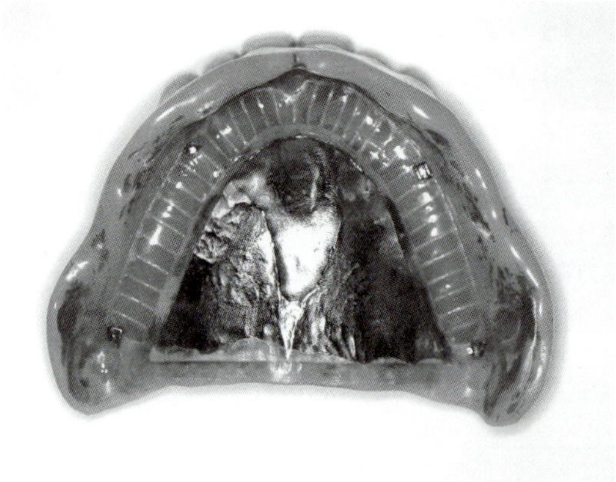

表IV-14 診断用模型の診査項目

- 残存歯の状態
- 咬合接触状態
- 顎堤の状態（形，幅，高さ）
- 小帯の付着位置，幅
- 骨隆起の位置，大きさ
- 補綴部の対合歯や対向歯槽堤との距離（補綴空隙）

図IV-31 染め出しを行った義歯

補綴歯科治療前後の比較にも有効である．

歯と顎堤の診査，口腔粘膜や舌の診査，使用中の義歯の診査などに加え，模型診査，唾液検査，エックス線検査などを行う（表IV-13）．模型診査（表IV-14）では，アルジネート印象材を用いた印象採得により製作される診断用模型が利用されることが多い．診断用模型は義歯の設計や個人トレー製作には必須であり，原則として製作すべきである．また，粘膜の触診を行い，フラビーガムや骨鋭縁などがあれば模型上に記録する．義歯の清掃状態は，歯垢染め出し液を用いて染色して確認する（図IV-31）．また，舌苔の付着状況は，評価表を用いて記録する（図IV-32）[5]．患者の総合的な満足度をフェイス・スケールやビジュアル・アナログ・スケール（VAS）などを用いて記録することもある[6]．

高齢者で特に多くみられる異常習癖にオーラルジスキネジア（oral dyskinesia）がある．オーラルジスキネジアは，咀嚼や会話をしていないのに口や舌を動かし続ける不随意運動である．義歯の安定を著しく阻害し，また床下組織に大きな負担をかけるため，注意が必要である．抗パーキンソン薬・向精神薬の長期服用により発現することがあるため，発現者には服薬歴の確認を行う．また，不適切な義歯を長期に渡って使用することでオーラルジスキネジアの発現を誘発するともいわれている．これは咬合が安定していないことが原因と考えられている[7]．

要介護高齢者を診察する場合は，身体介護や食事の状況，義歯の使用状況，義歯の着脱は自分自身で可能か，誰が口腔ケアと義歯清掃を行っているか，またその頻度を家族や介護者からも聴取する必要がある．

4 可撤性義歯を用いた補綴治療の手順

義歯の製作は，①診査，②診断，③前処置，④印象採得，⑤咬合採得，⑥試適，⑦装着，⑧メインテナンスの手順で行われる．義歯の設計は，力学的な観点だけではなく，清掃や着脱にも考慮す

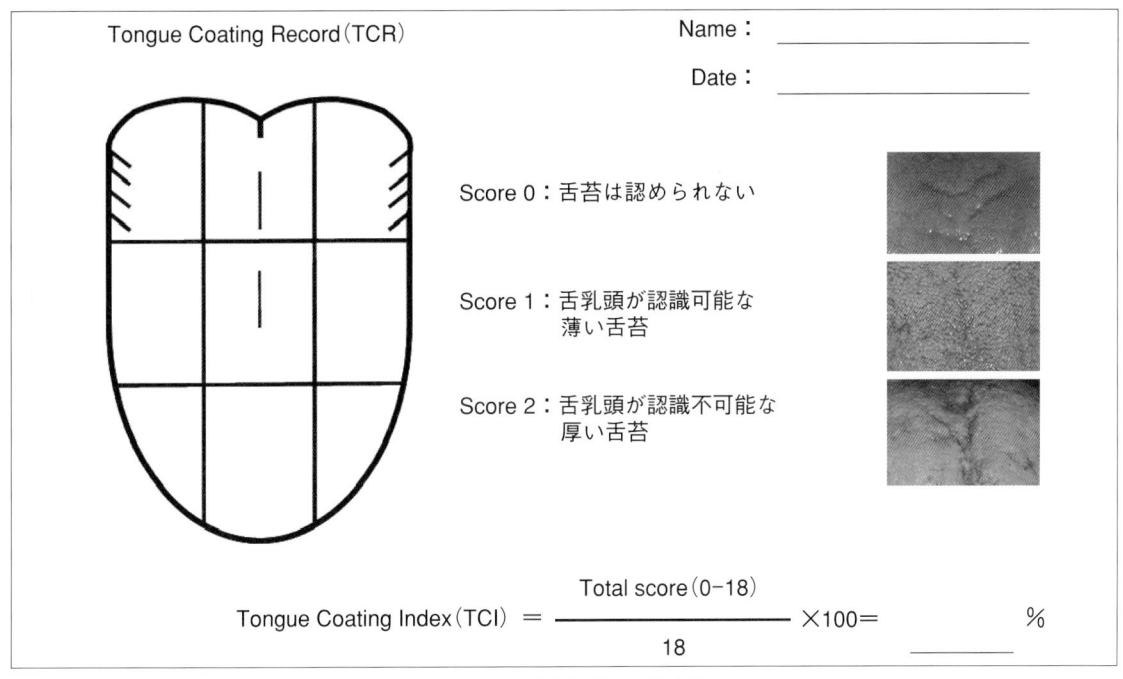

図Ⅳ-32 舌苔付着の評価法[5]

舌苔の付着状況の評価には Tongue Coating Record（TCR）を用いて，Tongue Coating Index（TCI）を算出する[5]．舌乳頭のみえ方を基準に，舌表面を9分割したエリアごとのスコアーを TCR 上に記入する．同一エリアに程度の異なる舌苔が存在する場合は，占める割合の大きな方のスコアを採用する．スコアーの総和を百分率で表し，TCI として評価する．

る必要がある．

1）前処置

補綴処置の前処置は，印象採得などの処置に入る前に歯，歯周組織，口腔粘膜，筋，咬合などを健全な状態にしておく．また小帯や骨隆起など不都合な部分がある場合にはそれを除去する診療行為である．要介護高齢者の口腔内には，放置された残根が散在することが多い．保存不可能な残根の放置は，口腔清掃を困難にし，周囲歯肉の炎症による疼痛などを惹起する（図Ⅳ-33）．また増殖した歯周病原菌による誤嚥性肺炎，糖尿病，心冠状動脈疾患などの全身への影響も懸念される．そのような残根上にオーバーデンチャー（残根上義歯，根面上義歯）を製作しても，さらなる自浄性の低下を招き，周囲歯肉の炎症による疼痛により

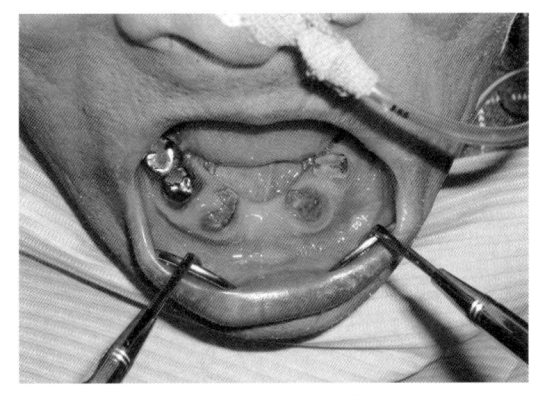

図Ⅳ-33 放置された多数の残根
歯肉は腫脹し，口腔清掃を困難にする．

義歯装着を困難にする．また，義歯の適合が不良となり，義歯の安定を損なう．したがって，保存不可能な残根は可能な限り事前に抜歯することが望まれる．ただし，抜歯を提案すると歯科診療自

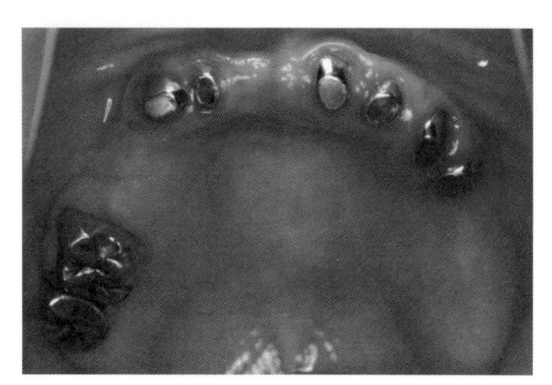

図Ⅳ-34 根面アタッチメント（磁性アタッチメント）の装着された歯根
メインテナンスも容易になり，義歯の維持・支持ともに良好となる．

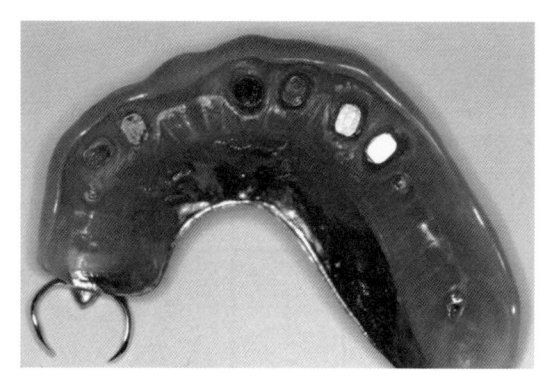

図Ⅳ-35 磁性アタッチメントのキーパーの装着された義歯
将来歯根が抜去となった後も，簡単な修理で義歯を使い続けることができる．

体を拒否されることもあるので，患者やその家族との十分なコミュニケーションが必要である．
　一方，保存可能な歯根は，根面板や根面アタッチメント（図Ⅳ-34，35）として活用できる．これらは，義歯の安定を高めるだけでなく，メインテナンスや口腔ケアを容易にすることができる．根面アタッチメントは，義歯の維持を高めることができ，さらに将来その歯根を抜去しなければならなくなっても，義歯はリライン等の軽微な補修を行うことで継続して利用することが可能である．
　高齢者では義歯や口腔粘膜清掃不良による義歯性口内炎（第Ⅷ章5.-2参照）に罹患していることも多く，また見逃されることが多いので，口腔粘膜の状態を観察して対応することが重要である．その他，必要に応じて小帯の切除や骨隆起の除去，支台歯の調整などを行う．

2）使用中の義歯の調整
　使用中の義歯がない場合を除き，まずは使用中義歯を調整して主訴の改善を図る．義歯の調整は，①支台装置の調整，②咬合調整，③床粘膜面や辺縁の調整の順で行う．床下粘膜に潰瘍がある場合は，粘膜調整材を用いて粘膜調整（ティッシュコンディショニング）を行う．
　高齢者は適応能力が低下していることが多い．そのため，例えば人工歯の摩耗により咬合高径が著しく低下した義歯を長期に渡り使用してきた患者に，適切な咬合高径の義歯をいきなり装着しても適応できない場合がある．また，急激な変化を許容できず，その後に義歯使用の拒否，歯科治療自体の拒否につながることもある．したがって，使用中の義歯と新義歯が大幅に変化する場合に，前処置として使用中の義歯に少しずつ修正を加え，時間をかけて新義歯に近い状態へと変化させることで許容できるようにすることがある．また，新義歯の補綴範囲が使用中の義歯に比べ著しく大きくなる場合は，使用中の義歯に増床・増歯を行い，補綴範囲を少しずつ広げていく．使用中の義歯の改造が困難である場合には，小範囲を補綴する義歯を製作し，増床・増歯を行いながら最終義歯に移行する場合もある．部分床義歯を装着していて残存歯に抜歯の必要が生じたとき，抜歯して新たな義歯を製作せずに，抜歯した部位に人工歯や床を追加するなどの改修を行い，徐々に大型の補綴装置に移行していく義歯を移行義歯という．

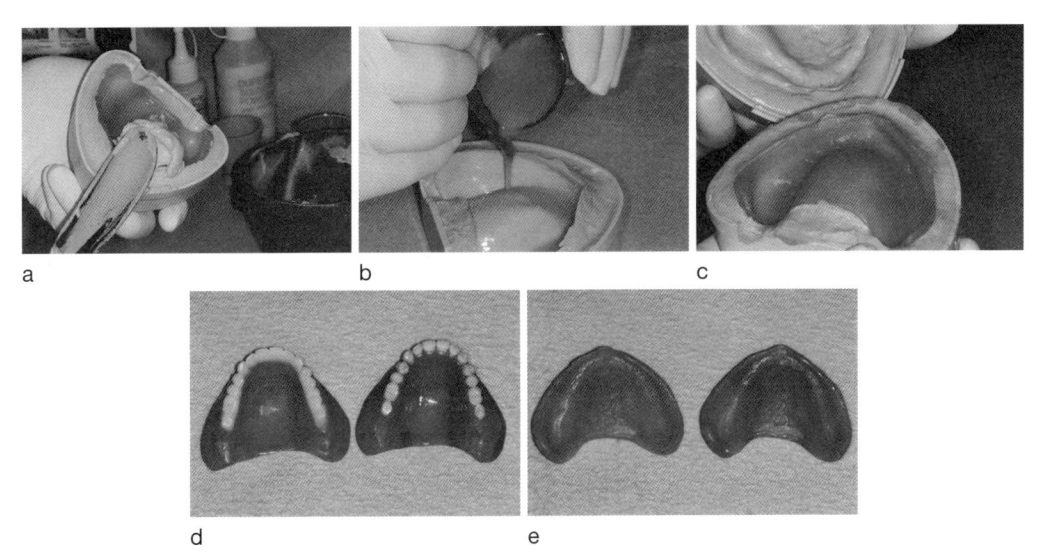

図Ⅳ-36 複製義歯製作過程
　複製義歯の製作は，専用のフラスコを用いて使用中の義歯の印象採得を行い（a），歯冠色と歯肉色の即時重合レジンを流し込み（b），重合後に取り出す（d）．使用中の義歯（右）と複製義歯（左）の咬合面観（d）と粘膜面（e）．

　このように，使用中の義歯を修正したり，移行義歯を使用したりすることで，新義歯装着へのトレーニングを行う．しかしながら，高齢者では義歯に愛着や執着がある場合も多いため，事前に十分な説明と同意を得ることが肝心である．患者が歯科治療や使用中の義歯の修正に対して強い不安を持っている場合，義歯をそのまま保存することで心理的な安心を与えることができ，新義歯製作に協力を得られることがある．その場合は，使用中の義歯を複製し（複製義歯），その義歯を修正することもある（図Ⅳ-36）．

3）義歯への「名前入れ」（デンチャーマーキング）
　義歯には「名前入れ」（デンチャーマーキング）を行うことがある（図Ⅳ-37）．義歯へのネーミングは，病院や施設内での管理を容易にする．例えば，入院・施設入所中の認知症患者が義歯を食堂に置き忘れても，誰のものかすぐに知ることができる．また，義歯への愛着を大きくすることができると

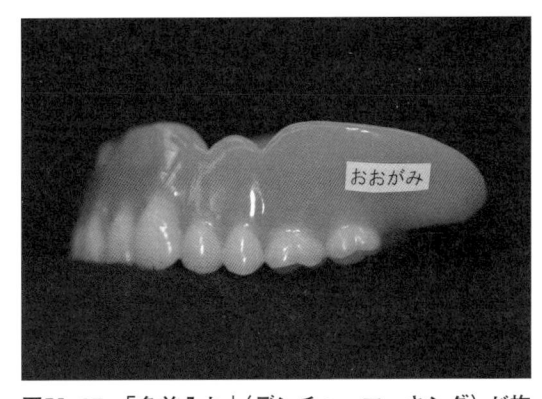

図Ⅳ-37 「名前入れ」（デンチャーマーキング）が施された義歯の例
　調整が予想される部位や審美性を損なう部位は避け，臼歯部などに入れる．

もいわれている．

4）義歯装着時の指導
　義歯装着後の指導は患者本人に対してだけでなく，家族，介護者，病院や施設のスタッフに対し

ても必要である．指導は単に説明だけに留まらず，義歯の着脱や義歯および舌の清掃などを実際に患者や介護者に行ってもらい，その方法を指導する．

義歯清掃は，流水下で義歯用ブラシを用いて行う．その際，歯磨剤は研磨材を含んでいるため使用しない．清掃時に義歯を落下させると義歯が破損するため，水をためた洗面器の上か，洗面台に水をためて行う．原則として夜間は義歯を外し，水中や義歯洗浄剤に浸漬し，翌朝に水洗してから再び義歯を装着する．また，熱湯や漂白剤の使用は義歯を傷めるので使用しないよう指導する．

すでに義歯の使用経験が長い患者では問題とならないが，初めて義歯を使う患者や旧義歯に比べて補綴範囲が大きくなった患者では，新義歯に慣れるまで時間がかかることを説明する．初めて義歯を使う患者は，義歯装着の違和感が非常に大きい場合もある．そのような場合は，まず義歯を食事以外で使用することから始め，一定時間義歯を装着していられるようになるなど義歯に慣れたことを確認してから義歯を装着して食事を摂るといった工夫が必要になる．また，どのような食品が義歯で食べやすいのかを説明し，それらの食品から食べ始めるよう指導する．食品の咀嚼難易度は，前述の咀嚼機能評価法の食品が参考になる．

補綴装置は自分自身の歯ではなく装具であるため，使用するためには工夫が必要である．例えば，可撤性義歯の前歯は審美性や構音のためには役立つが噛みつくことには使用できない．そのような目的には，箸やナイフで小さく切ってから食べるなどの指導が必要である．

5）義歯安定剤

症例によっては，義歯安定剤を使用する場合もある．義歯安定剤は，2つに大別される（表Ⅳ-15）．そのうちホームリライナーは，顎堤の吸収により義歯床が不適合となった際にその隙間を埋めるために用いられる（図Ⅳ-38）．しかしながら，

表Ⅳ-15　義歯安定剤の分類

1．ホームリライナー（クッションタイプ）
2．粘着剤
　1）粉末（パウダー）タイプ
　2）クリームタイプ
　3）シート（テープ）タイプ

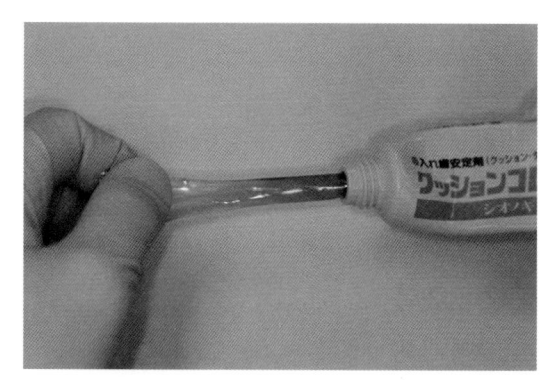

図Ⅳ-38　ホームリライナー（クッションタイプ）

患者自身が均一に裏層することは困難であるため，義歯の偏位や顎堤の吸収を招く可能性がある．したがって，歯科を受診するまでの応急処置として短期の使用に留め，長期の使用は避けるべきである．

他方，粘着剤は一般に全部床義歯に利用される（図Ⅳ-39〜41）．皮膜厚さが薄いため為害作用は少なく，症例により有効な場合も多い．特に顎堤の吸収が顕著な症例，運動障害により口腔周囲筋の著しい筋力の低下がある症例などに応用される．さらに，無歯顎患者に軟口蓋挙上装置を使用するためにも利用される[8]．全部床義歯の装着が初めての患者の不安軽減のために，義歯装着初期に利用されることもある．

粘着剤を長期に利用しても問題はないが，義歯や口腔内の清掃不良を招きやすいので注意が必要である．義歯の清掃はもちろん，スポンジブラシ等により床下粘膜の清掃も必要である．

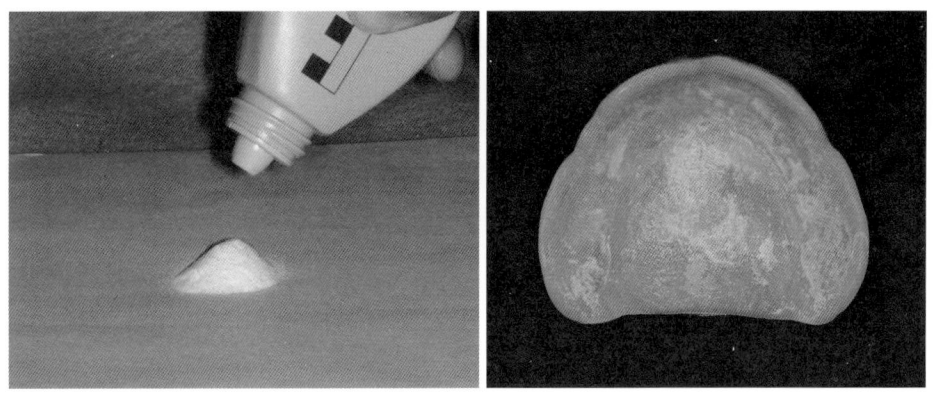

図Ⅳ-39 粉末（パウダー）タイプの粘着剤

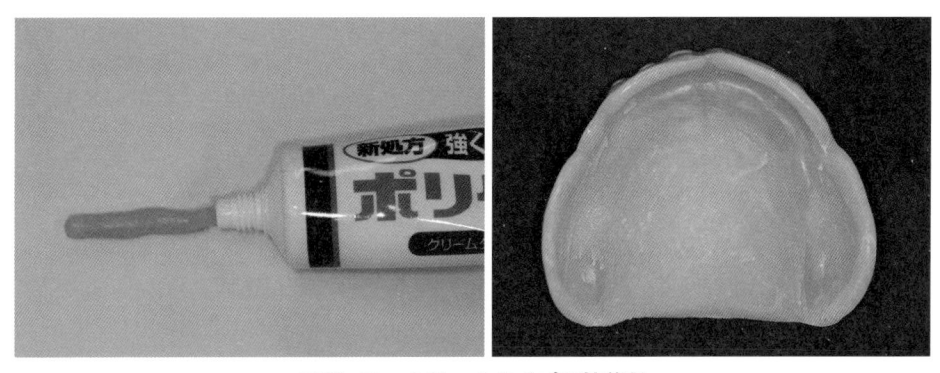

図Ⅳ-40 クリームタイプの粘着剤

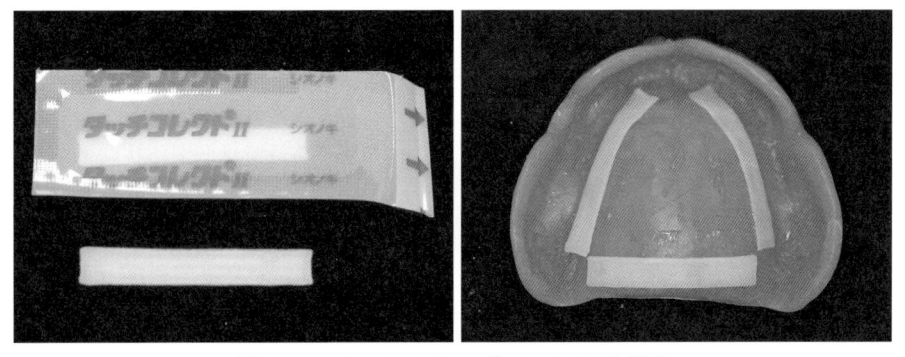

図Ⅳ-41 シート（テープ）タイプの粘着剤

5 固定性補綴装置を用いた補綴治療の手順

クラウン・ブリッジによる補綴治療は，①診査，②診断，③前処置，④支台歯形成，⑤印象採得，⑥咬合採得，⑦試適，⑧装着，⑨メインテナンスの順で行われる．

高齢者の歯には咬耗が少なからず認められる．重度な咬耗が広範にわたる場合には，全顎的な補綴治療が必要となる．歯根の露出が認められる場合には，審美性や清掃性の獲得に苦慮する場合も多い．その他は高齢者以外の症例と大差はない．

また，クラウン・ブリッジは有床義歯に比べ装置が小さいため，試適，装着時の落下には，特に注意を図らなければならない．ラバーダムを使用する，デンタルフロスを結紮する，水平位での診療を避ける，頭位を左右に回旋させるなどの誤嚥・誤飲防止策をとる必要がある（図IV-42）．

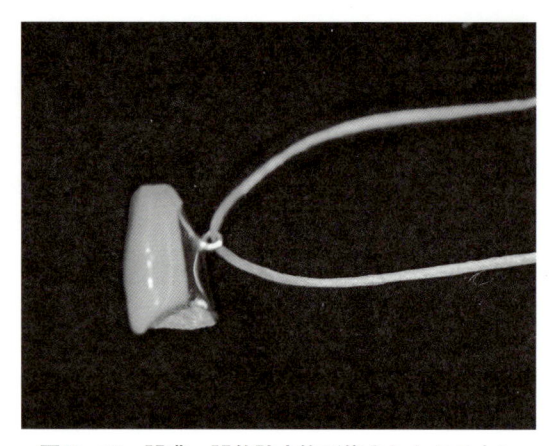

図IV-42 誤嚥・誤飲防止策が施されたクラウン
リムーバルノブがループ状になっており，デンタルフロスを通して使用する．連結冠やブリッジでは，連結部にデンタルフロスを結紮する．

6 口腔乾燥と補綴装置

高齢者に多くみられる口腔乾燥は，義歯装着による疼痛や義歯の維持低下を招く．そのような場合，口腔乾燥患者に用いられる口腔湿潤剤（保湿剤）が有効である（図IV-43）．口腔湿潤剤を口腔粘膜だけでなく義歯床粘膜面に塗布することで，義歯床と粘膜とが張り付くことを防いだり，床と粘膜の摩擦が少なくなったりすることで疼痛を防ぐことができる．義歯以外にも，唾液の減少は口腔内の自浄性を低下させ，う蝕の発生を招く．そのため，二次う蝕による固定性補綴装置の脱落，根面う蝕などが生じるといわれている．そのため，通常より頻回なリコールが望まれる．

7 リコールとメインテナンス

補綴装置装着後は，歯科医師と歯科衛生士による定期的な管理が必要である．一般的に，義歯装着後翌日，3日後，1週間後，1カ月後，3カ月後というように徐々に間隔を空け，その後は定期的なメインテナンスを行う．メインテナンスの頻度は，患者自身や介護者のセルフケアの習熟度によるが，最低でも1年ごとの定期的な健診が必要である．人工歯の摩耗や顎堤の吸収などの変化は徐々に起こるため，自覚症状がなく進行することが多い．固定性補綴装置の装着後も，残存歯の咬耗と補綴装置の摩耗が起こり，咬合状態が変化する．また，二次う蝕による補綴装置の脱落も生じることがある．そのため，補綴装置装着時には，自覚症状がなくても定期的な健診を受ける必要があることを十分に説明する．

病院や施設では個別にリコール時期を管理することが難しい場合もあるため，入院（所）時歯科健診，集団定期歯科健診を行うことも有効である．自立していた者が急な疾患で要介護状態になった場合，家族がその患者が義歯を使用していることを知らず，何カ月も義歯を外さずにいるケースも珍しくない．また，重度の歯周病により歯が自然脱落し，誤嚥・誤飲が発生することもある．このような事故を防ぐためにも，歯科医師による入院（所）時歯科健診や訪問による定期健診は重要である．

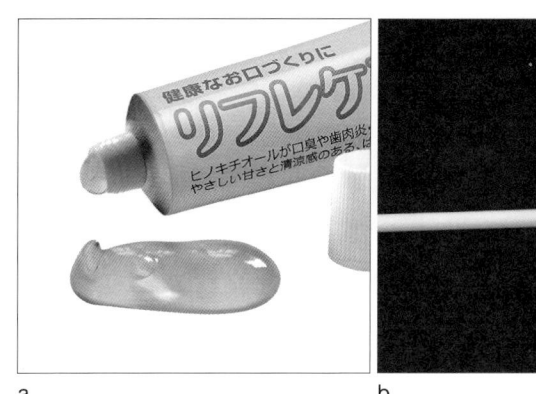

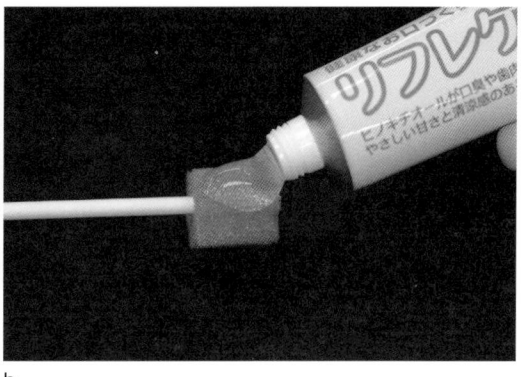

図Ⅳ-43 口腔湿潤剤
口腔湿潤剤を手指に適量とり，頬粘膜や舌に塗布する（a）．介護者により塗布する場合は，スポンジブラシを用いると容易である（b）．口腔乾燥により義歯の装着が困難な場合には，義歯の粘膜面に塗布する．粘膜面に塗布することで，義歯との摩擦が軽減され疼痛が緩和されるだけでなく，義歯の維持も向上する．

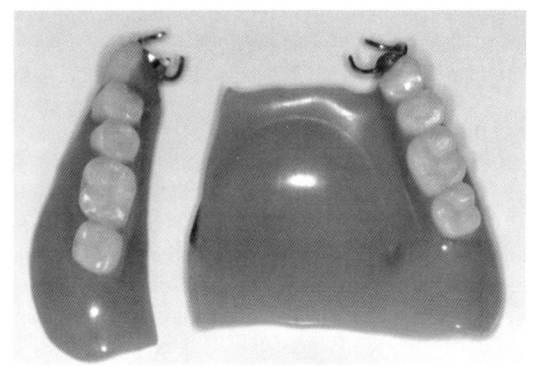

図Ⅳ-44 破折した義歯の例
床破折以外にも，人工歯脱落，支台装置の破損等，義歯のトラブルは多岐にわたる．

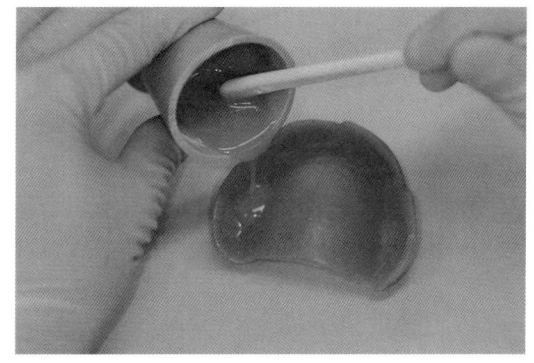

図Ⅳ-45 直接法によるリライン
直接リライン用の即時重合レジンを使用中の義歯の内面に盛り付け，口腔内に挿入して硬化させる．

8 有床義歯の修理

1）義歯床破損の修理

義歯のトラブルのうち，最も多いのは義歯床の破損である（図Ⅳ-44）．その原因の多くは落下である．落下による破損の場合，破折面が一致する場合が多い．破折面が一致する場合は，瞬間接着剤で仮着し，石膏によりコアをとる．ついで，破折部のレジン表面を一層削去し，新鮮面を露出させて即時重合レジンで接合する．破折面が一致しない床破折の場合は，口腔内で仮着したのち，同様の手順で修理を行う．

義歯を長期に使用すると，顎堤の吸収による床の不適合と人工歯の摩耗が生じ，その結果として義歯床に不適切な力が加わり，義歯床が破折することがある．その場合は，修理した後に咬合調整と後述のリラインを行い，破折原因の除去を行わなければならない．

a　　　　　　　　　　　　　　　b

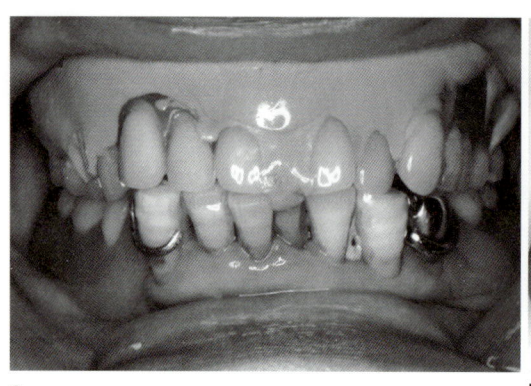

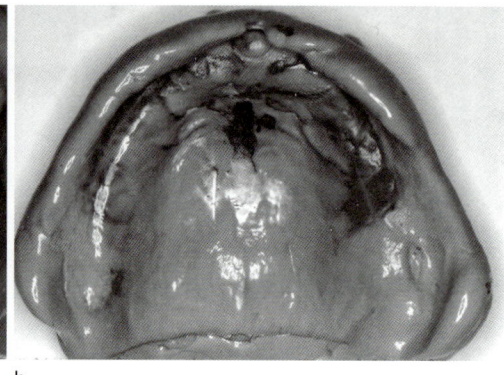

図Ⅳ-46　間接法によるリライン
　使用中の義歯を用いて，口腔内で粘膜面の印象採得を行う（a）．印象材の硬化後に義歯を取り出し（b），口腔外で印象材を床用レジンに置き換える．

2）人工歯の脱離・破損の修理

　レジン歯が脱離した場合で，元の位置に戻る場合は人工歯基底面とレジン表面を一層削去して新鮮面を露出させた後，即時重合レジンで接合する．陶歯の場合は，保持孔，保持ピンに破損がなければ，即時重合レジンで接合する．人工歯が破損した場合は，新しい人工歯を組み込む．人工歯の再組み込み後は，咬合調整を行う．

3）リライン（床裏層）

　顎堤の吸収に伴う床不適合を放置すると，床下粘膜の疼痛，維持不良，床破折などを引き起こす．咬合接触状態が良好な場合，義歯床と粘膜面の隙間をレジンで埋めることが可能である．これをリラインという．リラインには，リライン用即時重合レジンを義歯粘膜面に盛り，口腔内で硬化させる直接法（**図Ⅳ-45**）と義歯粘膜面に印象材を盛り口腔内で硬化させ，それをレジンに置き換える間接法（**図Ⅳ-46**）とがある．

（上田貴之，櫻井　薫）

文　献

1) 佐藤裕二，石田栄作，皆木省吾，他：総義歯患者の食品摂取状況，補綴誌，32：774-779，1988．
2) Sato Y, Minagi S, Akagawa Y, Nagasawa T：An evaluation of chewing function of complete denture wearers, J Prosthet Dent, 62：50-53, 1989.
3) 平井敏博，安斎　隆，金田　洌，他：摂取可能食品アンケートを用いた全部床義歯装着者用咀嚼機能判定表の試作，補綴誌，32：1261-1267，1988．
4) Koshino H, Hirai T, Toyoshita Y, et al.：Development of New Food Intake Questionnaire Method for Evaluating the Ability of Mastication in Complete Denture Wearer, Prosthodont Res Pract, 7：12-18, 2008.
5) Shimizu T, Ueda T, Sakurai K：New method for evaluation of tongue-coating status, J Oral Rehabil, 34：442-447, 2007.
6) 上田貴之，小平順可，櫻井　薫：文献と臨床の橋わたし"患者満足"を測る，日本歯科評論，62：175-177，2002．
7) 石崎　憲，安藤友彦，鴨打雅之，他：遅発性オーラルジスキネジアの発現と診査所見との関連性　服用薬，ADL及び咬合状態について，老年歯学，14：86-91，1999．
8) 上田貴之，大神浩一郎，櫻井　薫：義歯安定剤により軟口蓋挙上装置（PLP）が装着可能となった無歯顎症例，老年歯学，20：124-127，2005．

6 歯科麻酔学からみた特徴とその診療方法

　第Ⅲ章1.で既述したように，歯科麻酔学の立場から，高齢者には青・壮年者とは異なる特徴がある．すなわち，複数の全身疾患の合併，それらの疾患の慢性化・症状の非典型化，呼吸循環器系に強い影響を及ぼす薬剤の内服，生体防御力の低下，大きな個人差などである．これらを念頭に置いて歯科診療に臨む必要がある．

1 局所麻酔法

　歯肉の加齢変化は著明ではないので，表面麻酔の効果については高齢者特有の問題はない．一方，加齢とともに骨の変化が起こる．その結果，上顎骨では歯の喪失によって歯槽骨と上顎洞底が近くなるので，臼歯部の浸潤麻酔が広範な麻酔になることがある．下顎骨では神経の走行が通常とは異なってくる．例えば，下歯槽神経が歯槽粘膜下に出てきたり，オトガイ神経が予想外に上方に走行していたりして，浸潤麻酔のつもりが伝達麻酔になり，場合によっては注射針の操作で神経を損傷することがある．したがって，浸潤・伝達両麻酔に先立ち，エックス線撮像などで顎骨の加齢変化をあらかじめ十分に把握しておいた方が安全かつ確実な効果が得られる．

　高齢者では循環器系の疾患を合併していることが多く，歯科診療に伴う痛み，不安感，恐怖心と局所麻酔薬に含まれる血管収縮薬とが原因で思わぬ偶発症を引き起こすことがある．すなわち，局所麻酔注射を契機とした血圧上昇，頻脈，不整脈，さらには高血圧性脳症や虚血性心疾患，脳血管障害などである．一般に広く用いられている2％リドカイン・1/80,000アドレナリン含有の局所麻酔薬を3.6 m*l* までを緩徐に注入すると，このような合併症はあまり発生しないといわれている．なお，本薬剤はアドレナリンの濃度が高いといわれているので，1/160,000 または 1/200,000 に希釈して使用する方法も試みられている．重度の高血圧，心筋梗塞の既往など重篤な循環器疾患を合併している場合には，血管収縮薬としてフェリプレシンを含有している3％プロピトカイン（プリロカイン）あるいは血管収縮薬を含まない3％メピバカインを使用することも検討するべきである．一般に高齢者では骨小孔が多いので，局所麻酔薬の使用量は少量で効果が期待できるとされている．

2 モニタリング

　高齢者の歯科診療を安全に行うためには，痛み，不安感，恐怖心を与えないことが肝要である．このようなストレスがわずかでもあれば，基礎疾患を悪化させる可能性があるからである．歯科処置で最も頻繁に使われる局所麻酔注射だけでなく，歯科診療中を通して意識・呼吸・循環・体温などのバイタルサインをモニタ（監視，看視）することはきわめて有用である．ただし，歯科診療は外来で行われることがほとんどで，痛みを伴うモニタリングは実際的ではない．そこで，バイタルサインを確認するには，現状ではパルスオキシメーター，自動血圧計，心電図，場合によってカプノメーターを使用しているところが多い．高齢者の歯科診療に当たっては，初めての医療面接では上記の検査を行うことが推奨される．さらに，通常でもモニタリングを行いながら歯科診療に臨むべきと考える．実際の実施法については第Ⅲ章1.-2

を参照されたい．

3 精神鎮静法

患者をリラックスさせて歯科診療を行おうとする方法である．高齢者ではわずかな刺激でも基礎疾患の急速な増悪や予想しない全身的偶発症の発生が懸念されるので，笑気吸入鎮静法や静脈内鎮静法を積極的に用いることが薦められる．詳細は第Ⅲ章 1.-3 にある．

特に高齢者への応用で，笑気吸入鎮静法は 70％以上の高濃度酸素を吸入させることになるので，呼吸・循環器系の基礎疾患を持つ場合には安全性が高まる．

静脈内鎮静法の適用に当たっては，薬剤に対する高齢者の反応の多様さを十分に理解しておく．少量でも急速に投与したり，青・壮年者と同量を用いたりすると，突然の呼吸抑制やその遷延がみられる．近年の本法では静脈麻酔薬と緩和精神安定薬の複数の薬剤を用いることがあるが，高齢者に対しては単剤使用のほうが安全である．また，ベンゾジアゼピン系薬剤に対する拮抗薬であるフルマゼニルの使用は，高齢者では薬剤効果の延長や代謝機能の低下を考えられるので，その使用は勧められない．

4 全身麻酔法

全身麻酔の前投薬では，ほとんどの鎮静薬の半減期が高齢者では延長するので，投与量を減量する．また睡眠導入薬は不穏状態や異常行動を表出させることがあるので，近年は内服させない．

加齢に伴い最小肺胞濃度（MAC：Minimum Alveolar Concentration）は低下するので，吸入麻酔薬は低い濃度で効果が得られる．すなわち，青・壮年者と同様に全身麻酔を施行すると，血圧・心収縮力・心拍出量の低下，呼吸抑制，一回換気量・分時換気量の低下が急激に現れる．さらに，代償機能が低下している高齢者では，それらの回復は遅れてしまう．同様に静脈麻酔薬に対する感受性も高まるので，少量でも効果が強く発現する．静脈麻酔薬の投与でも，高齢者には青・壮年者よりも少量を，時間をかけて，バイタルサインを注意深く観察しながら投与する．例えば，全身麻酔の導入に当たっては，青・壮年者に頻用される静脈麻酔薬による導入（急速導入）は血圧・脈拍を初めとする循環動態に大きな影響を及ぼすので避け，吸入麻酔薬による導入（緩徐導入）を採用することがある．全身麻酔に用いられる各種の薬剤については，第Ⅲ章 1.-4 を参照されたい．

（深山治久）

第Ⅴ章 歯科診療の実際

1 外来における歯科診療
─外来通院患者の現状と問題点への対応─

1 外来通院患者の現状

1）高齢者歯科外来の現状

　高齢者人口の増加を背景に，高齢者歯科外来においても患者数が増加している（図Ⅴ-1）．高齢になるほど全身疾患の合併率が高くなるため，高齢者の増加は，そのまま「有病者」の増加を意味する．このため高齢の歯科外来患者における全身疾患の合併率は高い（図Ⅴ-2）．さらに最近では，ひとりあたりの全身疾患数が増え，そのうえ，個々の合併疾患がより重篤になる傾向にある（図Ⅴ-3〜5）．このような変化を背景に，高齢の歯科外来患者におけるリスクは年々上昇している（図Ⅴ-6）．

　高齢の歯科外来患者における全身疾患の重症度と合併数が上昇している主な背景因子として，高齢者人口の増加による有病者の増加と，医療技術・薬剤・デバイスなどの進歩・開発による平均寿命の上昇が考えられる．後者の説明として，以前は重篤な全身疾患による行動制限が原因で外来通院できなかった高齢者が，医療技術の進歩などにより機能低下が抑制され，通院できるようになったことがあげられる．

　一例を示すと，ある70歳代の男性は重症心不全で30mも歩けず，致死的不整脈による突然死のリスクも抱えていた．しかし，CRT-D[※注1]という新しいデバイスにより，心機能が改善され，突然死のリスクも低下した結果，歯科外来通院が可能となった[1]．

図Ⅴ-1　東京医科歯科大学高齢者歯科外来を受診した年間総患者数（≧70歳，2001〜2006年度）
高齢の歯科外来患者は年々増加する傾向にある．

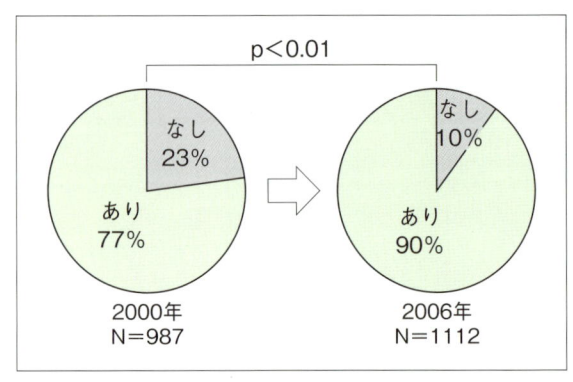

図Ⅴ-2　リスク要因となる全身疾患を合併する高齢者の比率
（対象；観血的処置を行った70歳以上の高齢歯科患者〔図Ⅴ-2〜8，10，12，13も同様〕）
リスク要因となりうる全身疾患を合併する高齢者は，2000年では77％であったが，2006年では90％と有意に増加している．（p<0.01，カイ二乗検定）

このような患者のリスクは，外来通院が可能になったことからわかる様に，ある程度は低下している．しかし，もともと通院可能な高齢者に比較

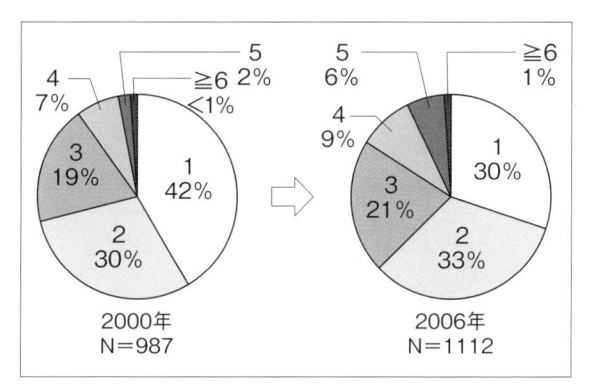

図V-3 リスク要因となりうる全身疾患の一人あたりの合併数
リスク要因となりうる全身疾患を2つ以上合併する患者は，2000年の約6割から2006年では約7割まで上昇している．

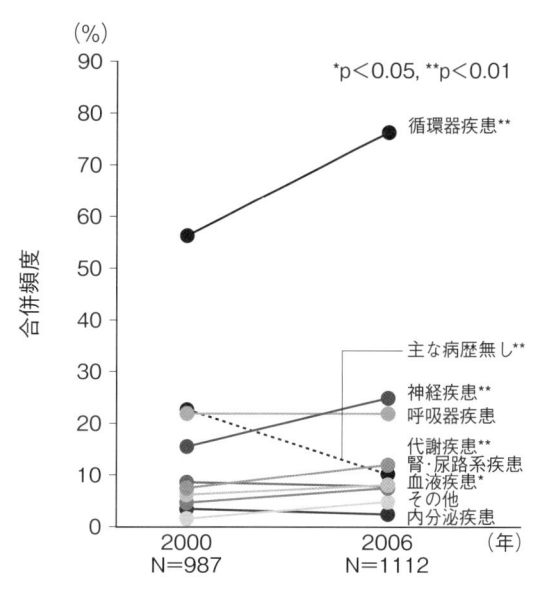

図V-4 リスク要因となりうる全身疾患の合併頻度（2000年，2006年）
循環器疾患および神経疾患をはじめとする多くの全身疾患において合併頻度が有意に上昇している．（カイ二乗検定）

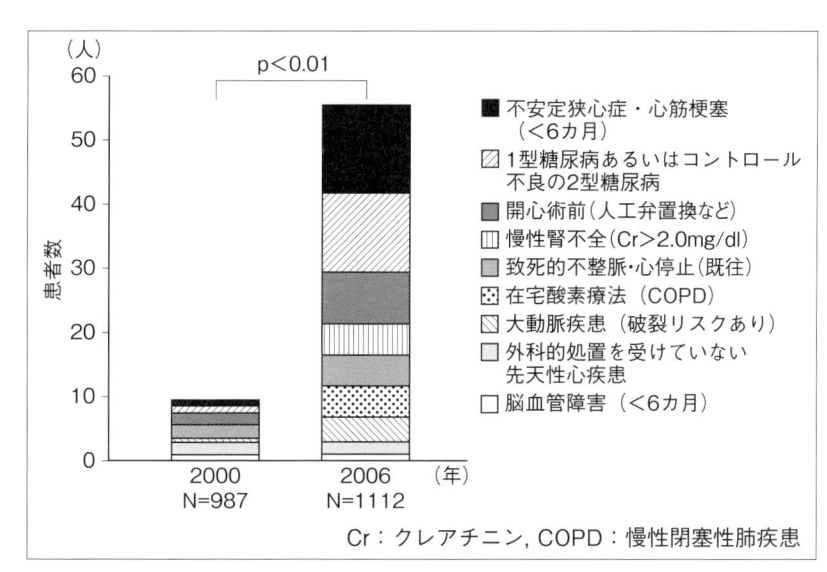

図V-5 特にリスクの高い全身疾患を合併している患者数
リスクの高い全身疾患を合併している高齢者は，2000年に比較して2006年は5倍以上に増加している．（カイ二乗検定）

Cr：クレアチニン，COPD：慢性閉塞性肺疾患

※注1　CRT-D：両室ペーシング機能付き植込み型除細動器（Cardiac Resynchronization Therapy Defibrillator）．致死的不整脈の除細動を目的としたICD（Implantable Cardioverter Defibrillator）に心臓再同期療法機能を追加したデバイスをいう．重症心不全患者の自覚症状，運動耐容能，およびquality of lifeを改善し，総死亡率も減少させることができると期待されている．

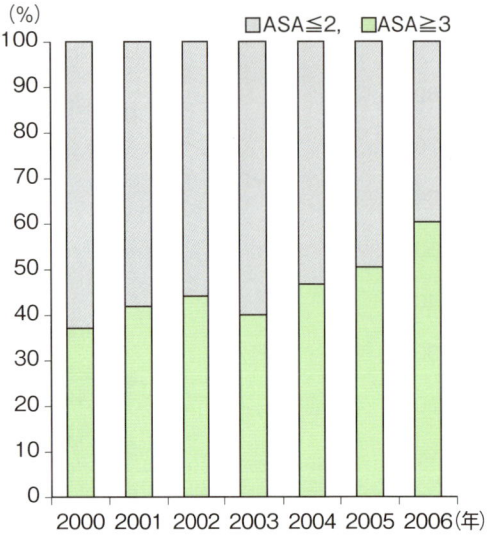

図Ⅴ-6 高齢の外来歯科患者におけるリスクの高い患者の比率（2000〜2006年）

ASA p.s.≧3の比較的リスクの高い患者が占める割合は年々増加している．ASA p.s.1：正常で健康な患者，ASA p.s.2：日常活動に影響しない程度の軽症の全身疾患を合併している患者，ASA p.s.3：日常生活を障害するほどではないが，活動性を低下させるような重症の全身疾患を合併する患者，ASA p.s.4：日常生活を障害し，日常的に生命を脅かす重症の全身疾患を合併する患者．

（ASA：American Society of Anesthesiologists, p. s.：physical status）

すればなお高い．先の患者を例に取れば，原因疾患はそのままであり，心不全もなお中等度以上である．さらに，CRT-Dの誤動作やデバイス不良など，新たなリスクが発生している．このように外来通院が可能となっても，リスクは必ずしも十分に低下しているわけではない．今後の医療技術等の進歩を考えると，この傾向はますます強くなるものと予測される．

2）高齢歯科患者における全身疾患の現状

全身疾患は高齢者の歯科治療において主要なリスク因子であり，外来患者の現状を知るうえで重要である．

高齢の歯科外来患者で最も多い全身疾患は循環器疾患である（図Ⅴ-7）．なかでも高血圧は圧倒的に多い（図Ⅴ-8）．加齢による動脈硬化の進行を主な背景因子として，高血圧，特に収縮期高血圧が増加するためである（図Ⅴ-9）[2]．同様の理由から異常な血圧上昇は，高齢者の歯科治療で最も多い内科エマージェンシー（medical emergency）[3]である．

治療中の異常な血圧上昇ではそれによる重要臓器(特に脳)障害が問題となる．実際には明らかな重要臓器障害を伴うケース(hypertensive emergency)はまれで，伴わないケース（hypertensive urgency）の方が多い．しかし，後者であっても重要臓器障害のリスクは確実に高まっているため注意が必要である．われわれの調査では，観血的歯科処置の1割弱に異常な血圧上昇(excessive hypertension, ＞190/100 mmHg)が発生していた[4]．

異常な血圧上昇をきたす主な要因として，①治療されていない，あるいは不十分なコントロール状態にある高血圧患者の存在，②加齢による動脈硬化の進行と血圧制御機能の低下，があげられる．

①では初診時血圧が有用なマーカーとなる．われわれの調査では，高血圧と診断されていない患者の2.4％が著しい高血圧（WHO grade 3に該当）であった[5]（図Ⅴ-10）．また，高血圧で内科治療を受けている患者のうち13.9％が著しい高血圧を示していた．このような患者は内科治療を優先させ，血圧がコントロールされた後に歯科治療を開始するのが望ましい．

しかし，仮にすべての高血圧患者が適切な内科治療を受けていても，治療中の異常な血圧上昇をなくすことは難しい．なぜなら，②に示したように，加齢による動脈硬化の影響により圧受容体反射が抑制され，血圧の自動調整能（血圧変化を低減させる機能）が低下するためである[6,7]．

高齢の歯科外来患者は，その他にも重篤な循環

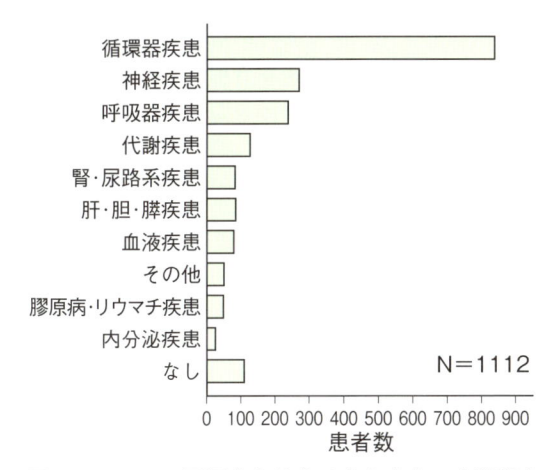

図Ⅴ-7 リスク要因となりうる全身疾患の合併頻度（2006年）
リスク要因となりうる全身疾患のうち，最も多いのが循環器疾患で，約3/4が合併している．つぎに多いのが神経疾患（約1/4）である．

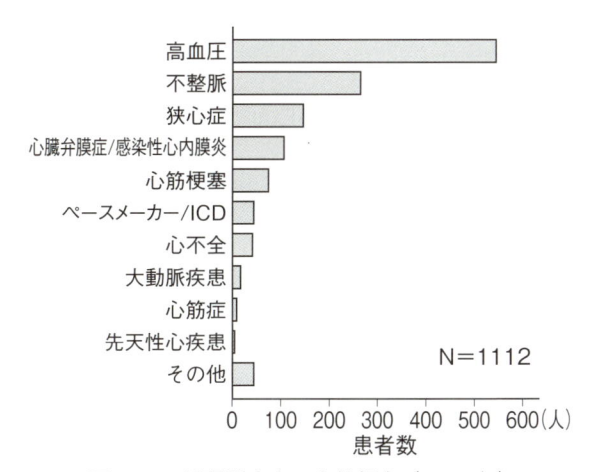

図Ⅴ-8 循環器疾患の合併頻度（2006年）
高血圧が最も多く5割弱に認められる．
特に注意を要する心臓弁膜症・感染性心内膜炎を合併する患者が，1割近くを占めている．

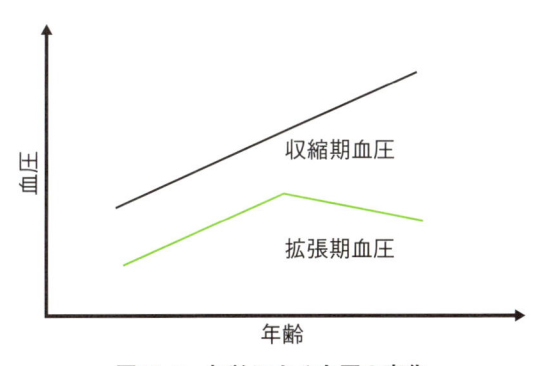

図Ⅴ-9 加齢による血圧の変化
加齢とともに収縮期血圧は直線的に上昇するが，拡張期血圧は50～60歳を境に低下する．

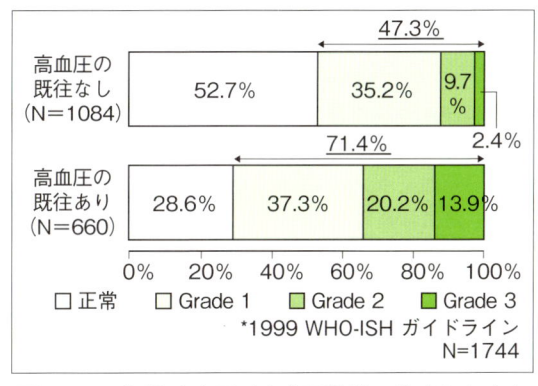

図Ⅴ-10 初診時血圧が高血圧基準に該当した患者（1990年4月～1999年6月）
高血圧の既往がない患者のうち，2.4％が重症高血圧（Grade 3，WHO）に該当する血圧を示した．
同様に，既往のある患者のうち，13.9％が重症高血圧に該当する血圧を示した．

器疾患を合併していることが多い．不安定狭心症，比較的新しい心筋梗塞，心臓弁膜症，感染性心内膜炎，大動脈疾患（破裂リスクを伴う（解離性）大動脈瘤および大動脈解離），重篤な不整脈（心室頻拍，心室細動あるいは心停止の既往など），重症心不全，心筋症などがそうである．このような重篤な循環器疾患を合併する高齢の歯科外来患者は増加する傾向にある（図Ⅴ-5）．

循環器疾患以外にも，高齢の歯科外来患者は注意すべき全身疾患を多く合併している．なかでも比較的多く，かつ重要なものとして以下があげられる．呼吸器疾患として，在宅酸素療法中の慢性閉塞性肺疾患（図Ⅴ-11），重篤な喘息あるいはアスピリン喘息，代謝栄養疾患として，1型糖尿病あるいは血糖コントロール不良の2型糖尿病，肝

疾患として，進行した肝硬変（Child-Pugh 分類 2, 3），肝細胞癌，腎疾患として，慢性腎不全，神経疾患として比較的新しい脳血管障害，進行した神経変性疾患（脊髄小脳変性症など），血液疾患として，寛解期にない特発性血小板減少性紫斑病およ び骨髄異形性症候群などである．われわれの調査では，これらの全身疾患を合併する高齢の歯科外来患者も増加していた（図V-5）．

わが国では高齢者における C 型肝炎抗体陽性率が高い[8]．高齢の歯科外来患者におけるわれわれの過去の調査（1997，70 歳以上）でも，HCV 抗体陽性率は約 14％と高率であった[9]．わが国の一地方における 70 歳以上の HCV 抗体陽性率（1999）は 7％程度と報告されており[8]，地域差を考慮しても，なお高いといえる．高齢の歯科外来患者では潜在的な C 型肝炎ウイルスキャリアが多いことを考慮し，スタンダードプリコーションを厳密に適用する必要がある．

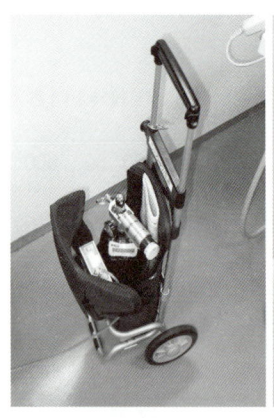

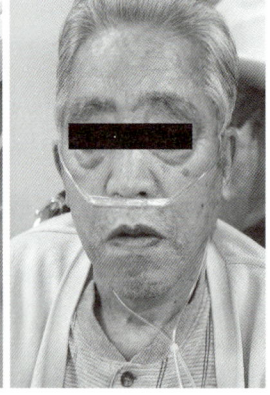

3）その他の要因

抗凝血薬であるワルファリンは，心房細動など高齢者で増加する疾患に使用される[10]．また，ビスフォスフォネート製剤は，高齢者，特に女性で増える骨粗鬆症に処方されることが多い．前者は止血の点で，後者は（十分なエビデンスは得られ

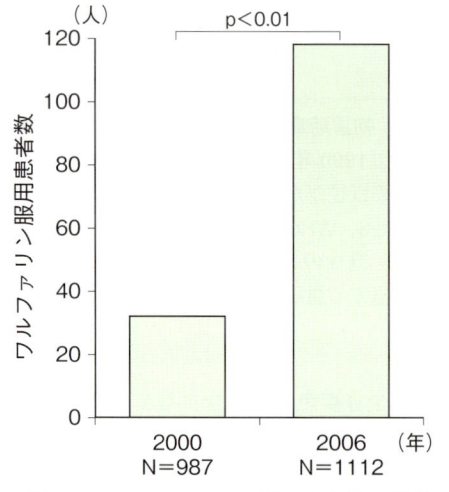

図V-11　在宅酸素療法（HOT：Home Oxygen Therapy）
慢性閉塞性肺疾患などによる高度の慢性呼吸不全に対して在宅酸素療法が行われる．
携帯用酸素ボンベ（図左）から一定量の酸素が供給され，患者は鼻カニューレから吸入する（図右）．

図V-12　ワルファリン服用患者数の推移
2006 年におけるワルファリン服用患者は 2000 年に比較して約 3 倍に増加していた．（カイ二乗検定）

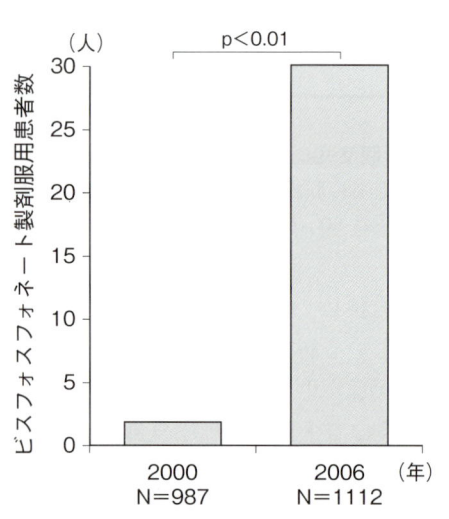

図V-13　ビスフォスフォネート製剤服用患者の推移
2006 年は 2000 年に比較して約 15 倍に増加していた．（カイ二乗検定）

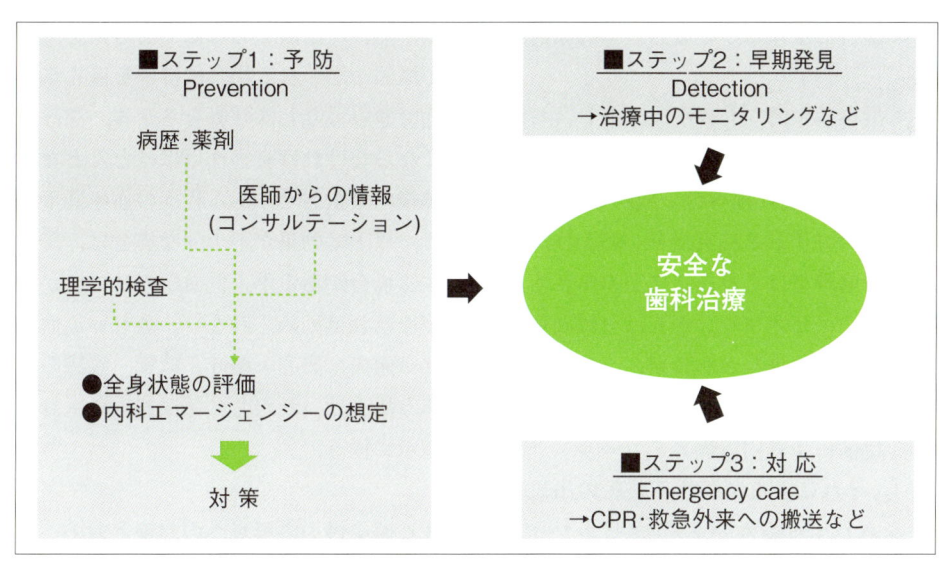

図V-14 歯科治療におけるリスク管理
リスク管理は3ステップで考える.

てないが）顎骨壊死との関連で問題となる[11]．高齢の歯科外来患者では，両薬剤とも服用者が増加している（図V-12, 13）.

医学部紹介患者の増加も重要なポイントである[12]．紹介理由は歯性病巣感染の予防あるいは関連精査が多い．歯性病巣感染とは，口腔内の慢性炎症が遠隔地に感染を引き起こすことをいい，最近では歯周病との関連が注目されている[13,14]．感染性心内膜炎は特に重篤な結果をもたらす代表例である．このため，高齢者で増加する人工弁置換術前患者の紹介が最も多いが，その他にも皮膚科，血液内科など各科からの紹介も増えている．このような患者は全身状態が不良であることが多く，厳密なリスク管理を要する.

高齢の歯科外来患者は以上のようにリスク要因が多いため，さまざまな対策を行っても内科エマージェンシーをゼロにするのは難しい．われわれの外来で発生した内科エマージェンシーのうち，最も多かったのは前述した異常な血圧上昇である．その他にも，不整脈（自然停止しない発作性心房細動や発作性上室性頻拍など），脳血管障害（脳卒中），狭心症発作，低血糖，アナフィラキシーショックなどが発生していた[15].

2 問題点への対策と対応

現状でも若年者に比較してリスクが高く，今後はさらなるリスクの上昇が予測される点が，高齢の歯科外来患者における第一の問題点である．このためリスク管理が必要となる.

リスク管理はつぎの3ステップで考える（図V-14）．すなわち，ステップ1：正確な患者情報を集め，全身状態評価を行い，医学的根拠に基づく対策を立てる．ステップ2：治療中の内科エマージェンシーを早期に検出するためのモニタリングを行う．ステップ3：発生した内科エマージェンシーに可能な範囲で対応する，である[3].

このうちステップ1が最も重要である．まず，患者情報の収集として，病歴の聴取，薬剤の調査，血圧測定などの理学的検査，医師への医療情報提供依頼（コンサルテーション）を行う．この情報を基に，リスクの大きさを推測し，医学的知識をもとにリスクを軽減させるための対策を考え実施する.

1）すべての歯科治療における最も基本的な対策と対応

対策のうち最も基本的なものが，ストレスの低減である．歯科治療における主なストレスは，疼痛・不安・恐怖である．疼痛への一般的な対策は，局所麻酔と非ステロイド系抗炎症薬（NSAIDs）投与である．局所麻酔では必要な鎮痛が得られることが重要である．エピネフリンがしばしば問題視され，使用量を減らす場合があるが，十分な鎮痛が得られなければ，かえって有害となることがある．すなわち，疼痛により内因性カテコールアミン濃度が上昇し，それによる頻脈性不整脈の出現や異常高血圧をきたす可能性がある．エピネフリンを含有しない局所麻酔薬の使用も，必要な鎮痛効果が得られることを前提に選択する必要がある．

一方，不安・恐怖への対策は必ずしも容易ではない．信頼関係の確立は必要であるが，それだけでは十分でないことが多い．ベンゾジアゼピン系薬剤などの内服は比較的有効であるが，高齢者では薬理効果が増強され，予想外の意識レベル低下，転倒などのリスクがある[16,17]．笑気吸入鎮静法や静脈内鎮静法も有効な手段である．前者は安全性は比較的高いが効果が十分でない場合がある．また，後者はほぼ確実な効果が得られるが，高齢者では呼吸抑制や予測以上の血圧低下をきたすことがあり，投与量・速度に十分な注意が必要となる．

2）異常高血圧への対策と対応

異常高血圧への対策で最も重要な点は，コントロール不良の高血圧患者を見のがさないことである．このため，初診時の血圧測定が強く勧められる．重症高血圧（>180/110 mmHg，WHO[18]）に該当する場合は，当日は応急処置にとどめ，内科を受診させ血圧コントロールが得られた後に歯科治療を開始するほうが良い．治療中の異常な血圧上昇に対しては，（坐位ならば）水平位にする．水平位は坐位よりも交感神経緊張が弱いためである．痛みが原因であれば疼痛対策を，また，尿意が原因と思われる場合は排尿を優先する．そのうえでゆっくりと深呼吸をさせる．深呼吸は過呼吸にならなければ有害作用はほとんどなく，副交感神経を緊張させ，ある程度の血圧低下が期待できる．以上で効果が不十分な場合は，降圧剤を使用する場合があるが，低血圧のリスクがあり，経験がなければ勧められない．著しい高血圧に神経症状（頭痛，悪心・嘔吐，痙攣，意識障害など）を伴う場合は，ただちに循環器内科医師に連絡し，指示に従う．

3）感染性心内膜炎への対策と対応

感染性心内膜炎は死亡率が高い重篤な合併症である．十分なエビデンスは得られていないが，現時点では観血的歯科治療が原因のひとつと考えられているため，注意が必要である．われわれは，American Heart Association のガイドラインに従って対応している（表V-1）[19]．すなわち，①に該当する病歴を確認し，②そのほとんどの歯科治療において，③予防的抗菌薬投与を行う．投与時には特に薬剤過敏症に注意する．ただし，この予防的抗菌薬投与は改訂のたびに推奨レベルが引き下げられている．また，NICE（National Institute for Health and Clinical Excellence）のガイドラインでは予防的抗菌薬投与を推奨していない[20]．このように感染性心内膜炎の予防については，新たなエビデンスの蓄積などにより，さらに改変される可能性が高いため，今後のアップデートに注意する必要がある．

4）ワルファリンへの対策と対応

ワルファリン（ワーファリン™）の観血的歯科処置における服用中止は，重篤な血栓症のリスクが上昇するため，中止せずに実施することが推奨されている[21,22]．われわれが行っている対策はつぎの通りである．まず，PT-INR[※注2]が治療域（心

表Ⅴ-1 感染性心内膜炎予防に関するガイドライン（American Heart Association, 2008）

①感染性心内膜炎のハイリスク患者
- 人工弁置換術後の患者
- 感染性心内膜炎の既往のある患者
- 先天性心疾患患者
  未修復のチアノーゼ性先天性心疾患患者（姑息的シャント術後等を含む）
  手術・カテーテルインターベンションにより人工材料等を留置され完全修復しているが，処置から6カ月以内の先天性心疾患患者
  修復術後であるが，パッチ等の留置部位あるいはその隣接部位に欠損が残存する患者
- 心臓移植のレシピエントで弁膜症になった患者

②心内膜炎予防が勧められる歯科処置
- すべての歯科処置
  歯肉・根尖部の歯科処置，口腔粘膜の穿孔を含む歯科処置など
  ※未感染組織を介した浸潤麻酔，デンタルX-P撮影，可撤性の義歯や矯正装置の装着，矯正装置の調整，矯正用ブラケットの装着，乳歯の脱落，口唇や口腔粘膜の外傷による出血を除く．

③予防的抗菌薬投与（経口薬のみ）
- 通常

アモキシシリン（サワシリン™，パセトシン™など）	成人：2.0 g	小児：50 mg/kg	処置の30分〜1時間前

- ペニシリンアレルギーの場合

クリンダマイシン（ダラシン™など）	成人：600 mg	小児：20 mg/kg	処置の30分〜1時間前
セファレキシン	成人：2.0 g	小児：50 mg/kg	処置の30分〜1時間前
アジスロマイシンあるいはクラリスロマイシン（ジスロマック™，クラリス™，クラリシッド™など）	成人：500 mg	小児：15 mg/kg	処置の30分〜1時間前

（文献19より改変）

房細動における抗血栓療法では70歳未満：2.0〜3.0, 70歳以上：1.6〜2.6）であることを確認する．1回の抜歯は1〜2本とし，十分な局所止血処置を行う．適切に作成した止血シーネは有効である．帰宅は止血を確認した後に許可する．しかし，適切な止血処置を行ったつもりでも，まれに有意な後出血をきたす場合がある．患者が決められた以上の量のワルファリンを服用しているなど（認知症患者にみられる場合がある），他の要因についても調査する必要がある．一方，ビタミンKを多量に含む納豆などはワルファリンの作用を減弱するため，その摂取は禁止あるいは制限されている．認知症患者などでは，指示に従った食事をしていない場合があり，家族等に確認したほうがよい．

＊われわれの外来は比較的リスクの高い高齢者が集まるため，わが国の高齢者全体の変化が若干強調されている可能性がある．しかし，変化傾向は同様と思われるため，本稿ではわれわれのデータを元に解説した．

（大渡凡人）

※注2　PT-INR：Prothrombin Time-International Normalized Ratio，プロトロンビン時間-国際標準化比，血液凝固能を示す国際的な指標．

文 献

1) 大渡凡人, 三串伸哉, 寺中 智, 他：両室ペーシング機能付き植込み型除細動器 (CRT-D) 患者の全身管理経験, 障歯誌, 29：489, 2008.
2) Duprez DA：Systolic hypertension in the elderly：addressing an unmet need, Am J Med, 121 (3)：179-184, 2008.
3) 大渡凡人：総論, 植松 宏監修, 疾患別内科エマージェンシー対応 高齢者歯科臨床ナビゲーション第1版, 1-82, 医歯薬出版, 東京, 2003.
4) 大渡凡人, 田山秀策, 植松 宏, 海野雅浩：高齢者歯科治療で発生した excessive hypertension に関する検討, 日歯麻誌, 36：465, 2008.
5) 大渡凡人, 植松 宏, 海野雅浩：高齢者歯科外来患者の既往疾患と初診時血圧の関連, 日歯麻誌, 28：195-203, 2000.
6) Kenneth L. Minaker (Goldman L, Bennett JC)：Common clinical sequelae of aging (CECIL TextBook of Medicine CD), 22nd edition, W. B. Saunders, Philadelphia, 2003.
7) Monahan KD：Effect of aging on baroreflex function in humans, Am J Physiol Regul Integr Comp Physiol, 293 (1)：R3-R12, 2007.
8) Yoshizawa H：Hepatocellular carcinoma associated with hepatitis C virus infection in Japan：projection to other countries in the foreseeable future, Oncology, 62：8-17, 2002.
9) 野村智義, 大渡凡人, 石川直人, 他：高齢歯科患者における感染症の実態, 老年歯学, 11：266-267, 1997.
10) Fuster V, Ryden LE, Cannom DS, et al.：American College of Cardiology/American Heart Association Task Force on Practice Guidelines；European Society of Cardiology Committee for Practice Guidelines；European Heart Rhythm Association；Heart Rhythm Society.：ACC/AHA/ESC 2006 Guidelines for the Management of Patients with Atrial Fibrillation, Circulation, 114：e257-e354, 2006.
11) Ruggiero SL, Dodson TB, Assael LA, et al.：American Association of Oral and Maxillofacial Surgeons：American Association of Oral and Maxillofacial Surgeons position paper on bisphosphonate-related osteonecrosis of the jaws—2009 update, J Oral Maxillofac Surg, 67 (12)：2-12, 2009.
12) 大渡凡人, 上野太郎, 松本知也, 植松 宏：医学部附属病院から紹介された高齢者における全身管理上のリスク要因に関する検討, 老年歯学, 23：250, 2008.
13) Bahekar AA, Singh S, Saha S, et al.：The prevalence and incidence of coronary heart disease is significantly increased in periodontitis：a meta-analysis., Am Heart J, 154 (5)：830-837, 2007.
14) Dietrich T, Jimenez M, Krall Kaye EA, et al.：Age-dependent associations between chronic periodontitis/edentulism and risk of coronary heart disease, Circulation, 117 (13)：1668-1674, 2008.
15) 小川綾子, 大渡凡人, 上野太郎, 他：高齢者歯科外来における内科エマージェンシー, 口病誌, 73：56, 2007.
16) Little JW, Falace DA, Miller CS and Rhodus NL：Dental management of older adults. In Little JW, Falace DA, Miller CS, Rhodus NL, editors, Dental management of the medically compromised patient, 6th edition, 526-540, Mosby, St, Louis, 2002.
17) Caruso LB and Silliman RA：Geriatric Medicine In. Fauci AS, Kasper DL, Longo DL, Braunwald E, Hauser SL, editors, Harrison's principles of internal medicine, 17th Edition, MaGraw-Hill, New York, 2008.
18) Whitworth JA；2003 World Health Organization, International Society of Hypertension Writing Group.：2003 World Health Organization (WHO)/International Society of Hypertension (ISH) statement on management of hypertension, J Hypertens, 21 (11)：1983-1992, 2003.
19) Nishimura RA, Carabello BA, Faxon DP, et al.：American College of Cardiology/American Heart Association Task Force.：ACC/AHA 2008 guideline update on valvular heart disease：focused update on infective endocarditis, Circulation, 118 (8)：887-896, 2008.
20) Brooks N：Prophylactic antibiotic treatment to prevent infective endocarditis：new guidance from the National Institute for Health and Clinical Excellence, Heart, 95 (9)：774-780, 2009.
21) 小川 聡, 他：心房細動治療（薬物）ガイドライン（2008年改訂版), Circulation Journal, 72 (Suppl. IV)：1581-1638, 2008.
22) Friedlander AH, Yoshikawa TT, Chang DS, et al.：Atrial Fibrillation：Pathogenesis, Medical-Surgical Management and Dental Implications, J Am Dent Assoc, 140：167-177, 2009.

2 医療施設（病院）における歯科診療

1 急性期病院における歯科診療

　急性期病院における歯科診療では，さまざまな口腔外科的疾患の診療や，高齢者，合併疾患を有した患者および障害者など高度な全身管理が必要となる歯科的疾患の治療や管理が中心となる．また高度入院管理や救急体制および高度な検査，治療機器も必要となる．また，病院内の医科診療科はもとより，看護師，薬剤師等，各種コ・メディカルなどとの緊密な連携もきわめて重要となる．これら高度でリスクの大きい歯科診療を安全に行うためには専門性を持った歯科医師と歯科衛生士と歯科との協働に慣れた医師やコ・メディカルが必要である．

　また，病院歯科は地域の医科・歯科診療所と連携し，さらに他の地域の病院歯科と協力し，地域歯科医療の中核としてその機能を果たすことが求められている．

　以前の病院歯科は口腔外科的疾患や全身管理を要する患者の治療が中心であったが，現在，病院歯科は大きな転換を求められている．従来の口腔外科的治療においても，口腔癌治療では大きな再建手術や超選択的動注化学療法などが，多くの施設で行われるようになった．またデンタルインプラントの普及により，高度な顎骨吸収症例のような難症例のインプラントのニーズが増加し，インプラント前手術などにも対応する必要性が生じてきた．さらに医療の進歩によって，重度の合併疾患を有した患者においても長期間療養することが可能となったことから，これらの患者の歯科治療のニーズが増加した．また，歯科医療の充実により，多くの歯を有した高齢者が急増した．さらに歯科訪問診療の普及や介護保険の導入により，これまで歯科治療の必要性があるにもかかわらず，歯科受診をあきらめていた在宅や介護療養施設の要介護高齢患者が歯科治療を希望するようになり，観血的処置を中心に病院歯科へのニーズが増加してきている．

　一方 2009 年 9 月の厚生労働省の医療施設動態調査によると，歯科診療所数は全国約 68,000 施設で，最も地域に密着した医療であるものの，病院において歯科を標榜しているのは 1,401 施設（歯科口腔外科を標榜しているのは 795 施設）で全病院約 8,800 施設の 16％（歯科口腔外科 9％）にすぎない．また病院歯科は大都市部に偏在しているため，地域によっては病院歯科での専門的治療が必要であっても，近隣の病院に歯科がないため，長距離の搬送を要し，断念せざるを得ない要介護高齢者も多いと思われる．

　また現在の急性期病院は診断群分類（DPC：Diagnosis Procedure Combination）や地域連携パスの導入などにより，各種疾患の急性期対応といった役割が明確化され，回復期病院や在宅への移行が推進されている．その中で急性期病院の歯科においても，急性期対応中の歯科的疾患や歯科的管理を，その後の回復期や在宅においても継続的に行えるようマネジメントする役割も重要となってきている．特に癌や脳血管障害，心臓疾患においては歯科に関する緊密な連携が重要となってきていることから，地域の歯科医師会，歯科診療所や病院歯科との連携協力体制の構築が行われてきている．

1）急性期治療中の口腔管理

　口腔を管理するということは呼吸，会話，咀嚼・嚥下などの口腔機能が正常に働くために口腔環境を整えることであり，これにより全身状態を改善・維持することを目的としている．特に誤嚥性肺炎や重症管理患者の回復や糖尿病の治療効果に与える影響など，急性期治療中の口腔管理の効果が明らかとなってきており，急性期病院では他科診療科の疾病の予防や治療に関して，専門的な口腔管理が行われてきている．

　（1）癌

　例えば千葉県の医療計画の中では，癌治療前の口腔ケアによる口腔環境整備を行い，摂食を保ち感染予防等により，その障害を最小限にする必要が提案され，地域で療養生活を送るために，医師，看護師，歯科医師，薬剤師など多職種がチーム（ネットワーク）で在宅緩和ケアを提供することが明記されている．また，歯科医療は継続的な療養管理・指導を行いながら，食生活支援，摂食・嚥下機能改善を行うとも記されている．つまり口腔癌以外の癌治療チームの一員として歯科が位置付けられ，癌患者はその治療前に歯科を受診し口腔内の感染病巣を除去し，口腔管理が行いやすい環境を確立し，治療が終わり療養に入った後も，それを継続し，呼吸，食事，会話といった，生活機能の健康の維持を行うということである．

　癌治療は，めざましい進歩を遂げている一方で，治療による副作用や合併症も少なくない．中でも，口腔粘膜炎や歯性感染症の急性化などの口腔内の合併症（口の中や歯のトラブル）は重症化すると痛みが強く，食事が取れないなど，患者の心身へのダメージは大きく，ときに本来の癌治療に支障をきたすこともある．

　そのため多くの施設では癌治療に伴う口腔合併症の予防と軽減を図り，本来の癌治療を円滑に進めていくために，治療開始前より，口腔の衛生管理・機能維持・回復・環境の整備を目的とした専門的口腔管理を行っている．それは歯性感染症の除去，口腔内細菌叢の正常化，口腔粘膜の強化を図るとともに，患者が行う日常の口腔のケアや食生活に関して，口腔の正常な環境を損なわないような指導を行っている．また治療中，治療後に口腔内の合併症やトラブルが生じた場合の対処法について指導するとともに，そのような場合にも専門的に対応している．これにより，治療中・後の口腔内合併症は減少し，患者も安心して癌治療を受けることができたとの評価が得られている．最近では，急性期病院の歯科とかかりつけ歯科医が協働で，治療前・中・後の口腔管理を担当していくような試みも各地で行われてきている（図V-15）．

　（2）糖尿病

　また，近年糖尿病と歯周病の関連も明らかにされつつあり，これまで糖尿病の患者はう蝕や歯周病になりやすく，重症化しやすいとされていたが，最近では歯周病を中心とした，口腔内の慢性感染によりインシュリン抵抗性が上がり，糖尿病のコントロールが不良になるとの調査報告が出された（図V-16）．そのため多くの施設において糖尿病患者に対し，歯周病の評価や治療を内科および，かかりつけ歯科と連携し行っている．このような連携により糖尿病のコントロールが良好となり，網膜症や腎症，神経障害などといった合併症を防ぐことも急性期病院歯科の役割と考える．

　（3）その他の歯科診療とのかかわり

　また最近では大腿骨の人工骨頭置換手術後，歯性感染巣から置換した大腿骨の人工骨頭が感染を起こしたと疑われているケースも指摘されており，これらの患者についても，手術前からの包括的口腔管理のプログラムの実施が行う必要があると思われる．

　このほか膠原病などでステロイドや免疫抑制剤を使用している患者や，扁平苔癬や掌蹠膿疱症などでは，皮膚科と病院歯科，かかりつけ歯科が口

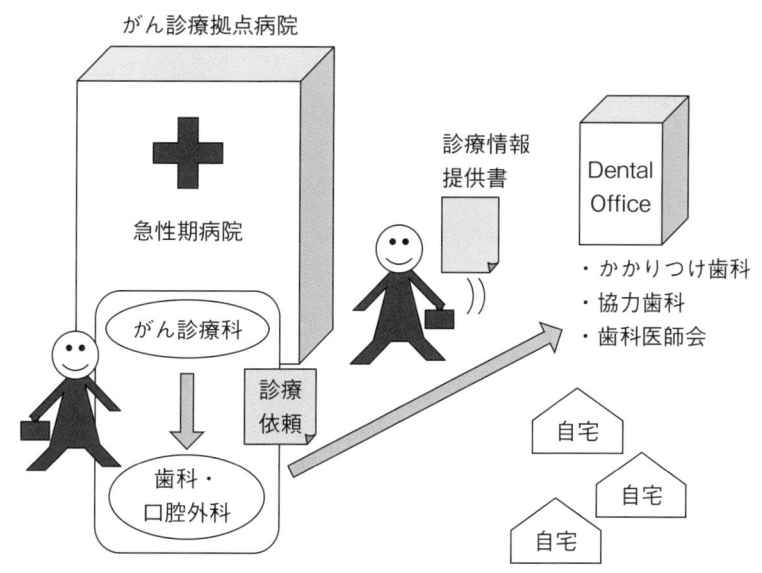

図V-15 がん診療における急性期病院歯科とかかりつけ歯科との連携
急性期病院歯科は入院中の口腔管理と口腔内のトラブルに対応，かかりつけ歯科は術前と術後療養中の口腔管理を行う．

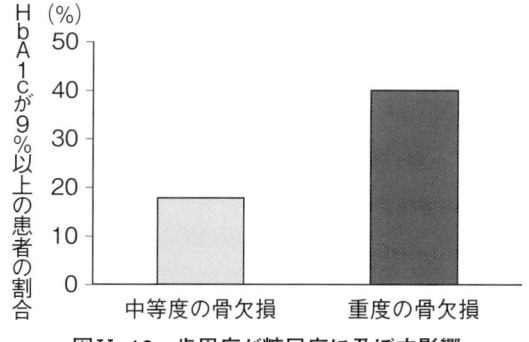

図V-16 歯周病が糖尿病に及ぼす影響
歯周病が重症な患者ほど，糖尿病も重症である割合が高い．

腔管理を中心に共同で治療にあたっている施設も多い．

このように口腔管理だけでも病院歯科，かかりつけ歯科と医科が連携しなければならない疾患は多く，この他にも白血病等の骨髄移植や生体間移植などの移植医療を行っている急性期病院の歯科は口腔管理に関して，さらに重要な役割を果たし

ている．

こういった高度な医療を提供している病院ほど，医科・歯科の連携を密にはからなければ，安全と安心・納得を生み出す医療は提供できない．

今後はさらに口腔管理に関する連携が必要な疾患が明らかになってくるものと思われる．急性期病院の歯科は今後，医科のニーズに対応できるように知識と技術を修得し，エビデンスと地域連携を構築していく必要があると思われる．

2）口腔外科的治療

(1) 口腔外科治療を必要とする疾患

口腔外科治療を必要とする疾患は非常に多い．抜歯，囊胞摘出，腫瘍切除，消炎手術，補綴前外科などの観血処置だけではなく，唾液分泌異常や口腔粘膜疾患も病院歯科の治療対象となっている．次に急性期病院歯科においてよく対応する高齢者歯科疾患について簡単に解説する．

①口腔粘膜損傷，顎顔面皮膚損傷，歯の破折・

脱臼，顎骨骨折などの外傷

高齢者では転倒による歯の脱臼や顎骨骨折が多い．

②顎関節症

咬合の低位や不安定などから，顎関節症となることも多く，習慣性の顎関節脱臼や，それを放置したため顎関節が強直を起こした症例も多い．

③単純疱疹，帯状疱疹

高齢者は免疫低下により単純疱疹，帯状疱疹などウイルス感染を起こしやすく，それによる口内炎などが長期に残遺した場合，脱水や低栄養となり，合併疾患の発症や憎悪を起こしやすい．

④天疱瘡，類天疱瘡

免疫不全で起こる難治疾患も全身に症状が出る前に口腔症状が先行する場合がある．認知等の問題により訴えがない場合など，重度となって発見されるケースも多い．

⑤紅板症，扁平苔癬，薬疹

口腔粘膜にびらんを生じる疾患で，紅板症は前癌病変である．金属アレルギーや自己免疫疾患またストレスが関与しているともいわれている．高齢者では薬疹の既往がはっきりしていることも多いが，使用経験のない薬剤では注意が必要である．

⑥白板症

白斑症は前癌病変である．擦過しても除去できない口腔粘膜の白斑で，病理検査で確認し，切除または，定期的観察で変化を継続的に観察する必要がある．

⑦口腔カンジダ症

口腔カンジダ症は高齢者に多い疾患である．歯および歯周組織，舌背部，義歯などの補綴物の汚れが蓄積し，カンジダ菌の温床となる．高齢者は唾液による自浄作用が低下し，それに免疫力の低下，手指の機能低下，口腔ケアに対する意識低下等が加わることにより発症しやすい．

⑧口腔乾燥

高齢者は多種類の薬剤投与を受けている．降圧利尿薬や向精神薬は口腔乾燥を起こす．可能であれば薬剤の変更が望ましいが，口腔乾燥に対しては対症療法となる．

⑨智歯周囲炎

高齢者では骨内に長く存在した埋伏智歯が，歯槽骨の吸収にともない歯冠の一部が口腔内に露出して智歯周囲炎を起こす．埋伏智歯の存在に気付いていない高齢者も多い．

⑩蜂巣織炎

歯周病だけでなく前述した埋伏智歯の感染が周囲の組織間隙に広がると蜂巣織炎となる．口腔底蜂巣織炎，側頭部蜂巣織炎などが多く，特に口腔底蜂巣織炎は呼吸障害，縦隔洞にはいると膿胸などを継発し，死に至ることもある．予備力のない高齢者では重症化しやすく，難治性となることが多い．

⑪口腔不随意運動（オーラルジスキネジア）

顎を絶え間なく動かす疾患である．モグモグ運動ともいう．パーキンソン病に起因する場合や，咬合が不安定な状態からくる場合がある．

⑫口腔心身症（歯科心身症）

患者の訴える症状に見合った変化が口腔にない場合，口腔心身症であることが多い．舌痛症，口腔乾燥症，顎関節症，味覚異常などの症状で受診することも多い．

3）急性期病院における歯科治療と管理

歯科疾患に対して治療方針はおおむね確立されている．しかし高齢患者に対してはどのレベルまで治療を行うのかあらかじめ計画を立て，患者とその家族の理解を得る必要がある．口腔外科治療よって口腔の形態と機能の一部を失う可能性が高い．失った形態は再建できるが機能障害は大きく，手術侵襲も大きく影響する．その患者の余命と現在の状態を考慮し，QOLをどの程度で維持できるかを鑑みながら治療方針を決定しなければならない．症例によっては根治的療法でなく姑息的な療

法を選択せざるを得ないことも多い．ただし，歯科疾患の多くは外科的処置が施されなければ，自然治癒することは少なく，患者の加齢とともに条件は悪くなることから，口腔外科治療を行う時期についての決断は重要となる．

歯科疾患は慢性に経過するものもあるが，急性経過をとり著しく口腔機能を障害したり，さらには全身の健康に重大な影響を与え患者の生命を脅かしたりすることも多い．このため，高齢患者では口腔機能を多少犠牲にしても，また術中術後に合併症発現の危険はあっても根治的治療を行うことも多い．

手術前の評価は厳密に行う必要がある．高齢者では内科等に受診していなくても潜在的な内科疾患を有していることも多く，患者が自覚していないこともある．高齢者に多いのは循環器疾患で特に高血圧は65歳以上では60%から70%ともいわれている．日常生活では正常範囲でも治療時には必ず血圧は上昇し，心・脳血管疾患に移行する確率は若年者と比較すれば高い．術前のバイタルサインのチェックは必須である．術前に血圧が異常に高い患者や，不整脈や呼吸に乱れがあれば，手術前に内科，循環器科等へ診察を依頼する．

現在健康であっても過去に治療経験がある患者はその評価を行う．その結果，現在は全く問題がないか，または歯科治療に際して注意が必要な既往症であるかを判別しなければならない．

治療が必要と歯科医師が判断し，十分な説明を行っても患者の同意が得られなければ治療は行わない．高齢患者に治療方針を委ねられても，繰り返し，分かりやすく，また患者が治療方法を選択しやすい説明を行い，患者自身に決定してもらうことが重要である．

手術を行う場合は必要に応じて，持続的な血圧測定，脈拍数，呼吸状態，パルスオキシメーターによるSpO_2測定，視診や声かけで患者の状態を十分に監視する．

術前には患者の既往，検査結果から術中に起こりうる事態を想定し，異常が発生した際の対応をあらかじめ考え準備しておく必要がある．状況によっては，若年者よりも治療の中断や中止を早期に決断する必要がある．

術後は十分に経過観察を行い，通常の状態に戻ってから帰院させる．状態が落ち着かない場合も想定し，手術前から入院の可能性も説明し，そのような状態になった場合は十分な説明を行ったうえで入院させる．

4）合併症のある高齢患者の治療

(1) 脳血管障害

脳出血はその基礎に高血圧があることが多い．脳血管障害原因の死亡者の約60%が脳出血と言われている．突発性の頭痛，吐き気，嘔吐，めまい，起立・歩行不能が見られる．

脳梗塞は脳血管の狭窄，閉塞，他部位からの塞栓などで血流障害が起こり，環流領域の障害を起こす症候群である．梗塞部位の広がりでいろいろな症状があり，軽い片麻痺から昏睡，さらに重篤なものまである．四肢，顔面の運動麻痺や失語を生じ，リハビリ期に歯科外来に受診することが多い．

クモ膜下出血は動脈瘤の破裂で起こり，高血圧が誘因である．突発性の激しい頭痛，吐き気，嘔吐，意識消失もあるが多くは一時的である．

一般的に，脳血管障害患者の歯科治療は急性期に行われることはないが，医療の進歩により救命率が上がったものの，片麻痺や言語障害，視覚・感覚障害，失行，失認，情緒障害など後遺症等を有する患者は多く療養していることから，歯科的対応が必要となることが多くなってきている．

脳血管疾患患者の多くは摂食・嚥下機能に障害を抱えることになる．これによる誤嚥性肺炎の発症は，リハビリテーションを遅らせるだけでなく，状態を急速に悪化させてしまう可能性もある．以

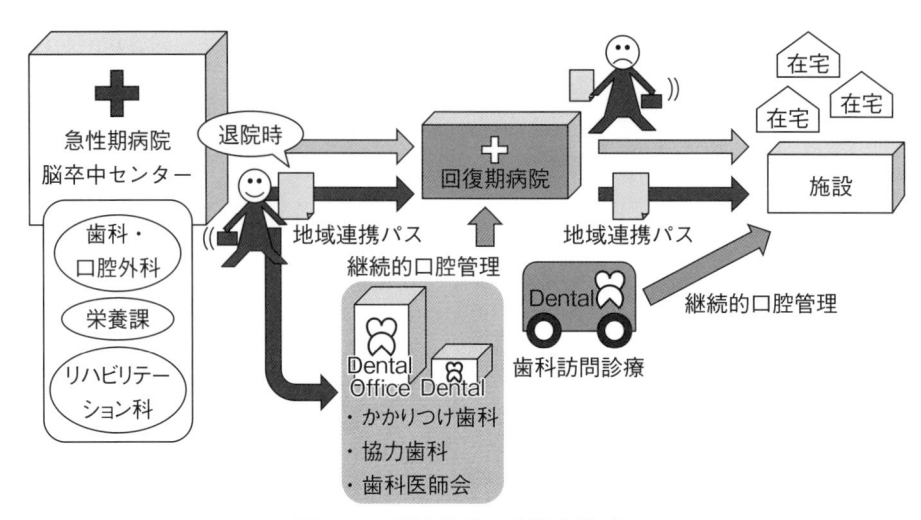

図Ⅴ-17 脳血管障害地域連携パス

前と同じ食事を摂ることが可能であっても，誤嚥や窒息には十分な注意が必要となる．よって急性期病院においては摂食・嚥下機能の精査と適切な対応が肝要となる．特に経口摂取の可否の判断が重要となるが，経口摂取可能な場合は，どの程度の形態の食事が摂取可能かを判断することも，患者のQOLや日常生活への復帰を考えると重要であり，そのためには，咀嚼や食塊の移送といった機能の評価と治療が必要である．つまり義歯補綴等で咀嚼機能を大きく回復でき，食塊の移送で重要な役割を果たす舌や頬の機能評価，リハビリテーションを担当できる歯科は適任と考える．また，高齢者の多くは就寝中の不顕性誤嚥を防御している．嚥下反射や咳反射が障害されていることも多く，口腔内細菌の誤嚥対策が重要となる．しかし誤嚥の防御反射の障害を早期に改善することは困難なことから，口腔や咽頭の細菌を減少させ，それらを誤嚥しても肺炎を生じしにくくさせることが最も効果的な対策となる．つまり脳血管障害後の誤嚥性肺炎を防ぐには，口腔清掃で口腔・咽頭の細菌を減少させる必要がある．

最近では脳血管障害に関して急性期病院から回復期病院，在宅へと一貫した治療と日常生活に復帰するためのサポートを行えるよう，情報伝達のツールとして脳血管障害地域連携クリニカルパスが各地域で開始され効果を上げている．その中で急性期病院の歯科は回復期病院で口腔管理が継続的に行われるように，担当医師，看護師，リハビリテーションスタッフ，回復期病院の担当歯科医師に対して，口腔管理に関する十分な情報提供を行わなければならない．回復期病院には歯科がないことが多いため，地域の歯科医師とさらにはその次の在宅療養に移行した後の歯科担当医に対しても継続的な口腔管理の必要性に関する情報提供の必要性を伝達，啓発していく必要がある（図Ⅴ-17）．

(2) 糖尿病

糖尿病は，インスリン作用の不足による慢性高血糖を主徴とし，種々の特徴的な代謝異常を伴う疾患群と定義され，その発症には遺伝因子と環境因子がともに関与する．一般的にコントロールされている場合は，歯科治療中および治療後の経口摂取困難等による低血糖に注意すれば，ほぼ問題なく可能である．しかし，急性期病院においてはコントロールが不良な場合が多く，免疫低下，創傷治癒の遅延により重度の歯周病に罹患しやすく，高血糖状態による脱水から，唾液の分泌が低

下し口腔内の自浄性が失われることから，う蝕が多発する傾向にある．また易感染性で創傷治癒の遅延等が起こりやすくなるため，観血処置は可能な限り糖尿病がコントロールされるまで回避し，それまでは厳重な口腔管理と，口腔清掃を中心とした患者教育を中心に行っていく．

5）合併症を考慮した歯科治療

急性期病院で治療を受けている患者は次のように分類される．歯科治療を行う場合，内科主治医への対診が必要である．その際には歯科で予定されている処置内容を相手が理解できる言葉を使用した文面で伝える必要がある．

ⅰ）完全治癒の方向にある患者
ⅱ）完全治癒は無理であるが一定のレベルで維持している患者
ⅲ）治療が難しく，将来の予測ができない患者
ⅳ）確実に病状が悪化している患者

ⅲ）とⅳ）の状態の患者については，病状が落ち着くまでは，口腔のケアを中心とした対応と対症療法が中心となる．

ⅰ）完全治癒の方向にある患者およびⅱ）完全治癒は無理であるが一定のレベルで維持している患者に歯科治療を行う際の注意点として高血圧では，ほとんど降圧薬投与，食餌療法，生活指導などでコントロールされている．狭心症，心筋梗塞発作後の患者，また脳出血，脳梗塞，クモ膜下出血による仮性球麻痺，球麻痺の患者も麻痺はリハビリテーションで回復を図る．しかし，再発予防のため抗血小板薬，抗凝固薬を服用している．また言語や運動に障害が後遺していることから十分に配慮をする．診療台への移乗や，治療中の吸引，含嗽，抜歯後の圧迫止血など細かい配慮が必要である．

- 患者とのコミュニケーションが不十分な初診時に，抜歯などの口腔外科治療は行わないこと
- 患者にとって楽な体位で治療すること（水平位では患者が苦しい場合がある）
- 診療台に着座直後は血圧は上昇しているのでモニタし，十分様子を見て，落ちついてから始めること
- 術中はバイタルサインのチェックを行い，血圧変動があれば処置を休んで回復を待つこと
- 患者からのサインを見逃さないこと（目つき，体動，汗など）
- 麻酔針の刺入は丁寧に行い，麻酔液はゆっくり入れること
- 疼痛を与えないように行い，痛みを我慢させないこと
- 息ごらえをさせないこと
- 口腔内に血液や唾液や水などをためないこと
- 治療中は患者に話しかけ，その反応を確かめながら行うこと
- 診療室は静かに保ち，器具機材の大きな音はさせないこと
- 術後に血圧が上昇し術後出血の可能性があるので縫合処置を行う
- 手術後の疼痛を抑えるため，術後は麻酔が奏功中に鎮痛薬を服用させること
- 止血を確認して帰宅させること

2 回復期病院における歯科診療

2007年度に各都道府県で作成した第五次医療計画では，癌，脳血管障害，急性心筋梗塞，糖尿病の4疾病と小児救急医療，災害時医療などの救急医療の5事業の体制を具体的に記載されている．医療圏ごとに，疾患あるいは事業別の体制を整備する．すなわち急性期病院から回復期病院，維持期，さらに在宅へと地域でさまざまな医療機関や介護サービス事業所等が機能分担して，一人ひとりの患者の情報を共有しながら治療・ケアしていくことが求められている．この体制づくりのなかで歯科は役割を明確に示し，口腔の情報をその患者にかかわるすべての職種に提供する必要が

ある．そのツールとなるのが地域連携クリニカルパスで，全国的に普及してきている．クリニカルパスとは，良質な医療を効率的，かつ安全，適正に提供するための手段として疾病や治療法ごとに作成した診療計画表である．医療機関間での役割分担が求められるなか，このクリニカルパスも急性期病院から回復期病院を経て早期に在宅に帰れるような診療計画を作成し，治療を受けるすべての医療機関で共有して用いるものが必要となり，地域連携クリニカルパスとして，連携する複数の医療機関が使用することにより，医療連携体制に基づく地域完結型医療を具現化することができることになった．

脳血管障害や癌，心臓疾患に罹患し在宅で医療・介護を受けている要介護者の中に，歯科疾患を発症している場合が多く，在宅歯科医療の必要性が増してきている．このニーズの高まりに応じ，在宅歯科医療を実施する歯科医師が増え，医療保険制度の改正や厚生省医政局歯科保健課の施策も充実してきたことから医療関係者と歯科医療関係者との連携は急速に進んできている．このように在宅での連携が深まるにつれ，回復期での医科・歯科連携の重要性が認識されはじめてきた．病院と介護施設では2006年からいわゆるNSTが制度化された．さらに2009年の介護保険改正時に歯科医療従事者の名称がNSTの一員として明記され，2010年医療保険の改正において付記されることになった．このように，医科・歯科の医療連携を中核とした歯科医師のチーム医療での役割は，急性期，回復期そして在宅医療の場で急速に重要性を増してきている．

1）回復期とは

回復期とは症状が安定し，日常生活の拡大と社会復帰に向けて自立を図る時期で脳血管障害や脊髄損傷等の発症後，急性期治療が終了し，全身状態が安定してから身体認知機能・日常生活能力の回復が終わるまでの期間（回復期）に，集中的かつ専門的なリハビリテーションを提供することにより，寝たきりの防止，日常生活活動（ADL）の向上，家庭復帰・復職等の社会復帰を支援する期間でもある．

回復期リハビリテーション病棟は医師，看護師，理学療法士，作業療法士，言語聴覚士，ソーシャルワーカーなどが共同でリハビリテーションを行い，家庭復帰を目指すための病棟で，この病棟に入院可能な時期は，疾患によって決まっている．

①脳血管障害，脊髄損傷などの発症後2カ月以内
②大腿骨頸部，下肢，骨盤などの骨折後2カ月以内
③外科手術，肺炎などの治療時の安静により生じた廃用症候群を有しており，外科手術または発症後2カ月以内
④大腿骨，骨盤，股関節，膝関節の神経・筋・靱帯損傷後1カ月以内

回復期リハビリテーション病棟は2000年に制度化され，急性期を脱してもまだ医学的・心理的サポートが必要な時期の患者に対し，回復をうながす環境をつくり，多くの医療専門職がチームを組んで集中的なリハビリテーションを提供し，心身ともに回復した状態で自宅や社会復帰をサポートする病棟である．回復期リハビリテーション病棟は病院の中に1つの病棟として開設されている場合もあれば，病院全体が回復期リハビリテーション病棟になっている病院もある．

全国の整備状況は2008年7月現在，届出病院876病院，病棟数1,076病棟，病床数約48,000床となっている．その中で歯科を有している病院は約25％で，急性期病院の約15％と比較すると高い．また，外来診療を行っていない病院も多く，入院患者に対する治療，口腔管理を中心に行っているものと思われる．

回復期リハビリテーション病棟においては医師・看護師・介護士・セラピスト（理学療法士，

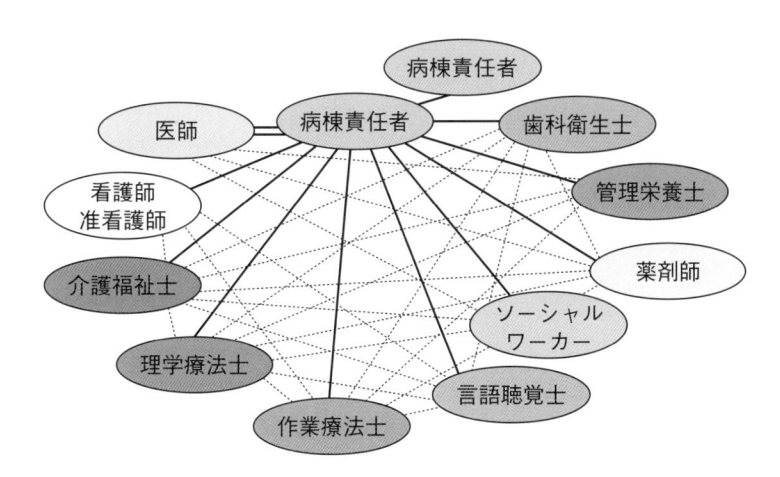

図Ⅴ-18　回復期リハビリテーション病棟におけるチームアプローチ

作業療法士，言語聴覚士），社会福祉士，薬剤師，管理栄養士など，多くの専門職種が患者・家族を中心としたチームアプローチを行っている（図Ⅴ-18）．

急性期病院は質の高い医療サービスを短期間に効率よく提供することで疾患の治療を行っていくことが求められている．このため，回復期リハビリテーション病棟は急性期病院から早期に受け入れが可能となるようなシステムを構築することが求められてきている．可能な限り短期間に，かつ効率よく最大限の障害の改善を図り，安心した地域生活に復帰できるように支援する体制づくりが重要となる．さらに，急性期病院における入院期間が短縮されるほど遷延性意識障害や気管切開，経管栄養などの重度障害患者の受け入れが求められてきている．また回復期リハビリテーション病棟入院後に窒息や肺炎の発症など，急性期病院へ転院せざるを得ない患者も増加することが予想されている．このためにもリスク管理能力の向上に努めることで亜急性期医療サービスを提供する役割も求められている．

このように，回復期リハビリテーション病棟の位置付けは急性期と維持期の橋渡し的存在であることから，急性期病院および維持期における介護保険サービスとの強固な連携の構築が重要となってきている．

2）回復期病院における歯科診療の特徴

回復期病院における歯科診療を考える場合，疾病の治療を第一とした急性期病院における看護と障害の改善・ADL自立支援を主眼にした回復期リハビリテーション病棟でのケアとは必然的に視点が異なる（図Ⅴ-19）．この違いを明確にした形での歯科医療の提供が必要である．さらに急性期から在宅・施設に至る医科・歯科連携の構築，など包括的な地域ケアシステムを目指した体制づくりが重要である．これには急性期医療から在宅・施設生活支援にいたる流れの中で適時・適切なリハビリテーションサービスが継続的に提供されることによって，安心した地域生活を支える医療提供体制が構築されていくことが肝要である（図Ⅴ-20）．

回復期（亜急性期）ではリスク管理のもと（慢性疾患の管理，再発・合併症の予防など）で残存する麻痺や言語障害などの機能障害，そして，それによる生活障害などの改善を図り，地域生活が送れるように支援するという全人的（総合的）視点でかかわることが求められる．そして，維持期

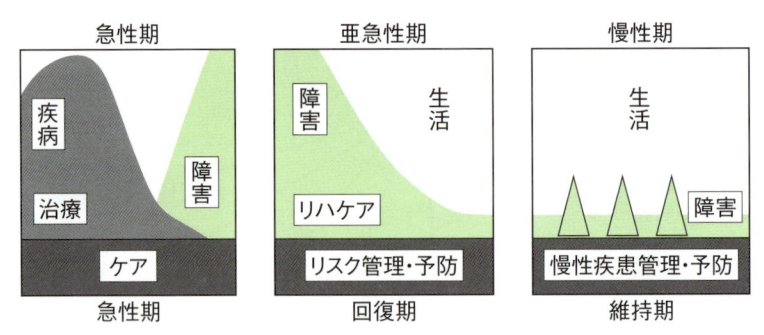

図Ⅴ-19　急性期と回復期の視点および任務の違い

図Ⅴ-20　地域医療連携

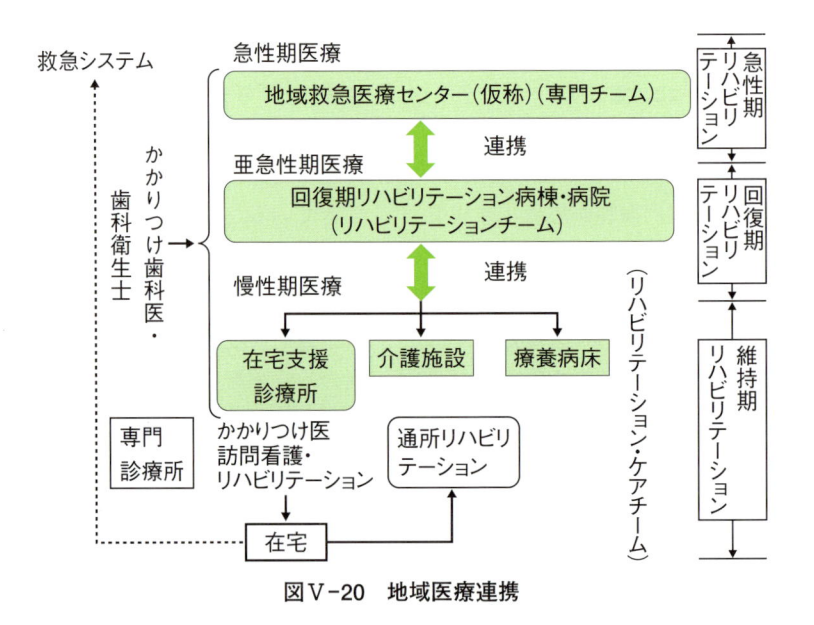

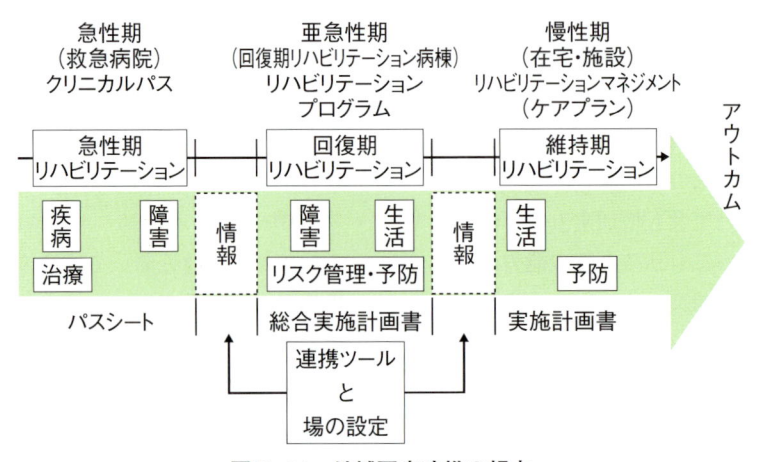

図Ⅴ-21　地域医療連携の視点

124　第Ⅴ章　歯科診療の実際

（慢性期）における視点は地域生活そのものになる（図Ⅴ-21）．

・医科・歯科連携

高齢者の口腔機能の低下は，栄養管理や誤嚥性肺炎の予防の観点からも重要な課題である．この意味で急性期から回復期・維持期に至る適切な口腔機能障害に対するアプローチが継続的に実施されることが大切となる．このため，地域において医科・歯科の連携システムの構築が求められている．

回復期における歯科に期待される役割については，食生活機能の再建と安定化および栄養向上が目標となる．そのためには①廃用症候群の改善，②摂食・嚥下訓練を含む口腔管理による機能改善・向上，そして③種々の機能障害の改善の程度に応じた食生活機能の回復を図っていくことになる（5頁図Ⅰ-2参照）．この時期は特に総義歯などの再調整なども必要となってくる．

口腔管理は，誤嚥性肺炎などの感染予防や摂食・嚥下障害に対し，経口摂取へつなげるための大切な役割を担っており，時間の経過とともに変化する患者のニーズに対応したアプローチを心がける事が肝要である．

また回復期では急性期における「口腔機能の維持」から「口腔機能の向上」へと変化していくことを本人・家族をはじめ主治医・看護師・介護士・理学療法士・作業療法士・言語聴覚士など他職種に理解してもらうことが重要となる．さらに入院してから退院，在宅に至るまでの一貫した口腔ケアシステムを確立させ，地域住民の生活の質を維持する事が不可欠となる．

回復期では，意識レベルを含む一般状態・全身状態が安定し積極的にかつ専門的リハビリテーションを進めていける時期であり，歯ブラシの改良や自助具の検討・利き手交換によるブラッシング指導などの環境面・機能面を整備し，社会復帰支援を行い状況に応じた口腔管理の方法を指導し習慣化する事がQOLの向上を目指すうえで重要となる．

摂食・嚥下リハビリテーションにおいては，患者の状態はさまざまであることから，多くの職種がかかわるチームアプローチをマネジメントすることが重要である．また患者の症状や全身状態を観察し，さまざまな情報をチームで共有し連携しながら訓練を進めていく必要がある．

またさらに回復期における歯科は，その後の在宅や施設といった維持期の歯科管理への道筋をつけることも重要な役割であり，地域の歯科に患者情報を分かりやすく伝達することが重要である．しかし，入院中に補綴治療などが終了した患者では，その後の管理目的だけで歯科医院へ紹介することを理解できず，地域の歯科医院に行く必要がないと思うことが多い．これは，歯科は治療をしに行くところといった考えが根強いため，歯科での定期的な口腔管理といった意識がないためと思われる．

3）回復期病院における歯科診療の実際

脳血管障害を例にとってみると，1960年代までわが国の死因の第一位を占めていた脳血管障害は，1965～70年から減少し始め，1980年代には癌，心疾患についで第3位と後退し，その後，今日まで心疾患と脳血管障害の死亡率はほぼ同数という状態が続いている．これは脳血管障害や救急救命技術の進歩の結果ともいえるが，後遺症を残したまま生存するケースの増加にもつながっている．

脳血管障害の後遺症は，自覚症状，神経症状，精神状態症状などが，1カ月以上消失せず，日常生活に支障をきたしている状態をいう．脳血管障害の後遺症患者は約170万人ともいわれ，実に要介護高齢者となる原因の約3割が脳血管障害であるなど，大きな課題となっている．脳血管障害の後遺症としては，麻痺や運動失調といった運動

障害や感覚障害，さらには高次脳機能障害があげられる．これらの障害は口腔の健康に大きく影響を与えることから，このような障害を理解したうえでの歯科治療計画が望まれる．

脳血管障害の後遺症としては，運動および感覚の麻痺が最も代表的な脳血管障害の症状である．通常，片側の大脳の障害により起こる症状は原則として片半身に限られる．

さらに，二次的障害として廃用症候群がある．廃用症候群とは，過度の安静，日常生活の不活発に伴って起こってくる身体的・精神的諸症状の総称であり，関節拘縮，筋萎縮，骨萎縮，心機能の低下などの身体的症状を生じるのをはじめ，これらによる身体的活動の制限，精神的刺激の減少，これまでの仕事・家族・友人などとの社会交流の制限などにより，認知症症状を呈したりする．

回復期病棟では一次的障害である片麻痺や高次脳機能障害の回復過程にあることから，他職種と連携して，これらの回復に対するアプローチを試みながら，それらの回復程度を逐一共有し，それに合わせた対応を行っていく必要がある．さらに廃用に伴う二次的障害を防ぐことを常に考慮しておかなければならない．

また，回復期では症状が安定してきていることも多く，抜歯など観血的で侵襲のある治療であっても，不測の事態への対応も，在宅よりは可能であることから，抜歯が必要な歯があれば抜歯したり，旧義歯が古く，今後近々に新義歯の作製が必要となる可能性が高い場合は，新義歯を作製することを検討すべきである．新義歯は廃用を予防するための道具として位置づけ，患者のモチベーションの向上に用いることも多い．歯科はもともと義歯といった補綴を中心とした医療であり，リハビリテーション的要素が大きい医療である．リハビリテーションの中での歯科の位置づけを確立し，患者，家族，他職種に理解させることも重要と考える．

以上のように回復期においては1本の歯の機能や将来予後を検討し，口腔の機能とその予後，さらにはこれらを管理する患者の将来予後まで考えたリハビリテーションの視点を持った歯科治療計画を立てることが必要となってくる．

〈渡邊　裕，山根源之〉

参考文献

1) Watando A, et al.：Daily oral care and cough reflex Sensitivity in elderly nursing home patients, Chest, 126：1066-1070, 2004.
2) 日本リハビリテーション病院・施設協会：高齢者リハビリテーション医療のグランドデザイン第1版，青海社，東京，2008.
3) 吉田光由：超高齢時代の歯科臨床のあり方　地域連携と予後を想定した治療計画　疾患を考慮した歯科治療計画，日本歯科評論，69：71-78, 2009.
4) 近藤克則，大井通正編：脳卒中リハビリテーション第2版，医歯薬出版，東京，2006.
5) 前田真治：老人のリハビリテーション第6版，医学書院，東京，2004.
6) American Psychiatric Association：Diagnostic and Statistical Manual of Mental Disorders. 4th ed, American Psychiatric Association, Washington DC, 1994.
7) Taji T, Yoshida M, Hiasa K, et al.：Influence of mental status on removable prosthesis compliance in institutionalized elderly persons, Int J Prosthodont, 18：146-149, 2005.
8) 社会・援護局障害保健福祉部企画課：「国際生活機能分類―国際障害分類改訂版―」（日本語版）の厚生労働省ホームページ掲載について，http://www.mhlw.go.jp/houdou/2002/08/h0805-1.html

3 施設における歯科診療

1 はじめに

本稿では，施設利用者である要介護高齢患者に対する歯科的対応について解説する．ここでいう施設とは介護老人福祉施設（特別養護老人ホーム），介護老人保健施設（老人保健施設），認知症対応グループホームなどを指す．いずれも2000年施行の介護保険法にて認可され運営されている施設である．介護保険制度には，もう1つ介護療養型医療施設（療養型病床群など）がある．また，障害者施設（知的障害者施設）などにおいても利用者（入居者）の高齢化が進んでおり，通院困難な患者も多く，歯科訪問診療の対象となる場合も多い．

2 場の特性

施設の違いは利用者のニーズの違いによる．すなわち「生活の場」なのか「リハビリテーションの場」なのか，の違いである（表V-2）．これらの「場」の違いは，われわれが提供する歯科医療サービスの内容にも影響してくる．

3 患者の特徴

施設を利用している患者に共通する特徴は「要介護高齢者」であることである．介護保険における施設サービスを利用している患者は，日常生活に相応の援助が必要な状態である．

例えば介護老人福祉施設であれば，入居時の状態はおおむね要介護度3以上の要介護状態であると考えてよい．食事・排泄・入浴のいずれかに全介助の項目があり，移動は車いすを利用する，といった状態が典型的な状態である．

4 ニーズ

施設利用者に対する歯科医療サービスは，対象者のニーズにより提供するものが変わる．ニーズとしては診療，ケア，リハビリテーションの3種類がある．画一的な提供を行うのではなく，個別のニーズをアセスメントしたうえで方針を立案し，対応する．

1）診療のニーズ

施設利用者が求めている歯科診療は，特殊な歯科疾患への対応ではない．う蝕，歯周疾患，欠損への対応などは歯科疾患としては一般的なものである．一般の外来診療と異なるのは，通院できないことや，脳梗塞の後遺症としての麻痺や認知機能の低下などで痛みを感じられなかったり，伝えることが困難なことなどが条件としてあげられる．

施設利用者に対する歯科診療の形態には3つの選択肢がある．①外来診療，②入院，③訪問診療である．これらは必要に応じて組み合わせることもある．

(1) 外来診療

搬送により，患者を外来にて診察する方法である．訪問診療には適さない処置，例えば衛生的な診療環境が構築できない場合の抜歯や抜髄などの

表V-2 場の違い

介護老人福祉施設 認知症対応グループホーム	生活の場
介護老人保健施設	リハビリの場

処置や，福祉施設内で行うことができないパノラマエックス線診査などの診査・検査は搬送手段を利用して診療所や病院で行うことがある．

依頼時のみ実施される診療は，「往診」に分類されている．義歯の修理やう蝕処置などは往診で対応される場合も多い．

(2) 入院（病棟）

多数歯抜歯や全身管理を必要とする処置は入院による加療が選択される．過疎地域での長距離訪問や寒冷地における冬期入院診療など，地理的社会的な条件から入院診療が選択される場合もある．

(3) 訪問診療

多くの施設利用者に適した診療形態である．通院が困難なために歯科医師，歯科衛生士が訪問するという一面もあるが，生活環境での診療，ケア，リハビリテーションの提供が効果的であるために訪問診療を選択する場合も多い．

診療環境としては「生活の場」における診療になるので，清浄度区分（**表V-3**）としては「一般区域」に属する衛生レベル環境での診療となる．診療環境の構築では，特に衛生面での配慮が必要になる．

「往診」との違いは，長期的な医療計画に従って実施される診療である点である．施設利用者に対しては長期対応が求められることが多い．往診ではなく，訪問診療による長期的な医療計画の立案が診療の質を高める．

2) ケアのニーズ

要介護者のケアにかかわるニーズは，セルフケアが困難であることにより，介入によるケアが求められる点にある．日常的なブラッシングや義歯の着脱，清掃，保管などに介入が求められる．

要介護高齢者において，自立している機能が残存している場合には介入ポイントと介入程度を熟慮する必要がある．

表V-3　病院内清浄度区分

清浄度	ゾーン名称	場所・室名
I	高度清潔区域	クリーンルーム
II	清潔区域A	手術室・未熟児室
III	清潔区域B	ICU，外来手術室
IV	準清潔域	外来・病室
V	一般区域	待合室・食堂・医局
VI	汚染拡散防止区域	微生物検査室・汚物処理室
VII	汚染区域	トイレ・洗濯仕分け室

ケア介入はケアの自立度に応じて介入の程度（レベル）考慮する．残存機能をできるだけ活かしたプランが望ましい．

3) リハビリテーションのニーズ

近年，注目され発展している分野である．特に摂食・嚥下障害への対応においての展開が著しい．その理由として，高齢者の窒息や低栄養の問題に加え，誤嚥性肺炎の問題が表面化したことがある．また「食」にかかわる問題の多くがリハビリテーションとして対応が可能になったこと，そして，最大の理由が摂食・嚥下リハビリテーションという学問の発達が共通言語を普及させ，他職種連携のなかで実施する総合的なリハビリテーションの有効性が認知されたことがあげられる．生活機能を対象としたリハビリテーションは，生活の中で行うことでさらに効果をあげることができる．

5 目標設定と対応

施設利用者に対する歯科訪問診療は長期間にわたるかかわりが求められ，それは患者の最期まで継続されるものになる．しかし漫然とした訪問は

意味がなく，明確な目標設定とそれに向かったチーム医療，チームケア，チームリハビリテーションが必要である．また，目標設定には期間の設定が有効で，短期目標・中期目標・長期目標の3段階に分けて考えると「この時期に何をすべきか」が明確になる（13頁表Ⅰ-1参照）．

1）短期目標

短期目標は，まず主訴への対応を行う．痛みの軽減除去などが最優先である．次いで歯石除去などの歯周初期治療や根面う蝕の充塡処置などの歯の形態回復などが短期目標になる．

ケアに関しては口腔衛生の確保を目標にするが，その前に口腔乾燥などの口腔環境の問題を改善し，そしてセルフケアの可能性を検討する．

口腔機能や摂食・嚥下機能の初期の評価は，その後の対応を大きく左右する．口腔機能の評価および嚥下機能のスクリーニングは必ず実施する．食事にかかわる問題，例えば食事形態が機能に合致しているか，食事姿勢は適切か，などの代償的介入方法の検討は短期目標に含まれる．

2）中期目標

中期には咬合の回復および咀嚼機能の回復を図り，口腔機能向上に向けた訓練なども検討する．義歯の新製を検討するのもこの時期である．

ケアはケア用品の選択および介助方法などを確立し，口から食べること，それを維持することの基盤を整備する目的で行う．

3）長期目標

長期的な目標は「看取り」を視野に入れた総合的な口腔環境と口腔機能の維持である．それは患者の死まで継続できることが望ましい．

咬合や咀嚼機能の管理は，ケアとリハビリテーションのサポートがなければ不可能である．診療，ケア，リハビリテーションの3分野のバランスの取れた提供が長期目標を達成する鍵である．

（菅　武雄）

4 居宅における歯科診療

1 はじめに

居宅における歯科診療は体系としては「在宅歯科医療」に属し，大別して「歯科訪問診療（定期訪問）」と「往診（緊急訪問）」に分けられる．基本的には「通院が困難な患者への対応」であり，その対象は年齢や疾患で決まるものではない．

近年，在宅医療が推進されている理由は高齢者の増加や高齢者特有の疾病構造による療養期間の長期化に伴う「受け皿」としての病院・施設の病床数の限界によるものが大きい．さらに，治療のニーズに加えて「生活の場」における介護やリハビリテーションのニーズ比率が高まっていることがあげられる．また，死ぬ場所の選択としての居宅の重要性も在宅医療の大きな柱の1つである．「終の住処」を人生最後の選択肢として重視する人が増えていることも在宅医療が推進される理由の1つになっている．

2 場の特性

居宅は「生活の場」であり，居宅における歯科診療は「生活の場での診療」である．すなわち，生活空間が診療場所のベースになることが居宅での診療の特徴である．このため，居宅にて診療を行うために診療環境の構築が毎回の訪問に必要となる．生活環境は衛生レベルで考えると外来よりも一段階低いレベルであるために，診療内容に制限が加わる場合もある（128頁表Ⅴ-3参照）．しかし「食べること」や「生きること」といった外来診療とは異なるニーズや目標設定がなされることが多く，これが在宅歯科医療の特徴の1つとなっている．

また，患者を取り巻く人的資源も病院や施設と異なる．ケアおよびリハビリテーション実施には，本人と家族に加えて，訪問看護計画やケアプランによって計画的に看護師，ケアワーカー，リハビリテーションスタッフが訪問して対応する．チーム体制としては相互に補完し合う Trans-disciplinary team によるアプローチになる．

3 患者の特徴

通院が困難であることが在宅歯科医療の対象となる患者の特徴である．通院困難となる原因は，脳血管障害，骨折，認知症，神経内科的疾患などである．介護保険における2号被保険者の認定に用いられる16種の特定疾病の患者の多くも在宅歯科医療の対象となる．介護保険施行時には特定疾病は15種であったが，その後に「末期癌」が追加された．在宅での看取りが医療だけでなく，介護のサービスも必要としている事を意味している．

在宅歯科医療の対象患者の特徴として重要なのは，歯科治療やケアの中断に関してである．在宅寝たきり者を対象とした調査[1]では42.9％に歯科治療の中断経験があり，平均中断期間6.7年，最長21年にもおよぶ例が報告されている．

在宅歯科医療の問題点として安全性やバックアップ体制（二次・三次医療機関）の問題があげられるが[1]，実際には患者の多くは全身状態を含めて安定した維持期に属している．治療内容の特徴としては，歯科治療だけでなく，ケアやリハビリテーションを中心とした対応を求められる事が多いのも特徴である．これらは病院や施設の環境よりも，生活の場である自宅で提供することに利

点がある．日常的なブラッシングや義歯の管理，食事形態の調整や食事姿勢の調整などは日常生活の中でこそ効果があるためである．

4 ニーズ

在宅歯科医療のニーズは3つに分類することができる．「診療」「ケア」「リハビリテーション」である．この3分野の適正な比率配分が在宅歯科医療を正しく構成する鍵となっている．

ここで大切なのは，患者側とわれわれがInformed consent によるものだけではなく，Informed cooperation に基づく関係性を築くことができるかどうかである．

良好な関係があればこそ，患者もしくは家族から真のニーズを聞き出すことができ，本当のゴール，正しい目標設定が可能になる．

1）診療

う蝕処置，歯周治療，有床義歯補綴診療のニーズが高い．急性症状への対応や義歯製作はもちろん，診療条件（後述）および診療環境の確保（後述）ができれば観血処置や侵襲的な処置も必要に応じて提供する．

2）ケア

正確には Oral Health Care である．ケアの対象には「口腔衛生」，「口腔機能」があり，それらを支える「口腔環境」が必須条件と考えられる．

口腔衛生は介助によるプラークコントロールに加え，義歯の清掃が重要である．粘膜の清掃も行う．

口腔機能は介護予防で取り上げられて注目された．舌や口唇の機能，唾液分泌などだけでなく，摂食・嚥下障害への対応としても普及している．摂食・嚥下リハビリテーション領域においては口腔ケアは間接訓練の項目にあげられるようになった．

3）リハビリテーション

リハビリテーションは「生活の場」で行われることが効果的である．その理由は，リハビリテーションの目的が「生活」における機能を対象としているからである．在宅歯科医療においてもリハビリテーションは注目され，歯科衛生士の専門性を高める必要がある．中でも摂食・嚥下障害に対するリハビリテーションは多職種連携が効果的であることが広く認識されるようになったために，在宅歯科医療にも連携が効果的であり"他"職種より在宅歯科医療の重要性が広く認識されるようになってきた．

退院時に胃瘻造設の状態であっても，在宅で経口摂取の可能性を検討することが大切だとの認識がされるようになってきている．

5 在宅歯科医療の実態

東京都歯科医師会員を対象として実施された在宅歯科医療に対するアンケート結果[2]では，在宅歯科医療を実施しているのは，開業している3,397名のうち1,244名（36.6％）であった．この数字は約37％であった2000年の報告と変わらない[3]．

未実施の理由には，時間がない，特に要請がないが主なものとしてあげられ，支援策としては参考になるマニュアルの紹介，介護保険に関する説明や多職種との連携方法の説明などを希望するという意見が多くあげられており，姿勢としてはいわゆる受身の印象が強い．

要介護高齢者に対する歯科診療や，歯科訪問診療の抑止力となりえる要因については，過去に多数報告がある．患者自身および介護者の口腔内に対する関心・意識の低さ[4,5]，社会経済的要因[4~6]，歯科医師の高齢患者に対する知識の乏しさ[6,7]，合併する全身疾患による歯科治療の制限[7~9]，歯科治療に対する恐れやあきらめ[5,10]，アクセシビリティの問題による歯科治療受診機会の困難性[11~13]，介護業務の少ない歯科医療界における治

療基盤整備の必要性や地域格差の存在などが指摘されている[14]（第Ⅶ章1．参照）．

要介護者の治療や歯科訪問診療の経験のない歯科医師や歯科衛生士には，遠い臨床と思われるかもしれない．しかし，今後の社会の人口構造の変化や，それに伴うわれわれの対象患者層の高齢化，要介護化はいうまでもない．自らが行うかどうかは別としても，積極的に歯科訪問診療を行える体制をそれぞれの地域で作っていかなければ，高齢者医療への対応から確実に立ち遅れてしまうであろう．

6 在宅での診療の実際

診療の流れについては，外来診療の流れを基本とするが，在宅歯科医療に特徴的な部分を解説する．

1）主訴の把握

患者自らが訴えられない（もしくは痛みを感じることができない）などのために，診療の依頼が家族やスタッフ（看護職や介護職）から届くことがある．このような場合には，歯科医学的なスタンスでの状況判断が必要である．すなわち，診療の範囲や治療内容について，ニーズの把握と対応を十分に検討しなければならない．

例えば，審美的なニーズが家族のニーズとしてあるが，患者本人は「食べたい」が「あまり治療は受けたくない」と態度により意思表示する場合などである．ニーズを把握し，目標設定を明確にすることが必要である．

また依頼当初は，急性症状を取り除いてほしい，食べられるようにしてほしい，のいずれかにまとめられることが多い．例えば，義歯を修理してほしいと依頼があった場合にも，義歯を修理することで食べられるようにしてほしいというのが，実際の依頼の目的である．摂食・嚥下機能低下が全く疑われない場合にはその限りではないが，歯科治療がある程度落ち着いた時点で食物を摂取させてみて，実際に安全に食べることができているかを確認するようにする．

2）訪問計画と診療方針

救急対応，すなわち往診対応するのか，長期的な訪問計画をもって行う訪問診療なのかを明確にする．そこには目標設定の大きな違いがあるからである．

短期，中期，長期の各段階での目標を明確にすることが訪問診療の質を高める．

3）医療情報の収集

在宅での診療は医療情報が不足していることが多く，そのために安全面の問題が危惧される．本人，家族からの情報では不足である．主治医，訪問看護師，介護支援専門員，行政担当者などから情報を収集する．

収集すべき情報は，基礎疾患や障害の程度などの医学情報，服用薬剤やコンプライアンスなどの薬学情報，日常生活や利用しているサービスなどの介護（生活）情報などである．

4）診療環境の構築

患者の生活の場に診療環境を構築する場合に考慮するのは，安全性，衛生レベル，操作性などである．

安全性に関してはいうまでもないことであるが，患者に対する安全性および術者側の安全性の両者を考えなければならない．機材の配置，動線については，個別の対応が求められる．

衛生レベルは処置内容，使用機材によってその厳密度が異なる．抜歯や抜髄などの清潔さを求められる処置と，義歯調整に求められるレベルの違いを考慮しなくてはならない．

操作性については，居宅での診療の場合は優先順位が低くなる傾向にあるが，実際の診療においては診療姿勢を含む操作性は重要である．場合に

よっては診療の質を左右することすらあり，訪問診療専門の機材の開発と応用が求められている．

診療環境が十分に構築できない段階での診療は避けるべきである．

（菅　武雄，戸原　玄）

文　献

1) 菅　武雄，中谷敏恭，石川茂樹，森戸光彦：歯科からみた居宅療養管理指導～介護と医療の接点として～，ケアマネジメント 2：84-92, 2003.
2) 椎名惠子，土屋律子，田中秀夫，他：東京都内における在宅歯科医療に関する基礎調査，東京都歯科医師会員へのアンケート調査より，老年歯学，23：417-423, 2009.
3) 厚生省健康政策局歯科保険課監：歯科保健関係統計資料－口腔保健・歯科医療の統計－2000 年版，153，口腔保健協会，東京，2000.
4) MacEntee MI, Weiss R, Waxler-Morrison NE, Morrison BJ：Factors influencing oral health in long term facilities, Community Dent Oral Epidemiol, 15：314-316, 1987.
5) Wilson MC, Holloway PJ, Sarll DW：Barriers to the provision of complex dental treatment for dentate older people-a comparison of dentists' and patients' views-, Br Dent J, 177：130-134, 1994.
6) Berkey D, Call R, Berkey K：Barriers influencing dental care in long term care facilities, Gerodontics, 4：315-319, 1988.
7) 大谷一郎：北九州市在宅高齢者の口腔健康状態と治療必要性に関する研究，九州歯会誌，45：653-667, 1991.
8) 金　要善，渋谷　徹，丹羽　均，他：特別養護老人ホームにおける歯科診療－第 1 報　全身状態と口腔内状況との関連について－，老年歯学，11：52-61, 1996.
9) 木田正芳，澤田孝紀，杉村光隆，他：高齢患者の口腔機能およびその環境におよぼす全身異常の評価について，老年歯学，7：42-50, 1992.
10) 山口進也，松江美代子，松江一郎：100 歳以上高齢者の口腔患者に対する疫学的調査，日歯保誌，28：1412-1433, 1985.
11) Strayer MS：Perceived barriers to oral health care among the home-bound, Spec Care Dentist, 15：113-118, 1995.
12) Hoad-Reddic G, Grant AA, Griffiths CS：The dental health of an elderly population in North-west England：Results of a survey undertaken in the Halton Health Authority, J Dent, 15：139-146, 1987.
13) Kail B I P, Silver M M：Dental demands of elderly people living at home in Hertfordshire, Br Dent, 157：94-97, 1984.
14) 東松信平：介護保険，青柳公夫，遠藤英俊，坂口英夫，他編，介護保険と口腔ケアプラン，37-76, 医歯薬出版，東京，1999.

第 VI 章　摂食・嚥下障害

1 摂食・嚥下障害の基本的知識

1 摂食・嚥下のメカニズム

摂食・嚥下障害への対応を考える前に，まず正常な摂食・嚥下の動態について知る必要があり，以下の項目に分けて概説する．

1）摂食・嚥下の5期

摂食・嚥下とは，食物を認識して口から摂取し，胃まで送り込む一連の動作を指し，先行期・準備期・口腔期・咽頭期・食道期の5つのステージに分けて説明される（**図Ⅵ-1**）[1]．先行期は認知期とも呼ばれ，環境，経験，記憶に基づいて食物をどのように食べるか決定・行動する時期を指す．つまり，食物の形態，温度，固さ，味，好みなどを認識して，自然に食べやすい順序とペースを作り上げている．このように正常な摂食・嚥下は，正常な食物認知から始まる．認知した食物を口腔内に取り込み，食物を粉砕する必要があれば，咀嚼運動を開始する．咀嚼は，咀嚼筋，歯列，舌，頬筋などが連動して，食物を粉砕し，唾液と混和して飲み込める状態を作りあげる．唾液と混和されて一塊にまとめられ，飲み込む準備ができた食物は食塊と呼ばれる．この食塊を形成する時期を準備期もしくは咀嚼期という．食塊が作りあげられると，口腔から咽頭，咽頭から食道，食道から胃へと食塊が送り込まれるが，それぞれのステージは口腔期・咽頭期・食道期と呼ばれる．これら口腔期以降のステージは，舌筋，口蓋筋や咽頭筋など25対以上の筋が連動し，およそ0.4～0.6秒間で運動が行われている．

2）プロセスモデル

先行期を除いた，食物を口に取り込んでからの輸送機構を**図Ⅵ-2 上段**に示す[2]．この4期モデルは，摂食・嚥下運動時の食塊の位置によって，ステージが分類され，各ステージが時間的に重複することなく進み，従来このような食物の輸送形態が正常であるとされてきた．しかしながらこのモデルは，液体の命令嚥下，つまり口腔内に液体を一旦保持させてから，「飲み込んでください」と指示をした後の嚥下動態を基本的な概念としている．そのため，嚥下反射開始時期は食塊が舌と下顎下縁の交点に到達した時点であり，食塊の尖端がこの部位を通り過ぎてから嚥下反射が起こるのは嚥下反射の遅延であると考えられてきた[3]．

しかし，4期モデルでは嚥下動態を十分に表現できないと考えられるようになってきた．近年，Palmerらは健常者に硬さの異なる数種類の食物を自由に摂食させたときの嚥下造影所見から，固形物摂食時の食塊形成は口腔内のみならず，咽頭においても行われていることを報告した[4～7]．これらの結果から，固形物摂食時の食物輸送機構における咀嚼と嚥下の協調を示すプロセスモデルが提唱されるに至った[7]（**図Ⅵ-2 下段**）．

プロセスモデルは食物を捕食することに始まる．初めのステージでは，捕食された食物が舌の外側回転および後方運動により，口腔前方から臼歯部または奥舌部へ移動される．従来は準備期（咀嚼期）の一部と捉えられていたこの舌の運動はStage I transportと名付けられ，咀嚼時の下顎の動きと連動したリズミカルな舌運動とは異なる運動であることが明らかにされた．その後 Stage I

先行期
（認知期）

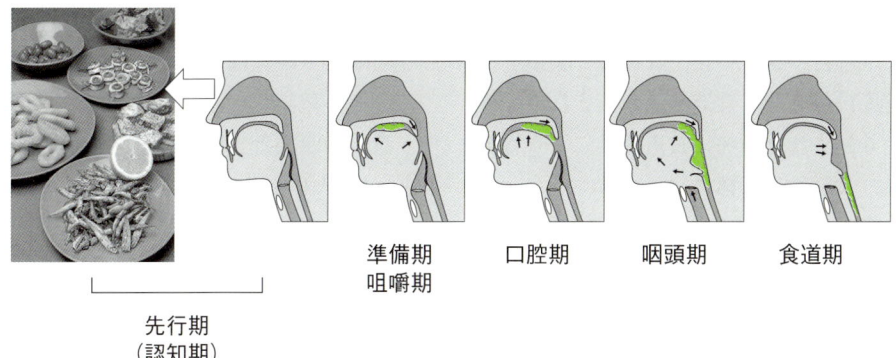

準備期
咀嚼期

口腔期

咽頭期

食道期

図Ⅵ-1 摂食・嚥下の5期
摂食・嚥下とは，食物を認知してから口に取り込み，食塊形成された食物を口腔，咽頭，食道，胃へと送り込む一連の輸送機能を指す．

4期モデル

| 準備期 | 口腔期 | 咽頭期 | 食道期 |

プロセスモデル

| Stage Ⅰ transport | 咀嚼 | Stage Ⅱ transport | 咽頭期 | 食道期 |

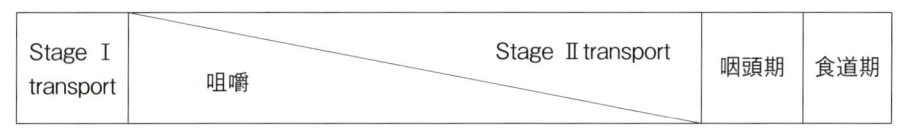

図Ⅵ-2 4期モデルとプロセスモデル
4期モデルは液体の命令嚥下の動態をよく示していたが，自由な咀嚼嚥下の動態を示すには不十分であった．咀嚼された食物が中咽頭へ送り込まれ，同部位で食塊形成された後に嚥下されるという動態はプロセスモデルで説明された．

transport により臼歯部に食物が送られると同時に咀嚼（processing）が始まり，食物の粉砕や食物と唾液との混和が始まる．次いで粉砕や唾液との混和が済んで飲み込めるようになった食物は，StageⅡ transport と呼ばれる舌の能動的な送り込みにより順次中咽頭へ進行する．その後も咀嚼およびStageⅡ transport は並行して行われ，咽頭に溜まった食塊がある程度の大きさになってから嚥下反射が起こる．言いかえると，正常な固形物嚥下は，咀嚼（準備期）と咽頭への送り込み（口腔期）は，並行してかつ繰り返し行われているといえる．

5期モデルや4期モデルなどの液体の命令嚥下を説明したモデルでは，食塊形成はすべて口腔内で行われるとされ，嚥下反射以前に食物が咽頭に停滞するのは，咽頭への食物の流入および嚥下反射の遅延を示すと考えられてきた（図Ⅵ-3）．しかし，自由な固形物嚥下時には，StageⅡ transport により嚥下反射前に食塊は中咽頭へ送り込まれることが明らかとなった．また，健常者のよつばい位での嚥下においてもStageⅡ transport は観察され，これは舌による能動的な送り込みであり，

重力の影響による受動的な流れ込みではないことも明らかにされた[6,8]．その後，食塊は下咽頭を通過し，食道入口部を経て食道へ送り込まれ，最後に食道に送り込まれた食塊は食道蠕動により胃へと輸送され，食物輸送機構は完了する．

健常者の嚥下反射直前の食塊先端の位置をみると，液体の命令嚥下時には口腔内にあるが，自由な咀嚼嚥下時には食塊はすでに中咽頭に達していることが確認できる（図Ⅵ-4）．

近年の咀嚼と食物移送動態に関する研究によると，液体と固形物の混合物を咀嚼させた場合には，嚥下反射以前に食塊が高率に下咽頭に到達して下咽頭通過時間が長くなること[9]，咀嚼時には嚥下に近付くにつれて顎運動の側方成分の移動量が中央に収束しやすいタイプとそうでないタイプがあり，中央に収束しやすいタイプではStage Ⅱ transport の時間が短いこと[10]，咀嚼方法に変化を与えることで嚥下直前の食塊先端の位置が異なり，前歯で咀嚼させると嚥下直前に食塊の先端は下咽頭まで到達しやすいが，回数を指定して咀嚼させると食塊が口腔内から喉頭蓋谷までにあるときに嚥下反射が起こること[11]などが報告されている．すなわち，プロセスモデルの概念を理解したうえで，"咀嚼"，"嚥下"を単体で評価するだけではなく，それらの協調運動について着目することで，摂食・嚥下障害に対応する場合にもより柔軟な多様性のある対応が可能となろう．

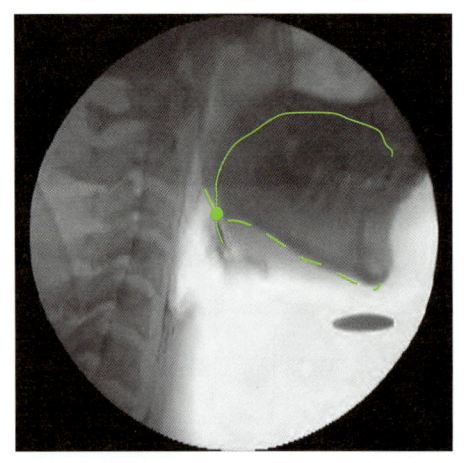

図Ⅵ-3 嚥下反射の trigger point と考えられてきた位置（●）．
実線（舌の外形線），点線（下顎下縁の外形線）との交点部位が嚥下反射の trigger point であると考えられてきた．

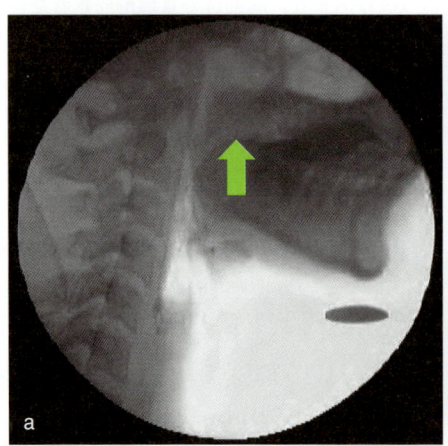

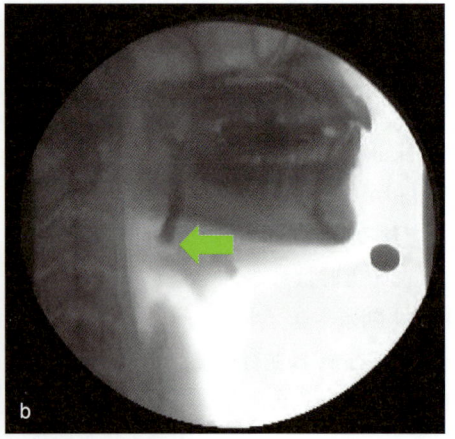

図Ⅵ-4 嚥下反射直前の食塊先端の位置
いずれも健常者であるが，液体の命令嚥下時には食塊先端は口腔内（a），咀嚼嚥下時には中咽頭（b）に達していることがわかる．

3）連続嚥下

さらに近年，ある条件下での嚥下動態の報告が散見されるようになった．その一つが連続嚥下（Sequential Swallowing）動態に関する研究である．

Chi-Fisherman らは，健常者のコップおよびボトルからの連続嚥下動態を観察し[12]，彼らは特に，嚥下時の舌骨喉頭複合体（hyolaryngeal complex）の動きに注目し，考察している．通常一回の嚥下時には，この舌骨喉頭複合体が一度挙上し下降して元に戻ることで完了する．しかし連続嚥下時には，舌骨喉頭複合体が周期的な"rise and partial fall"という動態を示した．つまり，連続嚥下の最初の嚥下時において，舌骨喉頭複合体は嚥下反射により挙上するが，次の嚥下の前に完全にもとの位置までは下降せず，その次の嚥下が起こり，連続した嚥下が終わるまで，舌骨喉頭複合体はある程度挙上した位置を保ちながら，嚥下反射に伴い挙上と下降を繰り返す．また，この連続嚥下時には，舌骨喉頭複合体がある程度挙上したまま嚥下運動が繰り返されるという，Chi-Fisherman らの結果と同様の仮説から，Daniels らは健常者に対してストローを用いた場合の連続嚥下動態を観察した[13]．その結果，ストローを用いた場合の連続嚥下動態は，喉頭と喉頭蓋の動きにより3パターンに分類された．

Type I movement pattern は，連続嚥下時のそれぞれの嚥下後に喉頭蓋が垂直位に戻り喉頭の入り口が開き，その際舌骨喉頭複合体は下降するパターンで，全体の53％にみられた．Type II movement pattern はそれぞれの嚥下後も喉頭蓋の翻転と，喉頭の閉鎖が持続するパターンで，27％に観察された．Mixed movement pattern は連続嚥下中に Type I と Type II のパターンが混在する場合を指し，20％の被験者に確認された．

連続嚥下動態の研究は，先の咀嚼と嚥下の協調運動に関する研究と同様に，正常の嚥下動態の可変性を示したものであるといえる．

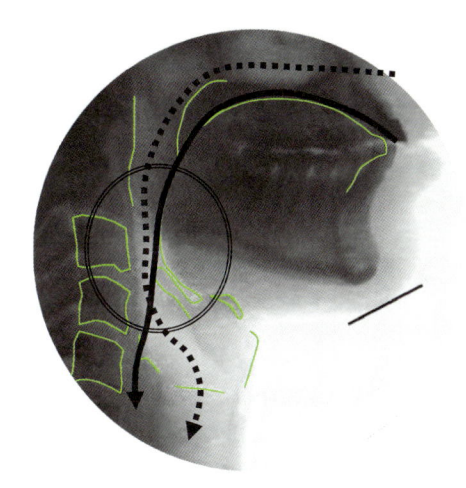

図VI-5 食べ物と空気の通り道
実線が食べ物の通路，点線が空気の通路を示す．それぞれの通路は咽頭内（二重線）で交差しており，食物輸送機構が破綻するといわゆる誤嚥に結びつく．

4）摂食・嚥下障害重症度分類

食物輸送機構の最たる病態は誤嚥で，引き続く誤嚥性肺炎の直接的な原因となるため，摂食・嚥下障害というと，"誤嚥"と考えがちである（図VI-5）．

しかし，食物を認識しない，口からこぼれる，口に溜めて飲み込まない，噛まずに丸のみしてしまう，いつまでも噛み続けて飲み込まない，嚥下後に口に残留する，嚥下後に咽頭に残留する，食べるペースが速すぎる，など摂食・嚥下の5期のいずれかに障害があるこれらはすべて摂食・嚥下障害に当てはまる．

正常な摂食・嚥下動態について複数紹介したが，それらがどの程度正常範囲から逸脱しているかを総合的に評価し，摂食・嚥下障害の重症度を評価して対応するようにする（表VI-1）[14]．つまり，摂食・嚥下障害は，いわゆる"誤嚥"している状態のみを指すものではなく，正常な摂食・嚥下が障害されることの総称である．

（戸原　玄）

表Ⅵ-1 摂食・嚥下障害臨床的重症度分類[14]

分類			定義	解説	対応	直接訓練*
誤嚥なし	7	正常範囲	臨床的に問題なし	治療の必要なし	不要	必要なし
	6	軽度問題	主観的問題を含め何らかの軽度の問題がある	主訴を含め，臨床的に何らかの原因により摂食・嚥下に困難を伴う	簡単な訓練，食物形態の工夫，義歯調整などを必要とする	症例によっては施行
	5	口腔問題	誤嚥はないが，主として口腔期障害により摂食に問題がある	先行期，準備期も含め，口腔期中心に問題があり，脱水や低栄養の危険を有する	食物形態の工夫，食事中の監視が必要である．直接訓練は一般病院・外来で可能	一般医療機関や在宅で施行可能
誤嚥あり	4	機会誤嚥	時々誤嚥する，もしくは咽頭残留が著明で臨床上誤嚥が疑われる	通常のVFにおいて咽頭残留著明，もしくは時に誤嚥を認める．また，食事場面で誤嚥が疑われる	上記の対応法に加え，咽頭問題の評価，咀嚼の影響の検討が必要である．直接訓練は一般病院・外来で可能	一般医療機関や在宅で施行可能
	3	水分誤嚥	水分は誤嚥するが，工夫した食物は誤嚥しない	水分で誤嚥を認め，誤嚥咽頭残留防止手段の効果は不十分だが，調整食など食物形態効果を十分認める	上記の対応法に加え，水分摂取の際に間欠経管栄養法を適応する場合がある．直接訓練は一般病院・外来で可能	一般医療機関や在宅で施行可能
	2	食物誤嚥	あらゆるものを誤嚥し嚥下できないが，呼吸状態は安定	水分，半固形，固形食で誤嚥を認め，食物形態効果が不十分である	経口摂取は不可能で経管栄養が基本となる．専門施設での直接訓練	専門医療期間で施行可能
	1	唾液誤嚥	唾液を含めてすべてを誤嚥し，呼吸状態が不良．あるいは，嚥下反射が全く惹起されず，呼吸状態が不良	常に唾液も誤嚥していると考えられる状態で，医学的な安定が保てない	医学的安定を目指した対応法が基本となり，持続的な経管栄養法を要する．直接訓練の適応外	困難

*食物を使用した摂食・嚥下訓練のこと

文献

1) Leopold NA, and Kagel MC：Swallowing, ingestion and dysphagia, Arch Phys Med Rehabil：6871-7373, 1983.
2) Dodds WJ, Stewart ET and Logemann JA：Physiology and radiology of the normal oral and pharyngeal phases of swallowing, Am J Roentgenol, 154：953-963, 1990.
3) Logemann JA：Evaluation and Treatment of Swallowing Disorders, 2nd Edition. 91-92, PRO-ED, Texas, 1998.
4) Palmer JB, Rudin NJ, Lara G, and Crompton W：Coordination of mastication and swallowing, Dysphagia, 7：187-200, 1992.

5) Palmer JB, Hiiemae KM, and Liu J：Tongue-jaw linkages in human feeding：a preliminary videofluorographic study, Arch Oral Biol, 42：429-441, 1997.
6) Palmer JB：Bolus aggregation in the oropharynx does not depend on gravity, Arch Phys Med Rehabil, 79：691-696, 1998.
7) Hiiemae KM, and Palmer JB：Food transport and bolus formation during complete feeding sequences on foods of different initial consistency, Dysphagia, 14：31-42, 1999.
8) 松尾浩一郎, 才藤栄一, 武田斉子, 他：咀嚼及び重力が嚥下反射開始時の食塊の位置に及ぼす影響, 日摂食嚥下リハ会誌, 6（2）：179-186, 2002.
9) 武田斉子, 才藤栄一, 松尾浩一郎, 他：咀嚼が食塊の咽頭進入に及ぼす影響, リハ医学, 39（6）：322-330, 2002.
10) 後藤志乃：咀嚼時の顎運動パターンと食物移送動態との関連 前額断および矢状断からの同時解析, 日摂食嚥下リハ会誌, 10（1）：62-71, 2006.
11) 大内ゆかり：咀嚼方法の相違が嚥下動態に及ぼす影響, 日摂食嚥下リハ会誌, 11（2）：114-122, 2007.
12) Chi-Fisherman G and Sonies BC：Motor strategy in rapid sequential swallowing：New insights, J Speech Lang Hear Res, 43：1481-1492, 2000.
13) Daniels SK and Foundas AL：Swallowing physiology of sequential straw drinking, Dysphagia, 16：176-182, 2001.
14) 小野木啓子, 才藤栄一, 馬場 尊, 他：嚥下造影検査—最近の知見を含めて, Journal of Clinical Rehabilitation, 11（9）：797-803, 2002.

2 評価法・診断法

1）問診

（1）現病歴・既往歴

摂食・嚥下障害は多岐にわたる原因疾患を持つ（**表Ⅵ-2**）．横断的な対応は，患者の状況に合わせた栄養摂取方法や訓練方法を考案することにあるが，原因疾患が進行性であるのか，回復するものであるのかで訓練の方向性が異なる．

最大公約数的な表現をすれば，全身状態の回復が予測される，もしくは疾患の進行が予測されず，訓練効果が期待される場合などには，基本的に栄養摂取方法を常食に近づけてゆくことが対応の目標となる．また，状態が長期的に不変なことが予測されるも，安全な経口摂取を継続するにあたり一定の工夫が必要である場合には，その工夫を日常的に再現できるように設定することが目標である．

これに対して，時間の経過とともに確実に機能低下する原因疾患を持つ場合には，経口摂取から経管栄養に移行するタイミングを見逃さないようにすることを視野にいれなければならない．

誤嚥性肺炎の既往についても確認する．かなり以前に一度肺炎になったことがある症例ではおそらくあまり関係がないが，数年来肺炎で入退院を繰り返している症例では現在の摂食・嚥下障害の影響が大きいことが疑われる．よって，肺炎の頻度も必ず確認しておく．

食事や訓練を行う状況を想定して意識レベルおよび高次脳機能を確認する（**表Ⅵ-3，4**）[1]（33頁表Ⅱ-11参照）．また，気管切開は下気道分泌物除去や気道確保目的で用いられるが，カニューレの存在による物理的な喉頭挙上阻害，声門下圧の陽圧維持不可，咳嗽反射閾値上昇，カフによる食道

表Ⅵ-2 摂食・嚥下障害の原因となる基礎疾患

1．中枢神経障害
　・脳血管障害
　　　脳梗塞，脳出血，くも膜下出血
　・変性疾患
　　　筋萎縮性側索硬化症，パーキンソン病など
　・炎症
　　　急性灰白髄炎，多発性硬化症，脳炎など
　・頭部外傷
2．末梢神経障害
　　　末梢神経麻痺，ニューロパチーなど
3．神経筋接合部・筋疾患
　　　重症筋無力症，筋ジストロフィー，ミオパチー，多発性筋炎など
4．解剖学的異常
　　　口腔咽頭食道病変, 奇形, 頸椎骨棘, cricopharyngeal bar など

表Ⅵ-3　ジャパン・コーマ・スケール（JCS：Japan Coma Scale）

刺激による開眼状態で大きくⅠ，Ⅱ，Ⅲの3段階に分類し，さらにそれぞれを3段階に細分化して9段階に評価する．点数が大きいほど重度の意識障害を表す．

Ⅰ　刺激しないでも覚醒している状態
　1点：だいたい意識声明だが，今ひとつはっきりしない
　2点：見当識障害（自分がなぜここにいるのか，ここはどこなのか，といった状況が理解されていない状態）
　3点：自分の名前，生年月日が言えない

Ⅱ　刺激すると覚醒するが刺激をやめると眠り込む状態
　10点：普通の呼びかけで容易に開眼する
　20点：大きな声または体をゆさぶることにより開眼する
　30点：痛み刺激を加えつつ呼びかけを繰り返すと，かろうじて開眼する

Ⅲ　刺激をしても覚醒しない状態
　100点：痛み刺激に対し，払いのけるような動作をする
　200点：痛み刺激で少し手足を動かしたり，顔をしかめる
　300点：痛み刺激に反応しない

開眼状態で評価しにくい場合の評価基準
　　R　　restlessness　　：不穏状態（気分や動作に落ち着きがない状態）
　　I　　incontinence　　：失禁
　　A　　akinetic mutism　：無動性無言症（無動・無言で意思疎通がとれないが，覚醒・睡眠のリズムがあり，開眼しているときは眼球が物を追って動いたり，物を見つめたりする状態）
　　　　apallic state　　：失外套状態（覚醒・睡眠のリズムをある程度残し，自発的な開眼が見られるが，無動，無言で意思疎通がとれない状態）
＊開眼状態による評価に当てはめにくいとき，開眼状態の点数に「開眼状態で評価しにくい場合の評価基準」を付け加えて，「100－R」のように表す．

圧迫など，嚥下機能に関しては複数の悪影響を持つ．カニューレの有無と種類を確認するだけではなく，気管切開からの吸引を行っている場合にはその頻度，バルブを装着している場合には装着していられる時間も確認しておく．

（2）栄養摂取方法

栄養摂取方法は経口摂取と経管栄養の割合で考えるとよい（**表Ⅵ-5**）[2]．

経口調整要のレベルに関しては，より詳しい情報を確認しておくとよい．つまり，経口調整要のレベルでは，粥，きざみ，軟菜食のどのレベルの食事を摂っているのか，液体につけているトロミの程度はどれくらいか，また摂食時の体幹や首の角度，摂食器具や食事の食べ方および食べさせ方などをできるだけ具体的に把握する．

経口と経管を併用している場合にも，具体的にどのような併用の仕方を行っているのかを確認しておく．

（3）症状（**表Ⅵ-6**）

明らかな誤嚥や窒息のエピソードがあれば，症状が出現しやすい特定の食べ物や飲み物があるかどうかを確認する．次いで前述したように肺炎，発熱があるかどうかを確認する．さらに脱水・低栄養状態（**図Ⅵ-6**）があるかどうか，拒食や著し

表Ⅵ-4 高次脳機能障害による摂食・嚥下への影響[1]

障害の種類	症状	摂食・嚥下への影響
失語	言語理解困難，言語表出困難	摂食条件の指示を理解することが困難
失行	道具の使用が困難	自力摂取が困難 嚥下失行による嚥下困難
失認	視覚・聴覚・触覚などの理解ができない	自力摂取が困難
半側空間無視	一側（おもに左）の物や人を無視する	食べ残ししやすい
記憶障害	新しいことを覚えられない 何度も聞き返す	摂食条件が覚えられない 食べたことすら忘れる
注意障害	気が散る 同時に二つのことができない	think swallow*が困難
遂行機能障害	計画を立てて行動できない いきあたりばったり	適切な食事の摂取への影響
感情コントロール低下	場違いに怒ったり笑ったりする	think swallow が困難
固執性	一つのことにこだわって変えることができない	一点食いを起こしやすい
意欲・発動性低下	自分で何もしようとしない ボーっとしている	食事を食べようとしない

（片桐伯真：頭部外傷，才藤栄一，向井美惠監修，摂食・嚥下リハビリテーション第2版，298，医歯薬出版，東京，2007．）

*「3．訓練法，代謝法」参照

い食欲低下があるかどうか，また最近の摂食量と食事にかかる時間についても確認する．また，口に溜めて飲み込まない，噛み続けて飲み込まないなども食事介助を大きく困難にする要因である．噛まずに丸のみしてしまうのは，誤嚥のみならず窒息の危険性があるために，特に食形態の調整が重要となる．

むせは食事中のみならず食後にみられるかどうかも確認する．また，不顕性誤嚥[3]と呼ばれる誤嚥してもむせは起こらない状態もある．よって，食後に特に痰が増加するような所見があるかどうかも確認しておく．また，声がガラガラする湿性嗄声は誤嚥を疑わせる所見である．その他，食事中や後に，のどに食べ物が引っかかって残っているような感じがあるかどうかを確認する．

上記は患者の状態の把握が目的である．訓練的な対応を考える場合には表Ⅵ-6 の下3項目を必ず聞いておくとよい．まずどのような経過で現在の栄養摂取方法となったのかを確認する．具体的には，現在の栄養摂取方法に至るまでの経緯とその栄養摂取方法を決定した判断者を確認しておく．

また，どこまでの対応を希望するのかを必ず確

表Ⅵ-5 摂食・嚥下障害患者の帰結評価

1. 摂食状態
   5：経口調整不要*
   4：経口調整要*
   3：経口＞経管
   2：経口＜経管
   1：経管
2. 医学的安定性**
   A：安定
   B：不安定

* 食物形態や体位など摂食時の工夫
** 医学的安定性の指標：
  誤嚥性肺炎，窒息，脱水，低栄養について1～2カ月にわたって問題ないこと．

"経口調整不要"は常食を摂取しているレベル，"経口調整要"は食物形態や摂食時の姿勢などに何らかの工夫をしているレベル，"経口＞経管"は経口摂取と経管栄養を併用しているが経口摂取量のほうが多いレベル，"経口＜経管"は逆に経管栄養量のほうが多いレベル，"経管"は経口摂取を全く行っていないレベルを指す．医学的安定性が得られているかどうかもあわせて確認する．

表Ⅵ-6 摂食・嚥下障害を疑わせる症状

・誤嚥，窒息があった
・肺炎，発熱を繰り返す
・脱水，低栄養状態がある
・拒食，食欲低下がある
・摂食量が異常に少ない
・食事時間が著しく長い
・口に溜めて飲み込まない
・噛み続けて飲み込まない
・噛まずに丸のみする
・食事中，後に咳が多い
・食後に特に痰が多い
・食後に特に嗄声がある
・咽頭違和感や食物残留感がある

*下記は併せて確認しておく．
・どのような経過で現在の栄養摂取法になったか
・どこまでの対応を希望するのか
・利用可能な検査設備・スタッフと協力の度合い

認する．つまり，患者の希望が楽しみとしての摂食なのか，全量の経口摂取なのかなどをできるだけ具体的に把握したうえで評価を行い，医学的な妥当性を踏まえてゴールを設定する必要があるからである．その他，検査や訓練の必要性が生じたときに対応できる人材が現在あるかどうか，さらにどの程度協力してくれるかを大まかに押さえておく．

また，誤嚥がみられなくても摂食量が著しく少ない場合には，補助的な栄養を追加するなどの対応が必要となるため，栄養状態についても確認しておく．

2）摂食・嚥下に関連する評価

問診を行ったら，診察に入る．その場合，実際の「嚥下」の状態を見る前に，外部よりの観察から摂食・嚥下障害に関する多くの情報を得ることが大切である（表Ⅵ-7）．

まず，はっきりと目が覚めているかどうかを確認する．意識レベルが悪い場合には，嚥下反射[4]

BMI：Body Mass Index

$$BMI = \frac{体重（kg）}{身長^2（m）}$$

BMI＜18.5	やせ
18.5≦BMI＜25	正常
25≦BMI	肥満

体重減少率

体重減少率（％）＝
$$\frac{通常体重（kg）−測定時体重（kg）}{通常体重（kg）} \times 100$$

期間	明らかな体重減少	重症の体重減少
1週間	1～2%	＞2%
1カ月	5%	＞5%
3カ月	7.5%	＞7.5%
6カ月	10%	＞10%

図Ⅵ-6 栄養状態の主な指標

表Ⅵ-7 観察すべきポイント

目がはっきりと覚めているか？	→ 嚥下反射惹起性低下
深い呼吸ができるか？	→ 嚥下と呼吸の協調性不良
異常にやせて，のど仏の位置が低くないか？	→ 嚥下関連筋力の低下
異常な円背はないか？	→ 筋力低下による喉頭低位，咽頭腔の拡大
首は普通に動くか？	→ 嚥下時良肢位の可否
声はかすれずに出るか？	→ 声門閉鎖不良，誤嚥疑い
構音が良好か？	→ 口唇，舌，軟口蓋，咽頭など嚥下関連筋障害の有無
多量に痰はないか？	→ 誤嚥疑い
口は普通にきれいか？	→ 口腔咽頭機能低下

および咳反射[5]が起こりづらいことが多いためである．覚醒状態が悪い場合には，嚥下反射や咳反射が欠如または減弱している可能性を疑うようにする．その他，意識状態や高次脳機能については，摂食や訓練が可能な覚醒レベルにあるか，コミュニケーションが取れるか，指示に従えるか，食事に集中することができるかを確認する（表Ⅵ-4）．

嚥下と呼吸は協調運動であり，健常者では息を軽く吸った状態から吐く途中に息をこらえ，飲み込んでから息を吐くというパターンが多いとされている[6]．よって呼吸の状態が悪い場合には，このような嚥下と呼吸の協調パターンである，嚥下性無呼吸を十分に作ることができない可能性を疑う．

意識の状態と呼吸を観察したら，首やのどを外部から観察する．特に全身の筋力低下が疑わしい場合には甲状軟骨の位置を確認する．上下的な位置が低い場合には，飲み込む力が低下していることを疑う．嚥下時には舌骨および甲状軟骨が挙上し咽頭腔が収縮するが，高齢者は若年者に比べて甲状軟骨の位置が低いと報告され[7,8]，このような場合には飲み込みに時間がかかる，また飲み込む力が弱いことを疑う．

また高齢者には円背が多いが[9]，このような場合にも，首が伸びきってしまうことで相対的に喉頭の位置が低下し，および咽頭腔が拡大するために，飲み込みに不利な姿勢となる．

いわゆる寝たきりの患者などで全身の拘縮が強い症例では頸部も拘縮している場合がある．頭部は体幹に対して並行的にやや前方にあるのが通常な位置であり，首を自由に動かすことができない場合には嚥下時の良姿位がとりづらい．

声の確認はわれわれに多くの情報をもたらす．声がかすれているいわゆる気息性嗄声が認められる症例は，声門閉鎖が不良であることを疑う．声門閉鎖が不良である場合には誤嚥のリスクが高くなる[10]だけでなく，爆発的な呼気である強い咳を出すのにも不利になる．大きく吸気をした後に声門を強く閉鎖し，その後声門を開放することによって咳が出る．声門閉鎖が不良な症例には，うまく咳ができるかどうかをあわせて確認する．

その他，湿性嗄声が認められる場合は誤嚥を疑う．食事中もしくは食後に認められる湿性嗄声は食事の誤嚥が疑わしく，食事と関係ない時間帯でも常に声がガラガラしている場合には，唾液の誤嚥が疑わしい．

声を確認したら，次いで「パ・タ・カ」の構音も確認する．「パ」は口唇閉鎖，「タ」は舌尖と口蓋，「カ」は奥舌と口蓋が接することによって作られる．よってそれらの音が不良である場合には，口唇や舌の動きが不良であることを疑う．また，「パ・タ・カ」の音が「マ・ナ・ンガ」のように聞こえる場合には，鼻咽腔閉鎖が不良であることを疑う．

1 摂食・嚥下障害の基本的知識

多量に痰があるかどうかを確認する．もちろんこれは誤嚥を疑わせる症状である．常時痰が絡んでおり，頻回に吸引する必要があるようなレベルでは，いわゆる嚥下訓練をそのまま始められることが難しい場合が多い．特に濃性の痰が引けてくるような場合には，現状での経口摂取の可否を再検討するような視点で評価を進めるべきであろう．

口腔内の著しい汚染状態は機能低下を疑わせる所見である．多量の食物残渣，舌苔，痰があるかどうかを見ておくとよい．このような異常な汚染状態が認められる場合には，口腔機能が著しく低下し，自浄作用が働いていないことを疑う[11]．

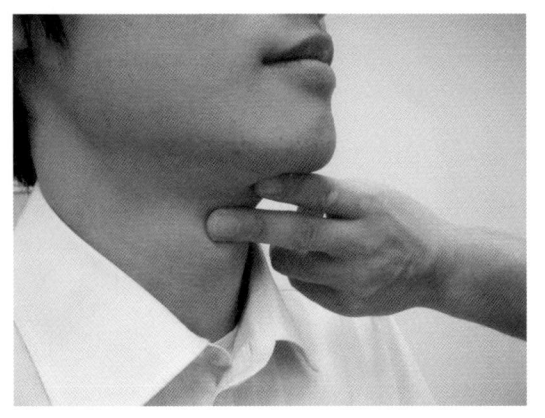

図Ⅵ-7 反復唾液嚥下テスト

3）スクリーニングテスト

(1) 反復唾液嚥下テスト（RSST：Repetitive Saliva Swallowing Test）

誤嚥のスクリーニングとして，頻用されている方法は反復唾液嚥下テスト（RSST）である（図Ⅵ-7）[12,13]．中指で舌骨を，人差し指で甲状軟骨を触知した状態で空嚥下を指示し，30秒間に何回嚥下できるかを観察する．甲状軟骨が指を完全に乗り越えた場合のみ1回飲み込めたとして，30秒で3回飲み込めなかった場合を陽性，つまり誤嚥疑いと判断する．特別な器具を要しないために，簡便さ，安全性に大きな利点がある．しかし指示の入らない患者では利用が難しい．

(2) 改訂水飲みテスト

改訂水飲みテスト[14]は3 mlの冷水を嚥下させ，嚥下運動およびそのプロフィールより咽頭期障害を評価する誤嚥のスクリーニングである（図Ⅵ-8）．口腔内に水を入れる際に咽頭に直接流れ込むのを防ぐため，舌背には注がずに必ず口腔底に水を入れてから嚥下させる．評点が4点以上であれば，最大でさらに2回繰り返し，最も悪い場合を評点とし，3点以下は誤嚥疑いとする．

(3) フードテスト

茶さじ一杯（約4g）のプリンを食させて評価する誤嚥のスクリーニングで，主として口腔における食塊形成能，咽頭への送り込みを評価するために考案された方法である（図Ⅵ-9）[14]．評価方法および評価基準は改訂水飲みテストとほぼ同様であるが，嚥下後に口腔内を観察してプリンが残留しているかどうかを確認する点が異なる．

(4) 咳テスト

1%w/vのクエン酸をネブライザより噴霧して口から吸入させ，咳反射を誘発させる不顕性誤嚥のスクリーニングである（図Ⅵ-10）[15,16]．吸入してもむせが起こらない場合を，不顕性誤嚥疑い，つまり誤嚥してもむせがうまく起こらない状態が疑わしいと判断する．咳反射を誘発させるテストであるために，喘息の既往のある患者には行ってはならない．

4）診断法

(1) 嚥下造影検査（VF：Videofluorography）

口腔および咽頭部にエックス線をあてて造影剤を含んだ食物を摂取させ，摂食・嚥下の状況を観察する検査方法である（図Ⅵ-11 左・図Ⅵ-12 左）．誤嚥の有無だけではなく実際にどのように食べれば安全かまたは危険かを判断することが可能である．また摂食・嚥下機能を細かくみることで，どのような訓練が適応であるのかを診断できる．

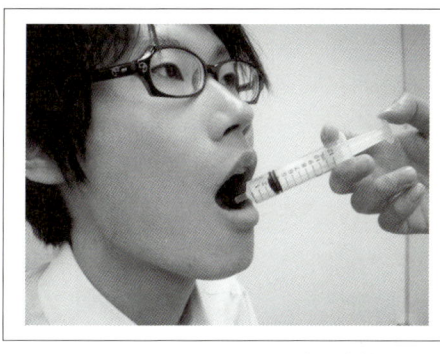

図Ⅵ-8 改訂水飲みテスト（MWST：Modified water Swallowing Test）

評価基準
1．嚥下なし，むせる and/or 呼吸切迫
2．嚥下あり，呼吸切迫（Silent Aspiration の疑い）
3．嚥下あり，呼吸良好，むせる and/or 湿性嗄声
4．嚥下あり，呼吸良好，むせない
5．4 に加え，反復嚥下が 30 秒以内に 2 回可能

誤嚥有無のスクリーニングテスト．
①冷水 3 ml を口腔底に注ぎ嚥下を命じる，②嚥下後反復嚥下を 2 回行わせる
評価基準が 4 点以上なら最大 2 施行繰り返し，最も悪い場合を評点とする

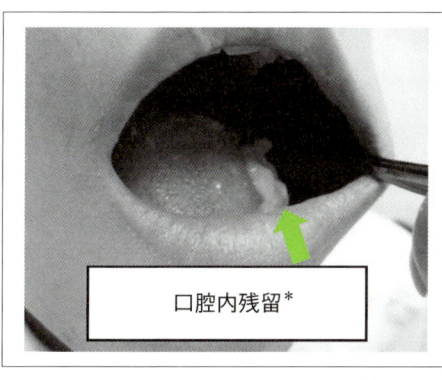

図Ⅵ-9 フードテスト（FT：Food Test）

評価基準
1．嚥下なし，むせる and/or 呼吸切迫
2．嚥下あり，呼吸切迫（Silent Aspiration の疑い）
3．嚥下あり，呼吸良好，むせる and/or 湿性嗄声，口腔内残留中等度
4．嚥下あり，呼吸良好，むせない，口腔内残留ほぼなし
5．4 に加え，反復嚥下が 30 秒以内に 2 回可能

＊ 嚥下後口腔内に多量に食物が残留している

口腔内残留＊

誤嚥有無のスクリーニングテスト．
①プリン茶さじ一杯（約 4 g）を舌背前部に置き嚥下を命じる，②嚥下後反復嚥下を 2 回行わせる
評価基準が 4 点以上なら最大 2 施行繰り返し最も悪い場合を評点とする

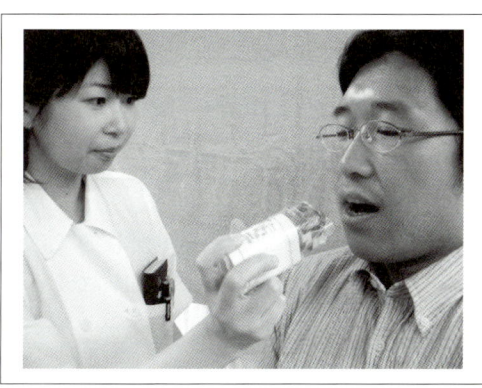

図Ⅵ-10 咳テスト（Cough Test）

目的
・気道の防御反応を反映
・不顕性誤嚥のスクリーニング法

方法
・1％濃度のクエン酸生理食塩水溶液を使用
・ネブライザーより噴霧し，鼻栓をした患者に口から呼吸をさせる
・吸入時間は 1 分間，咳が 5 回の出現にて咳ありと判定

＊注意：喘息の既往のある患者には行わない

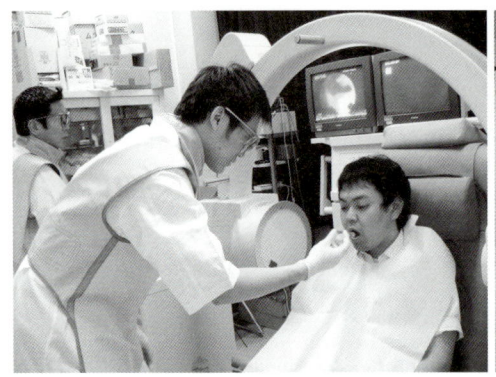

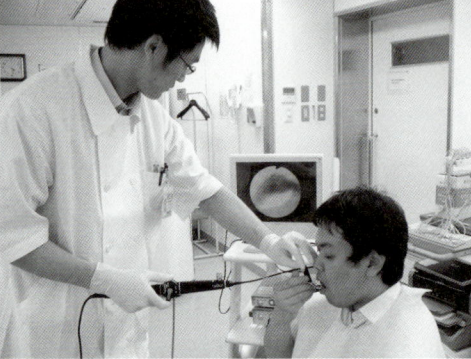

嚥下造影検査（VF）　　　　　　　　嚥下内視鏡検査（VE）
図Ⅵ-11　摂食・嚥下障害の診断法

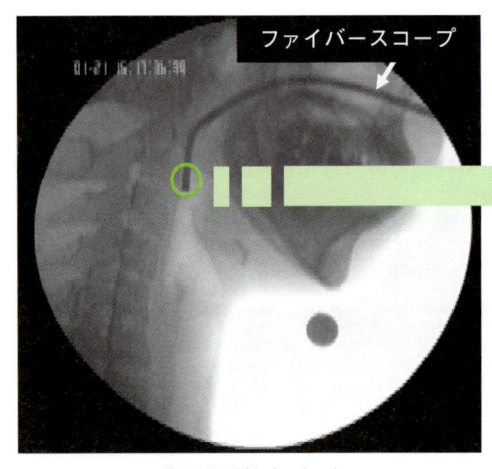

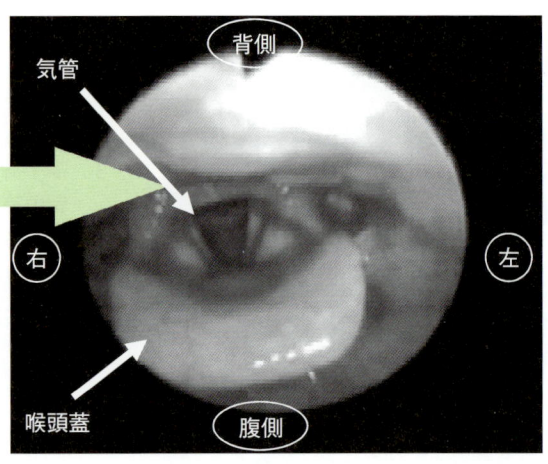

嚥下造影検査（VF）　　　　　　　　嚥下内視鏡検査（VE）
図Ⅵ-12　VF と VE を同期した画像
　左画像の青丸はファイバースコープの先端を示す．同部にファイバー先端を保持すると右の画像が得られる．

摂食・嚥下の機能評価として最も優れた方法であると考えられている．

(2) 嚥下内視鏡検査（VE：Videoendoscopy）

直径 3 mm 程度の内視鏡を経鼻的に挿入し，咽頭を観察しながら食物を摂取させ，摂食・嚥下の状態をみるのが VE である（**図Ⅵ-11 右・図Ⅵ-12 右**）[17]．VF と同様に誤嚥有無のみならず，訓練の適応決定にも利用できる．さらに，近年では移動が困難な患者に対して，訪問診療時に嚥下内視鏡検査を用いた報告が散見されるようになり[18〜22]，要介護高齢者の増加を踏まえると，今後この検査の重要性は高い．

VF も VE も誤嚥を見つけるのが目的ではなく，患者への対応を決定することが目的である．よって患者の状態によって検査中にタスクを柔軟に変えながら"落とし所"をうまく探すように検査を進めていく．

（戸原　玄）

文 献

1) 片桐伯真：高次脳機能障害を認める場合, 1章成人期・老年期の疾患と摂食・嚥下障害の評価・対処法, 才藤栄一, 向井美惠 監修, 摂食・嚥下リハビリテーション第2版, 298, 医歯薬出版, 東京, 2007.
2) 小野木啓子, 才藤栄一, 馬場 尊, 他：嚥下造影検査—最近の知見を含めて, Journal of Clinical Rehabilitation, 11 (9)：797-803, 2002.
3) Ramsey D, Smithard D, and Kalra L：Silent aspiration：what do we know?, Dysphagia, 20：218-225, 2005.
4) Pinto A, Yanai M, Nakagawa T, et al.：Swallowing reflex in the night, Lancet, 344 (8925)：820-821, 1994.
5) Zheng S, Yanai M, Matsui T, et al.：Nocturnal cough in patients with sputum production, Lancet, 350 (9081)：864-865, 1997.
6) Martin BJ, Logemann JA, Shaker R and Dodds WJ：Coordination between respiration and swallowing：respiratory phase relationships and temporal integration, J Appl Physiol, 76：714-723, 1994.
7) Tallgren A and Solow B：Hyoid bone position, facial morphology and head posture in adults, European Journal of Orthodontis, 9：1-8, 1987.
8) Logeman JA, Rademaker AW, Kahrias PJ and Smith CH：Tenporal and biomechanical characteristics of oropharyngeal swallow in younger and older men, Journal of speech and hearing research, 43：1264-1274, 2000.
9) 髙井逸史, 宮野道雄, 中井伸夫, 他：加齢による姿勢変化と姿勢制御, 日生理人類会誌, 6：41-46, 2001.
10) Shaker R, Ren J, Bardan E, et al.：Pharyngoglottal closure reflex：characterization in healthy young, elderly and dysphagic patients with predeglutitive aspiration, Gerontology, 49：12-20, 2003.
11) 須田牧夫, 菊谷 武, 田村文誉, 他：舌苔の付着度は口腔機能を反映する, 日摂食嚥下リハ会誌, 10：479, 2006（会議録）.
12) 小口和代, 才藤栄一, 水野雅康, 他：機能的嚥下障害スクリーニングテスト「反復唾液嚥下テスト」(the Repetitive Saliva Swallowing Test：RSST) の検討 (1) 正常値の検討, リハ医学, 37 (6)：375-382, 2000.
13) 小口和代, 才藤栄一, 馬場 尊, 他：機能的嚥下障害スクリーニングテスト「反復唾液嚥下テスト」(the Repetitive Saliva Swallowing Test：RSST) の検討 (2) 妥当性の検討, リハ医学, 37 (6)：383-388, 2000.
14) 戸原 玄, 才藤栄一, 馬場 尊, 他：Videofluorography を用いない摂食・嚥下障害評価フローチャート, 日摂食嚥下リハ会誌, 6：196-206, 2002.
15) Wakasugi Y, Tohara H, Hattori F, et al.：Screening Test for Silent Aspiration at the Bedside, Dysphagia 23：364-370, 2008.
16) 若杉葉子, 戸原 玄, 中根綾子, 他：不顕性誤嚥のスクリーニング検査における咳テストの有用性に関する検討, 日摂食嚥下リハ会誌 12：109-117, 2008.
17) 戸原 玄：内視鏡を用いた摂食・嚥下機能検査 老年歯学, 22：121-127, 2007.
18) 小森祐子, 杉田佳織, 豊里 晃, 他：特別養護老人ホームでのビデオ内視鏡を用いた摂食機能評価, 新潟歯学会誌, 31：163-166, 2001.
19) 豊里 晃, 植田耕一郎, 野村 修：介護施設における摂食・嚥下機能評価及び訓練へのビデオ内視鏡の応用, 障歯誌, 23：181-184, 2002.
20) 藤原啓次, 平岡政信, 吉村幸代, 他：嚥下内視鏡検査を行った在宅嚥下障害患者の1例, 耳鼻と臨床 52 Suppl. 1：S40-S43, 2006.
21) 山口朱見, 十時久子, 戸原 玄：訪問歯科診療における体系的な口腔ケアの取り組み, デンタルハイジーン, 26：822-826, 2006.
22) 三串伸哉, 戸原 玄, 植松 宏：訪問診療にて嚥下内視鏡検査を行い経管栄養から常食摂取が可能になった一例, 老年歯学, 23：36-41, 2008.

3 訓練法・代償法

摂食・嚥下障害に対する訓練は, 機能障害を改善する目的で行われ, 飲食物を用いないで行う間接訓練 (indirect therapy) と飲食物を用いて行う直接訓練 (direct therapy) に分けられる. 代償法とは, 誤嚥しにくい体位の設定や食形態の調整, 摂食方法の工夫などをすることであり, 直接訓練の際にあわせて用いられる. ここでは代表的な訓練法と代償法について説明する (図Ⅵ-13).

1) はじめに

(1) 効果的な訓練法の選択と再評価

効果的な訓練の成果をあげるために, 適切な評価のもとに訓練法を選択する必要がある. 複数の

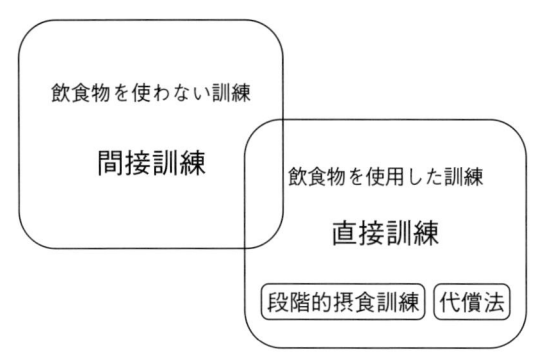

図Ⅵ-13 摂食・嚥下訓練法と代償法の概念

者が訓練を担当する場合には，訓練メニューを書面化して，周知と手技の統一を図ると効果的である．訓練担当者の負担や技量，また患者が指示に従えるかなど，種々の条件も加味したうえで訓練を決定する．定期的な評価を行い訓練法の検討や負荷の見直しも検討する．

(2) 安全管理と栄養管理

唾液誤嚥や誤嚥性肺炎を繰り返すレベル，意識状態，呼吸状態の悪い状態では訓練の適応とならないこともある．また，低栄養の状態にあっては訓練の効果は期待できない．NST（栄養サポートチーム）との連携など，経管栄養法も含めた適切な栄養管理とともに実施される．

(3) 適切な口腔の条件

摂食・嚥下障害患者では口腔内の問題を有する者も多く[1]，とりわけ口腔衛生管理は訓練に先立つ前提となる．口腔内の疼痛の除去や，乾燥状態の改善も行う．多数歯欠損や適合不良の義歯の装着下では，安定した顎位が取れず，訓練や摂食・嚥下機能にも影響を及ぼすため[2]，適切な口腔の状態で評価や訓練を施行することが望ましい．

2）間接訓練

基礎訓練（基礎的訓練）とも位置付けられ[3]，飲食物を用いないで行うため，誤嚥や窒息の危険がなく安全である．5期モデルにおける代表的な訓練を以下に示す．

(1) 準備期・口腔期

口唇閉鎖の不良により，流涎や食物の取り込み障害が起こる．咀嚼による食塊形成は，理想的な咬合状態による安定した顎位や顎運動に加え，舌・口腔周囲筋の協調運動によって営まれており，これらの障害によって，主に準備期・口腔期の障害を呈する．訓練は可動域の拡大や筋力の増強，協調運動の改善を目的に行われる．

①口唇閉鎖訓練

「パ」「マ」行の発音（口唇破裂音）や口笛を吹く訓練，ボタンに紐を付けたものをくわえてもらい，引く力に抵抗してもらう訓練などがある．パタカラ®など，市販の訓練器具もある．また，常温重合レジンを用いて患者個々の歯列弓や口唇に調和した抵抗訓練器具を作成することもある（図Ⅵ-14, 15）．

②舌訓練

舌の可動域が少ない場合には，可動域訓練を行う．前後（突出・後退），左右，上下への運動を行い，鏡で動きを確認してもらうのも良い．口の中から頰を押したり，歯の数を舌で数えてもらう方法など，訓練方法は多様である．自分で動かせない場合や緊張が強く硬い場合には，術者がガーゼで舌をつまみ，引き出してストレッチを行う．またスプーンや舌圧子（デンタルミラーでも可能）を用いてストレッチを行ったり，押す力に対して抵抗してもらう訓練もある（図Ⅵ-16）．

③頰訓練

口角を強く引く「イー」，唇を突出する「ウー」の口を数秒から10秒程度維持して休憩を挟み数回繰り返す．また，唇をしっかり閉じて頰を膨らませて，指で頰を押し，その力に抵抗してもらう．この訓練では口唇閉鎖力に加え鼻咽腔閉鎖の向上も期待できる．

④顎の開閉口訓練

まず顎運動に障害がないか確認をする．開閉口

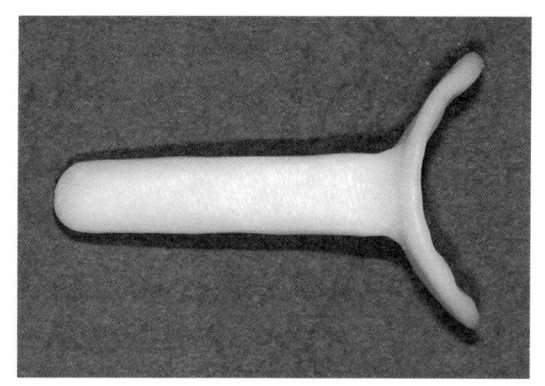

図Ⅵ-14 常温重合レジンで作成した口唇抵抗訓練器具

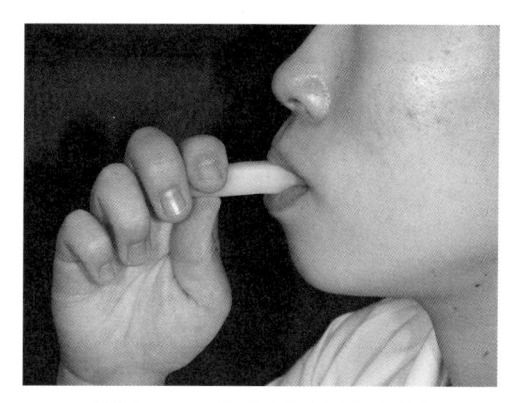

図Ⅵ-15 介助者や患者自身で行う

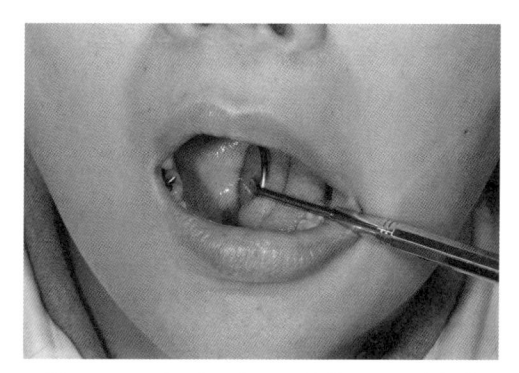

図Ⅵ-16 デンタルミラーを使用した舌訓練

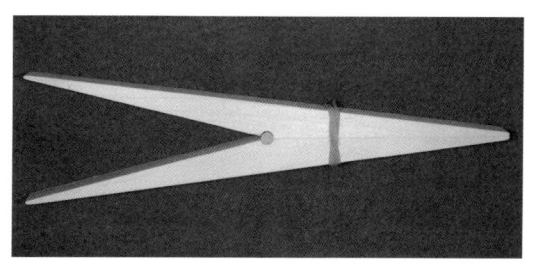

図Ⅵ-17 木製開口訓練器（練習バサミ®：和同会）

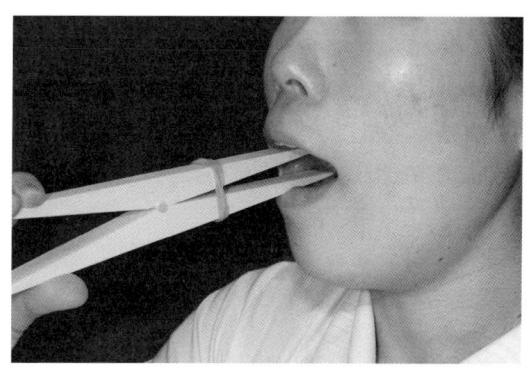

図Ⅵ-18 開口訓練

や前後，側方への運動時の疼痛の有無や左右差について確認する．長期臥床の患者では，顎関節の拘縮のため可動域が少ない場合や，外観からは判別しにくいが顎関節脱臼を起こしていることもある．また，円背やパーキンソン病患者など，不適切な姿勢にあっては顎位への悪影響もあることから，PT（理学療法士）との連携などにより，姿勢の補正から検討を要することもある．開口に制限のある場合は無理をせず，順次開口量を上げていく．木製の開口訓練器具やセラバイト®などの道具を用いることも有効である（図Ⅵ-17，18）．

⑤構音訓練

構音と嚥下には同一の器官が多く関連し，器具を用いず簡単にできることからも，構音訓練は多くの症例で行われる．口唇での破裂音「パ」「マ」や，舌前方と口蓋の舌尖音「タ」「ダ」「ナ」，奥舌の挙上と軟口蓋による音「カ」「ガ」などを取り入れて練習する．単音から始まり，正しい舌の位置を患者に確認してもらいながら行う．「パ・パ・パ・パ」とリズミカルに反復させることに移行する．文章の朗読や歌も患者の意欲やフィードバックとしても良い．歯の欠損や補綴装置の状態は構音に

1 摂食・嚥下障害の基本的知識 151

影響する．音声言語の専門家であるST（言語聴覚士）との連携が望ましい．

(2) 咽頭期

①咽頭反射惹起遅延に対する訓練

　a．冷圧刺激法（TTS：thermal tactile stimulation）[4]

目的：冷圧刺激により嚥下反射を惹起させやすくする．

方法：前口蓋弓を冷やした間接の喉頭鏡の後面や凍らせた綿棒で軽く圧迫しながらこする．

　b．喉のアイスマッサージ[5]

TTSと手技は似ている．

目的：機械的（物理的）刺激，化学的刺激，温度刺激の相乗効果で嚥下反射を誘発する．

方法：凍らせた綿棒に水を付け，前口蓋弓の他，舌根部や咽頭後壁の粘膜への刺激を行う．

②鼻咽腔閉鎖の強化訓練

　a．ブローイング

目的：鼻咽腔閉鎖の強化

方法：口をすぼめて息を強く長く吹く．遠くに置いたロウソクの火を消すように説明をしたりする．コップの水をストローで吹いたり，蛇笛を吹いたりと，さまざまな工夫もでき，成果が目で分かりやすい訓練の1つである．

③喉頭閉鎖の強化訓練

発声時間が短い場合や声がかすれている（気息性嗄声）際には，声門閉鎖機能不全を疑う．嚥下時の気道の防御だけでなく，誤嚥物の喀出のため，強い咳を出せることが重要である．

　a．押し運動（pushing exercise）（図Ⅵ-19）

目的：声門閉鎖を強化する

方法：上肢に力を入れ，机や壁を押し，一瞬息を止めた後に「エイ」，「アー」と声を出す．

　b．息こらえ嚥下・声門越え嚥下（supraglottic swallow）

目的：息こらえにより声門を閉鎖し，声門下圧を上昇させ，嚥下時の誤嚥を防止し嚥下後の呼

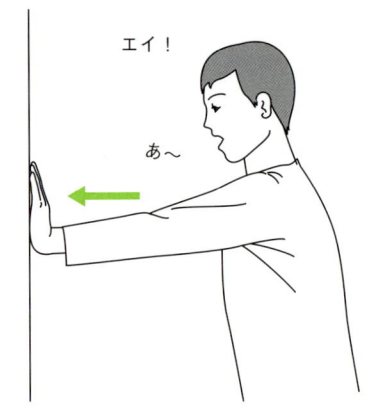

図Ⅵ-19　押し運動（pushing exercise）

気により気道に入りかけた食物を喀出する．

方法：鼻から大きく息を吸い，息をしっかり止めた状態で空嚥下をして，その後息を強く吐く．高齢者や認知能の低下した者では習得が困難である．頭頸部腫瘍の術後に生ずる機能障害を想定して，術前より練習を開始することも有効である．実際の食事や直接訓練の際にも用いる方法である．

④喉頭挙上筋群の強化と食道入口部の拡大

　a．頭部挙上訓練（Shaker exercise）[4,6,7]（図Ⅵ-20）

目的：舌骨上筋群，喉頭挙上筋群を鍛えることにより，喉頭の前上方への運動を改善し，食道入口部の拡大を改善する．

方法：ベッド上などで仰臥位の状態で，両肩をつけたまま，「つま先を見るように」頭部のみ挙上させる．原法では1日に数時間行うとされており大変負荷が大きいので，実際には基礎疾患への配慮を行い，個々の患者に応じて負荷が決められる．

　b．バルーン拡張法[3,8]（図Ⅵ-21）

目的：食道入口部の拡大不全による通過障害の改善．

間欠的拡張法：14〜18Frの球状バルーン（膀胱留置バルーン）や筒状バルーンを使用する．

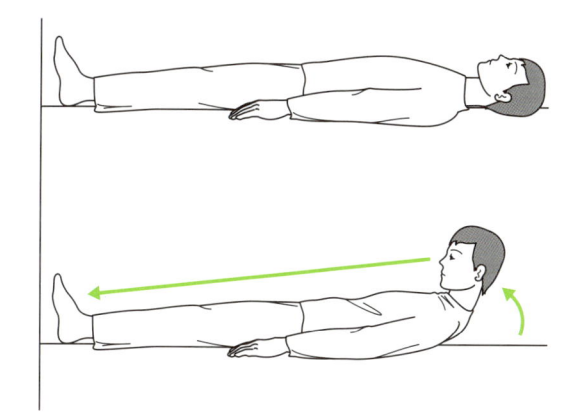

図Ⅵ-20　頭部挙上訓練（Shaker exercise）

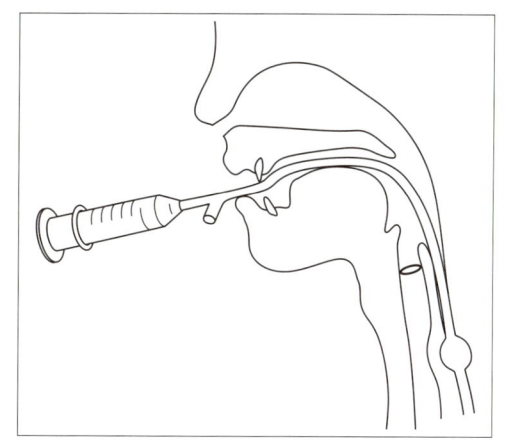

図Ⅵ-21　バルーン拡張法

①経鼻的，経口的に挿入し食道に達したところで，4〜6 ml の空気をシリンジで注入しバルーンを拡張させる．②ゆっくり引き上げ，抵抗のある場所（輪状咽頭筋下部）でバルーンの空気を抜き，2〜3 mm 引き上げる．③再びバルーンを拡張し，10〜20 秒程止めてから空気を抜く．同じ場所で 2〜3 回反復して行い，バルーンが抵抗なく引き抜けるまで行う．

その他，嚥下同時引き抜き法，単純引き抜き法，バルーン嚥下法，持続的拡張法などがある．訓練に際しては，VF（嚥下造影検査）での狭窄部の確認や，訓練中の嘔吐反射，迷走神経反射などのリスクへの対応も必要で，適応と方法に関しては主治医や専門家の指示を受け行う．

(3) その他
①リラクセーション
頭頸部の過緊張による舌運動や喉頭挙上，呼吸運動の障害を緩和する目的で行われる．可動域の制限が強い場合には可動域拡大訓練（ROM 訓練）を行う．訓練や食事に際し不安や緊張の強い患者では，声掛けをして，緊張を和らげる精神面への配慮も必要である．実際には「嚥下体操」などの名称で，摂食前の準備体操として用いられることも多い（図Ⅵ-22）[5]．

②排痰法
痰や誤嚥物，気道分泌物の貯留を排出するために行う．

a．排痰体位：末梢肺領域の分泌物の貯留の排出を目的とするもので，貯留した肺の区域を上になるような体位にする．
b．スクイージング：呼気に合わせ用手的に胸壁を圧迫することで，呼気流の増大による分泌物の移動や排痰を行う．
c．強制呼出手技（FET：forced expiration technique）：ゆっくりと息を吐きながら口と声門を開いたまま「ハーッ」と息を強く吐ききる「ハフィング（huffing）」を連続して行う．

3）直接訓練
直接訓練とは，飲食物を用いて行う訓練である．訓練は安全性を確認したうえで行い，レベルに合わせて食形態や摂取量を検討していく．このようなステップは段階的摂食訓練などと呼ばれ[3]，代償法を組み合わせて行われることが多い．

(1) 段階的摂食訓練
患者の摂食・嚥下機能に合わせ段階的に食形態や摂取量をアップしていく場合には，意識清明で全身状態が安定していること，嚥下反射があるこ

1　摂食・嚥下障害の基本的知識　153

a. 深呼吸　　　　　　　　b. 首を回す　　c. 首を倒す　　d. 肩の上下

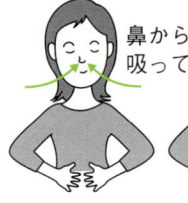

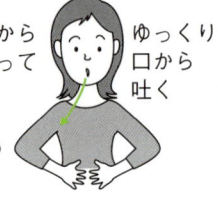

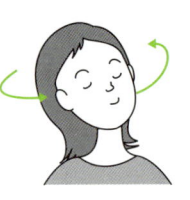

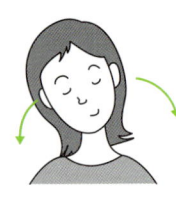

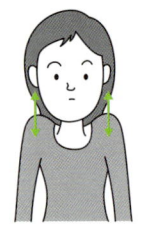

鼻から吸って　ゆっくり口から吐く

e. 背伸び　f. 頬をふくらませ・引く（2・3回）　g. 舌で左右の口角を触る（2・3回）　舌を出す・引く（2・3回）

右　左

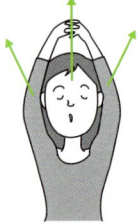

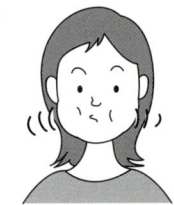

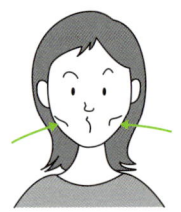

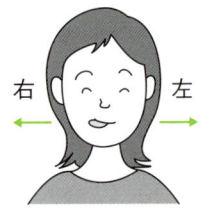

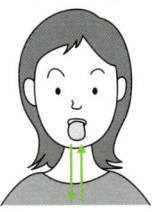

h. 大きく息を吸って，止め，3つ数えて吐く　i. パパパパ・ラララ・カカカカとゆっくり言う　j. 深呼吸

Pa・Pa・Pa

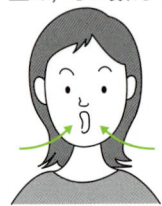

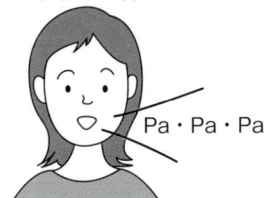

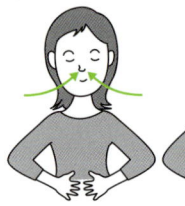

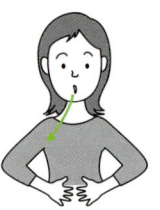

（藤島一郎：脳卒中の摂食・嚥下障害第2版，216，医歯薬出版，東京，1998．より一部改変）

図Ⅵ-22　嚥下体操[5]

と，随意的もしくは反射的に咳が可能であることなどを確認しながら行う．開始食はゼラチンゼリーなどで行うことが多いが，増粘性，付着性などの食品物性や一口量の設定については，VE（嚥下内視鏡検査）やVF（嚥下造影検査）でその妥当性を検討して行うことが望ましい．意識を集中して食事を行える環境の設定や，声掛けと励ましにも留意する．訓練食は患者の嗜好も大切にして，意欲のでる訓練を心掛ける．

(2) 代償法
①姿勢調整法
　a．頸部前屈
　　頸部の伸展した状態は，咽頭と喉頭が直線に

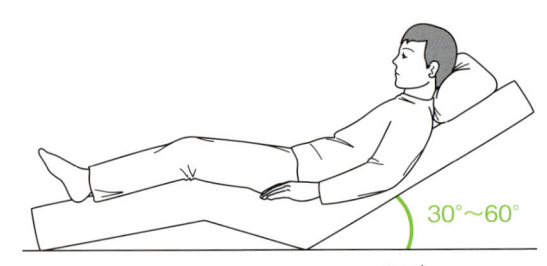

図Ⅵ-23　リクライニング位[3]

なり，気道が開いて誤嚥しやすい．前屈することにより角度がついて誤嚥しにくくなる．
　b．リクライニング位（図Ⅵ-23）[3]
　　ベッドの水平を0°として，角度を設定する．症例によるが30°〜60°仰臥位・頸部前屈位を

用いることが多い．食べ物の送り込みがしやすくなる．解剖学的に気管が前で食道が後ろに位置しているため，この体位をとることで，気管が上で食道が下となるため，誤嚥しにくくなる．

　c．頸部回旋（neck rotation）

　食塊の一側の咽頭通過障害のある症例や梨状窩の残留がある場合に行う．食塊の通過障害側へ頸部を回旋することで，反対側の中咽頭腔を広げ，非回旋側に食塊を誘導する．

　d．うなずき嚥下（頸部後屈前屈嚥下法）

　喉頭蓋谷に残留のある症例に行う．リクライニング位にて頸部を後屈すると，喉頭蓋谷が広がり，残留物が重力で咽頭後壁に向かう．そこでうなずくように頸部を前屈しながら嚥下をする．

②嚥下方法による代償法

　a．think swallow（嚥下の意識化），effortful swallow（努力嚥下）

　嚥下することに集中を促し，嚥下運動を力強く行わせることで誤嚥を防ぐ方法．

　b．交互嚥下

　嚥下後の咽頭残留がある場合に，ゼラチンゼリーや液体，トロミの付いた食べ物を交互に食べることによって咽頭残留の除去を期待する方法．

　c．複数回嚥下

　咽頭残留の除去を目的に，嚥下後に，複数回の追加の嚥下を行う方法．

③歯科的補綴装置によるもの（PAP，PLP など）

④食形態の調整

　③，④については次項を参照されたい．

（飯田良平）

文　献

1) 戸原　玄，才藤栄一，鈴木美保，他：病院における訪問歯科検診が示す入院患者の歯科治療必要性（会議録），老年歯学，15：358-359，2001.
2) 田村文誉，水上美樹，綾野理加，他：要介護高齢者における摂食・嚥下機能減退にかかわる要因―安定した顎位と嚥下機能との関連―，口腔衛生会誌，50：2000.
3) 小島千枝子，北条京子，新居素子，他：摂食・嚥下訓練の実際．嚥下障害ポケットマニュアル第2版，59-114，聖隷三方原病院嚥下チーム，医歯薬出版，東京，2005.
4) 才藤栄一，向井美惠監修：摂食・嚥下リハビリテーション第2版，19-27，180-200，医歯薬出版，東京，2007.
5) 藤島一郎：脳卒中の摂食・嚥下障害　第2版，105，216，医歯薬出版，東京，1998.
6) Shaker R, et al.：Rehabilitation of swallowing by exercise in tube-fed patients with pharyngeal dysphagia secondary to abnormal UES opening, Gastroenterology, 122：1314-1321, 2002.
7) Shaker R, et al.：Augmentation of deglutitive upperesophageal sphincter opening in the elderly-byexercise, Am J Physiol, 272：G1518-1522, 1997.
8) 北条京子，他：輪状咽頭嚥下障害に対するバルーンカテーテル訓練法―4種類のバルーン法と臨床成績，日摂食嚥下リハ会誌，1：45-56, 1997.

参考文献

1) 戸原　玄，寺中　智，植松　宏：摂食・嚥下訓練の代表的手法．わかる！摂食・嚥下リハビリテーションⅠ評価法と対処法，156-173，医歯薬出版，東京，2005.

2 摂食・嚥下障害に対する歯科的アプローチ

摂食・嚥下障害患者に対し，口腔内装置による歯科的補綴的アプローチが有効な場合がある．舌接触補助床（PAP：Palatal Augmentation Prosthesis）（図Ⅵ-24）である（第Ⅳ章 5. 参照）．

1 PAP の適応と特徴

1）PAP とは

主に舌機能の低下が認められる摂食・嚥下障害患者，構音障害患者に対して適用される口腔内装置である．嚥下運動時や構音時には，口蓋と舌が接触することが必要である．しかし舌機能が低下すると，舌の可動域が狭まり，口蓋に部分的あるいは全体的に接触できなくなる場合がある．そのような患者に PAP を適用することで，図Ⅵ-25 のように PAP が擬似的な口蓋として作用し，舌が PAP に接触することを助けるのである．その結果，食塊のコントロールを改善し，嚥下時の食物の送り込み改善，舌根部嚥下圧の改善などの効果が得られる．また，子音の産生を始めとする構音機能も改善することが可能となる．

2）PAP の適応症

従来はどちらかというと舌腫瘍などの口腔癌術後で，舌の実質欠損に伴う機能障害がある，すなわち器質的な摂食・嚥下障害患者に適用されてきており，その報告も多数認められる[1]．しかし近年，脳血管障害後遺症や神経筋疾患など，機能的な原因による舌の機能障害患者，つまり運動障害性の摂食・嚥下障害患者に適用し，効果があるとの報告が増えてきている[2〜5]．器質的摂食・嚥下障害の場合でも，機能的摂食・嚥下障害の場合でも，PAP の作製理念，作製方法はほぼ同じである．

3）PAP 適応患者の臨床所見

実際の摂食場面において，図Ⅵ-26 のように口腔内残留，特に舌背上の残留が多い場合は適応になりやすい．構音障害では，子音の産生（夕音，カ音，ラ音，サ音など）が不良の所見がある場合が適応となりやすい．また，口蓋の形態が深いドーム状（高口蓋）を呈している場合，舌の運動不全が顕在化しやすいので，その所見も確認する必要がある．VF が可能な場合は，嚥下時の食塊の動きに着目するとよい．図Ⅵ-27 のように嚥下時に

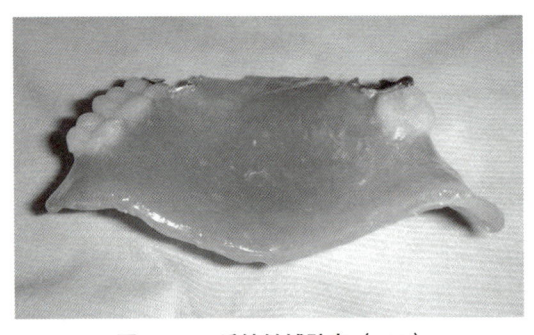

図Ⅵ-24　舌接触補助床（PAP）
PAP は，欠損状態により全部床義歯型，部分床義歯型，口蓋床型となる．この写真は部分床義歯型である．

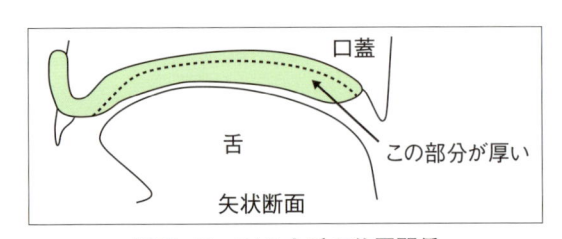

図Ⅵ-25　PAP と舌の位置関係
PAP を装着し擬似的に口蓋を下げることで，舌との接触を補助する．

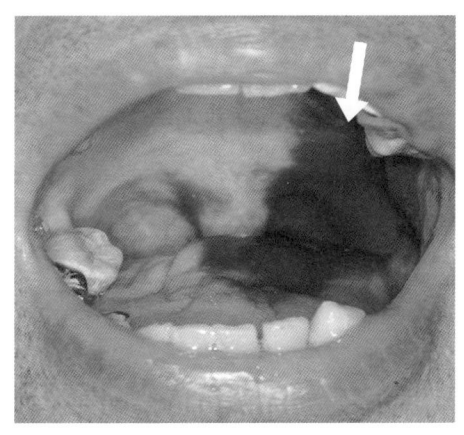

図Ⅵ-26 口腔内残留
ほうれん草のピューレが舌背〜軟口蓋，咽頭にかけて残留している．

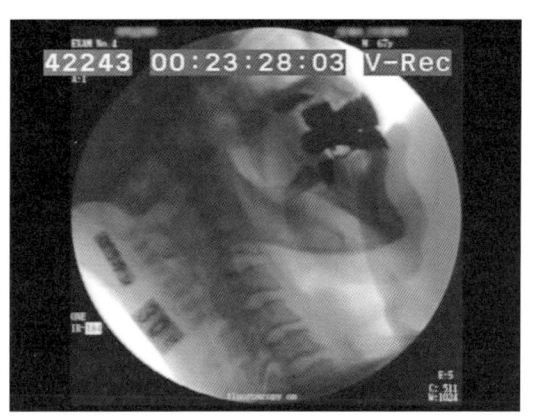

図Ⅵ-27 PAP適応患者の嚥下時のVF
ゼリーが舌背と口蓋に挟まれて留まっており，舌と口蓋が接触していないことが分かる．

舌と口蓋に食塊が挟まれて留まる所見や，咽頭に送り込まれていかない，という所見がある場合はPAPの適応になりやすい．

4）PAPの形態的特徴

PAPの大きな特徴は口蓋部分の厚みが大きいことである．舌の機能障害を補う目的でその形態となっている．上顎に適用する装置で，欠損歯がある場合は既存の義歯，あるいは新規に義歯を作製し，そのうえで口蓋部に厚みを持たせる形態とする（図Ⅵ-28）．欠損歯がない場合は，口蓋部を被覆する口蓋床を作製し，クラスプを付与のうえ装着する（図Ⅵ-29）．そのうえで舌の機能障害の程度に合わせて口蓋部の厚みを増やす．

したがってPAPの厚みや形態などは，個々の患者の欠損歯状況および舌機能に負うところが大きいので，明確に「こういう形態で厚みは何mm」と決まっているものではない．

2 PAP作製手順

施設によってさまざまな方法がとられており，決まった作製手順というものはないが，おおむね，①義歯・口蓋床の作製，②口蓋部への材料の添加，③機能印象，④形態修正および調整，という手順がとられることが多い．ここでは参考までに当科にて採用している方法を以下にあげる．

1）義歯あるいは口蓋床の作製

通法に従い，欠損状態に合わせた義歯を作製する．注意点としては硬口蓋をなるべく広く覆う床形態とすることである．従来から義歯を使用している患者の場合はそれをPAP化する．欠損がない場合は口蓋床を作製する．口蓋床には安定性を得るために，クラスプの付与も当然必要である．

2）口蓋面の形態決定

（1）用いる材料

PAPの特徴である口蓋部分の厚みを調整するには，ソフトワックスや粘膜調整材（ティッシュコンディショナー®など）が一般的に用いられている．粘膜調整材は，適度な物性を持ち，材料の添加も容易で，除去も容易という特徴がある点で優れている．それに加え，即時に使用可能となるので，実際の摂食場面ですぐに効果を確認することができ，医療者への素早いフィードバックがなされるという点でも優れており，広く用いられて

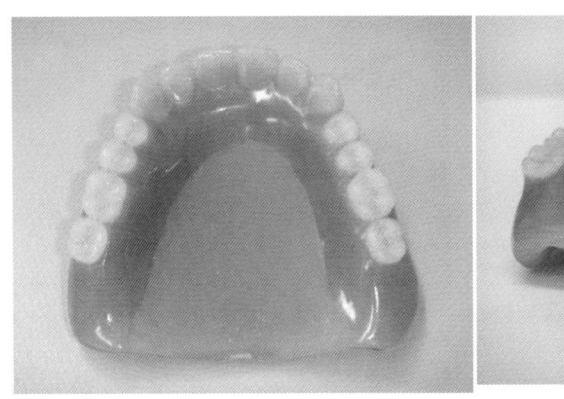

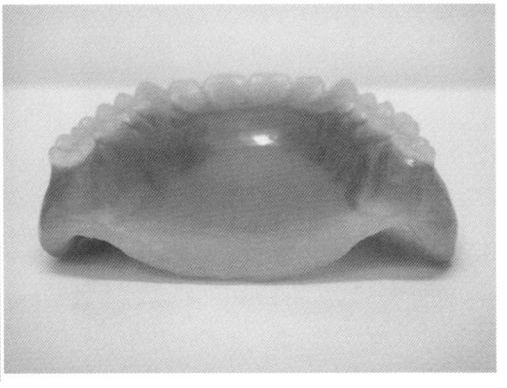

図Ⅵ-28　全部床義歯型の PAP
全部床義歯の口蓋面に材料を添加することで PAP 化している．

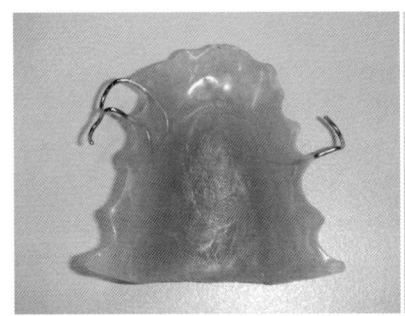

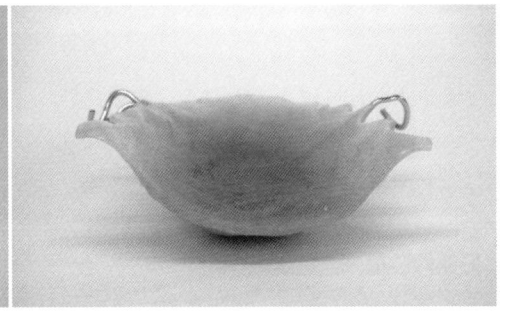

図Ⅵ-29　口蓋床型の PAP
欠損歯がない場合に適応する，口蓋を被覆した形の PAP．

いる．そのためここでは粘膜調整材を使用した方法を紹介する．

(2) 実際の手順

粘膜調整材をやや硬めに練和した後，床の口蓋部分に盛り，床を口腔内に装着し，粘膜調整材が硬化する前に嚥下運動や構音運動を指示する．そうすることで舌の可動域を機能印象させる（図Ⅵ-30）．粘膜調整材を盛る量は舌機能障害の程度によるが，嚥下時の舌背と口蓋の距離を事前に VF で評価しておくと大体の目安になる．

硬化後，実際に摂食してもらい，口腔内残留の有無を確認する．図Ⅵ-31 のように残留除去が不十分な場合は，再度粘膜調整材を添加して上記機能印象を実施する．これを口腔内残留が減少するまで繰り返す．逆に多く添加し過ぎると，口腔内残留が舌背ではなく，舌下部や口腔前庭部に広がってくるので，その場合は一層削除する．この繰り返しで個々の患者の舌機能に見合った形態を作り上げる．

形態を繰り返し調整し，ある程度形態が決まったら，図Ⅵ-32 のように口蓋部中心を後方に向かって深くなるように一層（約 1〜2 mm）削除し（遁路の形成），食物が咽頭方向へ移送されやすいようにする（図Ⅳ-33）．

PAP による嚥下と構音の両者を同時に改善するのは困難な場合があるが，両立を目指して嚥下運動を阻害しない程度に粘膜調整材で舌接触補助床に構音点を付与し，構音の改善を図る場合もある．

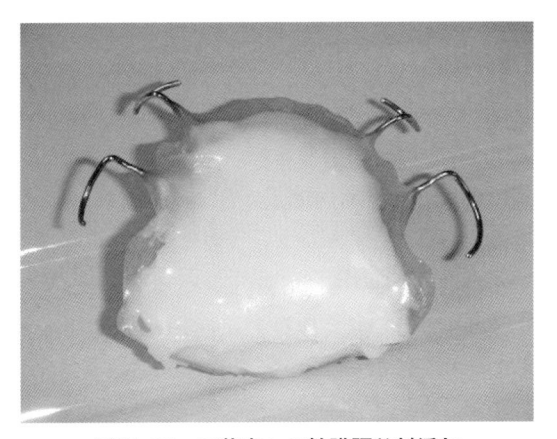

図Ⅵ-30 口蓋床への粘膜調整材添加
口蓋床に粘膜調整材を適量盛り，舌を運動させ機能印象させる．

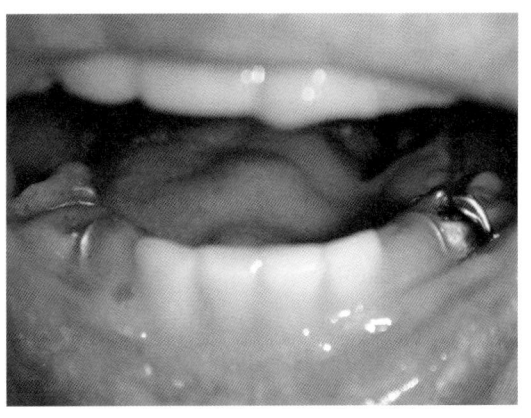

図Ⅵ-31 PAP調整中の口腔内残留の評価
実際に摂食してもらいながら，口蓋部の形態を決定していく．

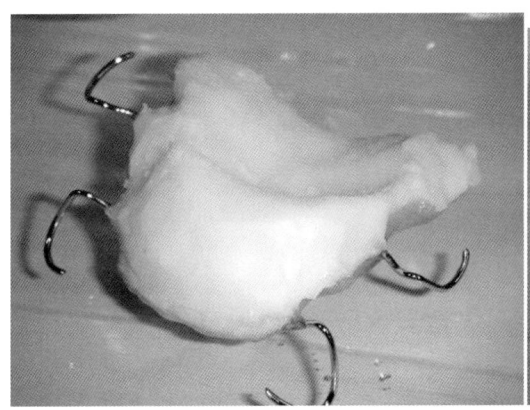

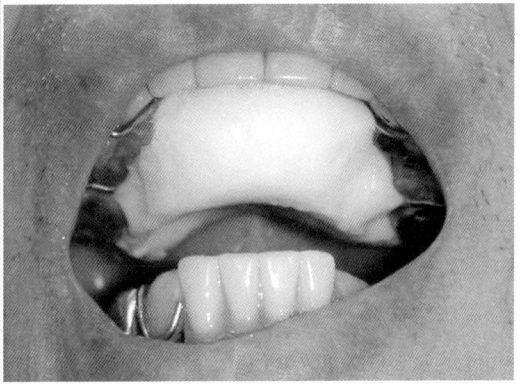

図Ⅵ-32 口蓋の形態が決定したPAP
口蓋前方部が大きく盛り上がる形態となっている．右図は口腔内装着時．

この場合，STとの連携が望ましい．

3）効果判定方法

形態がある程度決まったら，パラトグラフィなどで舌運動を観察する．

パラトグラフィとは，舌とPAPの接触状態を観察する方法である．床の口蓋部に，ワセリンとその上からアルジネート印象材の粉末を塗布して行う方法や（舌が触れた部分は湿る），適合試験材（PIP®やデンスポット®など）を塗布して行う方法がある．これらを使用し，実際に嚥下させたり発

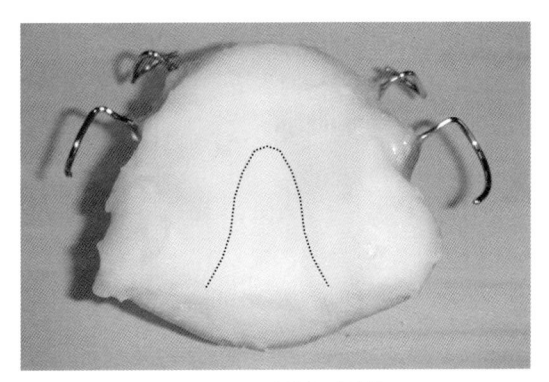

図Ⅵ-33 遁路の形成
写真上の点線のように後方に拡がるような形で遁路を付与する．

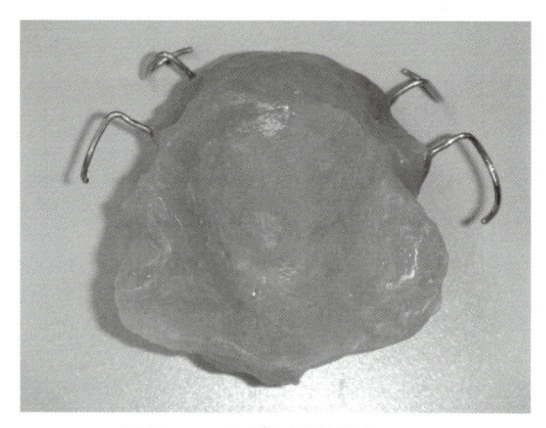

図Ⅵ-34　レジン置換後のPAP
数回の調整後，レジンに置換し完成となるが，この後もフォローアップは必要である．

音させたりして，舌が接触しているか，またどのように接触しているかを確認し，形態を修正していく．簡便で使用材料もありふれたものなので，活用しやすい方法である．

また，実際にゼリー食やミキサー食といったいわゆる嚥下食を自力もしくは介助にて摂取してもらい，食物の口腔残留量を比較し，舌接触補助床の効果を確認することも効果判定に大きく役立つ．VFが可能であれば，口腔内残留の有無のみならず，食塊の動きが視覚的に分かるので，効果がより把握しやすい．

4）調整および完成，フォロー

効果判定結果を踏まえ，必要に応じて口蓋部分の厚みや形態の調整を繰り返す．形態を変化させる必要がなくなったところで，粘膜調整材をレジンに置換し完成とする（図Ⅵ-34）．その時期についてはケースバイケースであり，明確なものはない．また，患者によっては使用しているうちに機能が改善され，PAPの装着自体不要となる場合がある．いずれにせよフォローアップが大切である．

3　注意点およびまとめ

PAPの効果は客観的主観的に非常に効果がある場合もあれば，客観的に見て口腔内残留が減少しているのに，患者の主観的には改善が感じられない場合もある．いずれにしてもPAPだけで劇的な改善が得られるケースは少なく，摂食条件の適切な設定や，他の摂食・嚥下リハビリテーション手技と組み合わせて作製する必要があることを決して忘れてはならない．

また，PAPの作製は歯科医師特有ではあるが，作製・調整時の他職種からの情報は必須であり，特にSTからの情報はPAPを効果的に作製するうえで非常に重要である．チームアプローチの概念に基づき，STをはじめとした他職種と密な連携をとり，より質の高い口腔内装置を作製することが患者のQOL改善に繋がることになる．

〈大野友久〉

文　献

1) Logemann JA, Kahrilas PJ, Hurst P, et al.：Effects of intraoral prosthetics on swallowing in patients with oral cancer, Dysphagia, 4：118-120, 1989.
2) 菊谷　武，山田晴子，西脇恵子，他：筋萎縮性側索硬化症患者の嚥下および構音障害に対する舌接触補助床（PAP）適応の1例，障歯誌，21：200-204, 2000.
3) 大野友久，小島千枝子，藤島一郎，他：舌接触補助床を使用して訓練を行った重度摂食・嚥下障害の一症例，日摂食嚥下リハ会誌，9（3）：283-290, 2005.
4) 若杉葉子，戸原　玄：ALSによる嚥下障害患者に対し，歯科補綴的アプローチが即効した1例　口腔期および咽頭期に及ぼす影響，耳鼻と臨床，52：S5-S10, 2006.
5) 中山渕利，戸原　玄，寺本浩平，他：脳血管障害による摂食・嚥下障害患者に対して舌接触補助床を用いた一症例，老年歯学，23：404-411, 2009.

3 食事に対する指導

1 障害の程度に応じた食形態

1）高齢者に対する考え方

　口から食事を摂ることは生活の基本であり，高齢者にとってもその重要性は変わらない．しかし加齢とともに全身機能が減退するのと同様，摂食・嚥下機能も残念ながら減退し得ることに留意する必要がある．若年者に比べて，高齢者は一般的に食事中のむせが多いのも，その一端であろう．また，加齢に伴い脳血管障害を中心とした中途障害者の増加，服薬の副作用による口腔乾燥，認知症による食思不振など，経口摂取するうえでの問題が多様化，重責化し，結果的に栄養障害につながることも少なくない．さらに，胃瘻や経鼻経管など，経口以外から栄養を摂取する高齢者も増加しており，栄養療法は複雑化し，経口移行のアプローチを必要とするケースもある．

　高齢者の栄養を考えるうえで難しい点は，上記に配慮しつつも，個々の日常生活に応じた栄養量をどれだけ提供すればよいのか，指標が設定し難いことであろう．本来であれば，摂食・嚥下リハビリテーションにおいてこのような栄養面からのアドバイスを行うことは大変重要だが，患者の食事場面に介入する必要性や，関連他職種とのコンサルテーションが重要となる．食事に対する指導は，日常の歯科診療の範囲を超えた患者対応もポイントとなることを十分理解する必要がある．

　栄養療法の中でも，安全な経口摂取に向けた食形態の調整は，口腔の健康を専門とする歯科からは比較的介入しやすい．まずできることからはじめてみることも妥当と考える．

表Ⅵ-8　食形態調整の例

主食
　常　食（並食）……噛む力に問題がない人
　軟飯…………噛む力がやや弱い人
　全粥…………噛む力の弱い人
　（7・5・3分）…胃腸の弱っている人（胃・十二指腸潰瘍等）
　ミキサー粥

副食
　常　菜（並食）
　一口大…………噛み切れない・箸で切れない
　きざみ食………噛む力の弱い人用・硬い物なし
　極きざみ食……噛む力のとても弱い人用・硬い物なし
　ミキサー食……噛む力のない人用・硬い物なし
　濃厚流動食……口から食べられない人が経管から

2）調整の有用性

　高齢者に対する摂食・嚥下リハビリテーションは，必ずしもリハビリに適しているとはいえない生活環境や，従事者不足などの理由により，メニューの選択肢が限られているのが現状である．しかし，毎日欠かすことができない食事場面で行い得る方法は比較的多く，特に食形態の調整は代表的なものである．簡単に表現すれば，「食べやすく」，「飲みやすい」食物の提供により，食塊移送を円滑にし，誤嚥の予防が期待できる．

　表Ⅵ-8に主食，副食それぞれの食形態調整の例を示すが，障害の程度に応じて処理しやすい形態を段階的に選択するのが一般的である．主食（ご飯）の標記は，軟飯，全粥，ミキサー粥などおおむね一律であるが，副食（おかず）については医

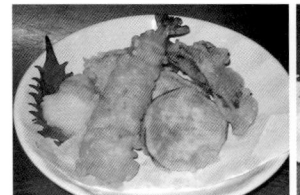

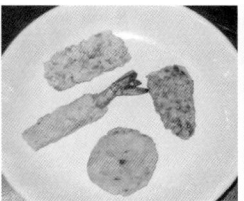

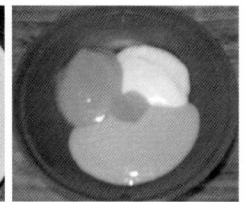

| 常菜 | 一口大 | きざみ | ミキサー |

図Ⅵ-35　副食の食形態調整の例

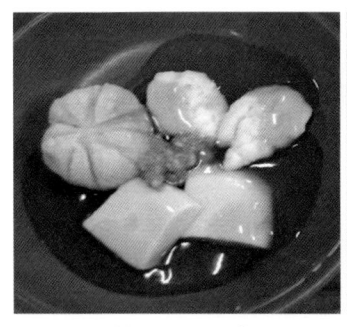

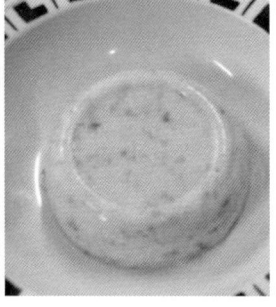

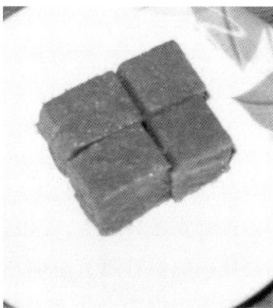

| 手作りソフト食 | ムースゼリーパウダー
（キューピー） | カットグルメ（旭松食品） |

図Ⅵ-36　高齢者ソフト食の例

療・福祉施設などにより多様化しているので注意を要する．ただし，常菜からミキサー食まで通常は5段階程度に分類されるのが一般的である（図Ⅵ-35）．副食は主食に比べるとメニューによって「食べやすさ」に差が出やすい．このため，より柔らかく調理したり，他の柔らかい食材へ変更したり，あんかけをしたりと，さまざまな工夫を必要とする場合が多い．特にきざみ食については，見た目にも凝集性に欠け，懸念する意見も多い．

黒田ら[1]は，きざみ食，ミキサー食に代わる副食形態として，高齢者ソフト食を提唱している．その要件は，

①舌で押しつぶせる程度の硬さであるもの
②すでに食塊となっているような形のもの
③すべりがよく，移送しやすいもの

である（図Ⅵ-36）．誤嚥，窒息のリスクは低く，佐藤ら[2]の報告では，高齢者ボランティアに試食してもらったところ，咀嚼様運動もみられたとの

ことである．一方，圧力鍋など設備の問題，コストの問題，コスト面で有利な市販高齢者ソフト食では「おいしくない」という意見があることも，現場の課題として留意するべきである．

食形態の調整は固形食のみならず，水分にも重要である．むしろ，水分のほうが流れが速い分，誤嚥のリスクが高く，さまざまな摂取法が提案されている（図Ⅵ-37）．最も簡便なのは，各社から販売されているトロミ調整食品を使用することであり，粘度を自在に調整することが可能である．ただし，舌触りや味はゼリーのほうが好まれる場合が多い．近年は褥瘡予防対応のために亜鉛などの微量元素を添加した水分補助ゼリーなども市販されるようになった．

3）食形態調整の実際

食形態調整に際しては，高齢者の食事場面を直接観察することが必須である．対象者に妥当な食

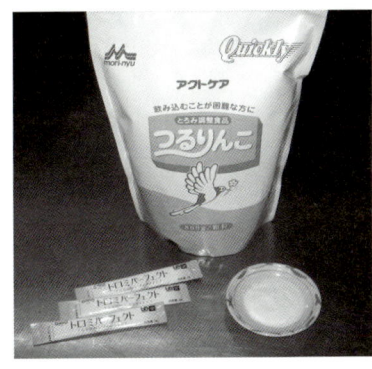

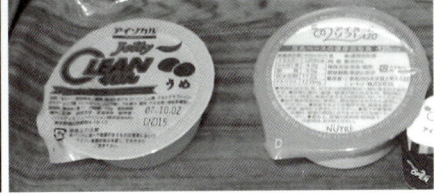

トロミ調整食品の例　　　水分補給ゼリーの例

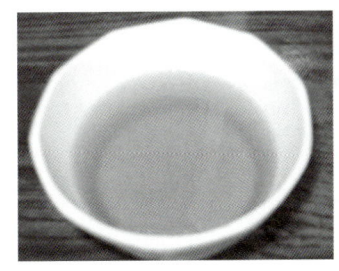

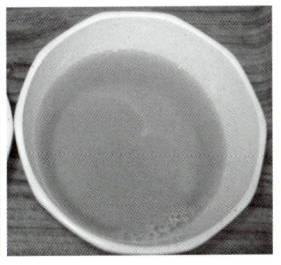

トロミ茶　　　茶ゼリー

図Ⅵ-37　水分摂取のための工夫

表Ⅵ-9　藤島の摂食・嚥下能力に関するグレード[3]

Ⅰ	重症 経口不可	1. 嚥下困難または不能，嚥下訓練適応なし 2. 基礎的嚥下訓練のみの適応あり 3. 条件が整えば誤嚥は減り，摂食訓練が可能
Ⅱ	中等症 経口と補助栄養	4. 楽しみとしての摂食は可能 5. 一部（1～2食）経口摂取 6. 3食経口摂取＋補助栄養
Ⅲ	軽症 経口のみ	7. 嚥下食で，3食とも経口摂取 8. 特別に嚥下しにくい食品を除き，3食経口摂取 9. 常食の経口摂取可能，臨床的観察と指導要する
Ⅳ	正常	10. 正常の摂食・嚥下能力

形態は，可能であれば関連職種でディスカッションしながら決めることが望ましいが，歯科に多い在宅訪問診療では難しいのが現状である．介護を担当するキーパーソンとの話し合いにより，段階的にメニューを策定するのが現実的である．その際，指標として有用なのは藤島による摂食・嚥下能力に関するグレード（藤島の摂食・嚥下能力に関するグレード，**表Ⅵ-9**[3]）をもとに食形態の指標を定めておくと分かりやすい（**図Ⅵ-38**）[4]．この場合，グレード6までは経口と補助栄養との併用になるため，経口摂取だけに傾倒し，経管や経静脈による補助栄養をおざなりにしないよう，注意が必要である．

食事は生きることそのものである．疾患からの回復過程においては，万全なる専門的サポートが重要であるが，ガイドラインとしていかに優れた指標が呈示されようとも，高齢者の個性は年齢にかかわらず千差万別である．無歯顎でも普通食を

3　食事に対する指導　163

食物形態	グレード1,2 経口摂取不可	グレード3 開始食 咽頭部をスムースに通過するもの	グレード4 訓練食Ⅰ 粘膜への付着性が低いもの	グレード5 訓練食Ⅱ 訓練食Ⅰより粘膜への付着性が高いものを追加する	グレード6 訓練食Ⅲ 訓練食Ⅱに加えミキサー（ペースト・ピューレ）状のものを追加する	グレード7 嚥下食 3食の嚥下食を経口摂取	グレード8 普通食 特別食べにくいものを除いて3食を経口摂取している	グレード9 普通食 食べ物の制限はなく3食経口摂取しているが医学的配慮あり	グレード10 普通食 食物の制限はなく3食経口摂取している（正常）
食事内容 主食			重湯ゼリー	重湯ゼリー	<朝> 粥～ミキサー <昼> 粥～ミキサー <夕> 粥～ミキサー		問わない		
副食			みそ、練り梅等 アイソカルジェリー くりん	みそ、練り梅等 アイソカルジェリー くりん アイオールソフト	みそ、練り梅等 ヨーグルト ジャム / 肉、魚のペースト フルーツピューレ / 肉、魚のペースト フルーツピューレ	きざみ 極きざみ ミキサー 流動食	軟菜 あんかけ	常菜 <但し、嚥下・むせなど問題あり> 一口大	常菜 （正常）
飲料		お茶ゼリー	お茶ゼリー	お茶ゼリー	とろみ茶 / とろみ茶 / とろみ茶	問わない	とろみあり	とろみなし	とろみなし
エネルギー量		5kcal	95kcal	215kcal	210kcal / 300kcal / 300kcal 合計810kcal	900～1,600kcal	1,400～1,600kcal	1,400～1,600kcal	1,400～1,600kcal
蛋白質量		0g	0g	4.9g	3.2g / 24.5g / 24.5g	10～60g	50～70g	50～70g	50～70g

（（医）賀新会　介護老人保健施設ニューエルダーセンターでの例）
（文献4を参考に作成）

図Ⅵ-38　藤島グレードと食物形態

希望する場合，誤嚥リスクが高くても水分へのトロミ調整を拒否する場合，低栄養状態でも摂食を拒否する場合，意思疎通困難により食思の有無が分からないなど，経口摂取をめぐり，関係者を悩まし得る要因は実に多い．食形態調整は高齢者の摂食・嚥下リハビリテーションにおいて重要な切り札であるが，当事者不在の調整では意味をなさない．その人を理解しよう，という姿勢が重要であろう．「食べてみたい」と意欲を引き出すうえでの食形態調整であるべきである．

（石田　瞭）

文献
1) 黒田留美子：家庭でできる高齢者ソフト食レシピ，河出書房新社，東京，2003．
2) 佐藤桂子，犬飼道雄，石田　瞭，他：ソフト食の有用性に関する検討，静脈経腸栄養，22(1)：72，2007．
3) 藤島一郎：脳卒中の摂食・嚥下障害第2版，85，医歯薬出版，東京，1998．
4) 金谷節子編著：ベッドサイドから在宅で使える嚥下食のすべて，80，81，86，医歯薬出版，東京，2006．

2　食事介助法および誤嚥時の対応

1) 食事介助法

歯科が遭遇することが多い在宅や施設の嚥下障害例は慢性期であり，目立った機能改善は見込めないことがある．また，認知機能が低下しており，指示した訓練や嚥下方法を遂行できないことが多い．そのような症例に対して有効なアプローチが食事介助である．手技は直接訓練と共通するものもあるが，食事介助は現有の機能を利用した「介助」であるため，その目的や考え方が異なる．

食事介助の方法について便宜上5期に分けて（**表Ⅵ-10**）[1] 説明を行う．

表Ⅵ-10　食事介助法[1]

①先行期
・食事の時間・場所
・食事の温度・味
・テーブルと椅子
・食器

②準備期
・食事内容の決定
・増粘剤の使用
・口腔乾燥への対応
・摂食の介助

③口腔期
・リクライニング

④咽頭期
・姿勢
・口に入れるペース
・食べる順番（交互嚥下）
・摂食の介助

⑤食道期
・胃食道逆流への対応

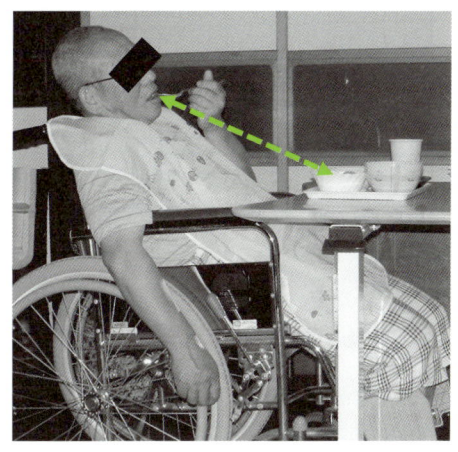

図Ⅵ-39　不適切なテーブルと椅子
肘置きがテーブルに当たる椅子は，皿から口までの距離が大きくなり食べこぼしが増える．この状態でこぼさないように口を皿に近づけると，頸部が伸展し誤嚥のリスクが上がる．

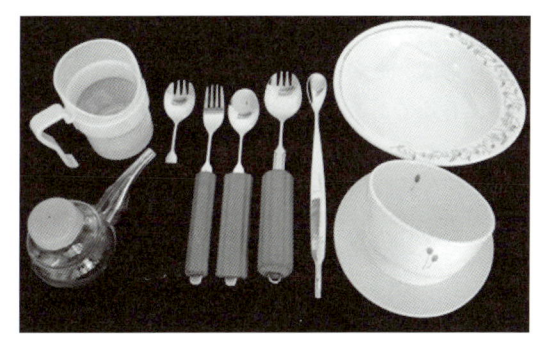

図Ⅵ-40　要介護者向けの食器

(1) 先行期
①食事の時間・場所

高齢者の経口摂取は体調に影響されやすい．体調が良い時間帯に必要栄養量を稼ぐのが有効である．1回の食事時間が長すぎる場合は，間食で補う，少量で高カロリーな食事にする，といった工夫で時間を短くする．認知症の症例などでは，嚥下に集中できる環境を提供することも重要である．

②食事の温度・味

温度と味は，はっきりしている方が嚥下しやすい．疾患や栄養バランスを考慮したうえで，嗜好に合わせた食事を提供することも有効である．

③テーブルと椅子（図Ⅵ-39）

テーブルと椅子のセッティングは重要である．
図Ⅵ-39に不適切な一例を示す．また，それ以外の場合でも，テーブルが低いと皿と口の距離が大きくなり食べこぼしが増え，高いと皿を見上げて頸部伸展位になり誤嚥の頻度が増加する．半側空間無視があるときは，食器の位置にも工夫が必要である．

④食器（図Ⅵ-40）

スプーン：すくう部分の全体が口の中に入るようなスプーンが良い．また，自食例では把持部を太くしたり，角度をつけたりすると食べやすくなることがある．

コップ：誤嚥防止には頸部前屈姿勢で飲めることがポイントである．飲むときに鼻が当たる部分を切り取ったコップや飲み口の広いコップが良い．

皿：上肢に麻痺がある症例では，すくうときに手首を返さなくていいように浅い食器が望ましい．さらに，すくうときにスプーンを当てる「壁」が付いている食器が使いやすい．

(2) 準備期
①食事内容の決定

機能評価に基づいた食事形態が選択されていないことが多い．歯・義歯・口腔機能をみて，機能に

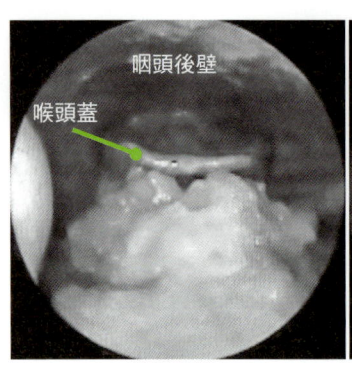

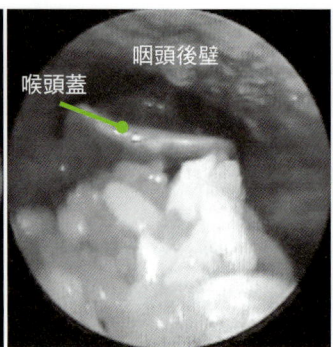

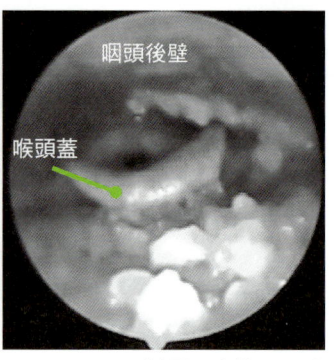

(左図　文献3より)

図Ⅵ-41　嚥下内視鏡所見（着色した米飯摂取時）
可能であれば内視鏡検査で食塊形成機能を評価したうえで食事内容を決定できるとよい．
左：健常者．食塊形成良好である，中央：咀嚼障害例．米飯の粒が残っている
右：口腔乾燥症例．米飯は粉砕できているが，唾液と混ざらず咽頭に張り付いてばらけている

適した食事を提供することが非常に重要である[2]（図Ⅵ-41）[3]．

②増粘剤の使用

増粘剤は，適切に使うと食塊形成を助け，誤嚥防止に有効である．使用するときは，入れてしばらくしてからトロミがつく，食品によってトロミのつき方が違うという特徴があることを知っておく．

③口腔乾燥への対応

唾液が不足すると食塊形成が困難になる（図Ⅵ-41）．水分を多く含んだ食事内容にする，もしくは交互嚥下を利用した介助が有効である．

④摂食の介助

最適な一口量は症例によって異なり，少ない方が安全な場合と，多い方が効率良く食事ができる場合がある．口腔や咽頭の片側に麻痺がある症例では，食物が麻痺のない方を流れるように介助すると良い．

(3) 口腔期

・リクライニング位（154頁　図Ⅵ-23参照）

リクライニング位は重力で送り込みを助ける方法である．リクライニングを水平位に近づけるほど自食が困難になる．また，水平位に近いと食物が一気に咽頭に流れ込んで誤嚥の原因になること

もあるので注意する．症例ごとに適した角度を見つけるのがポイントである．

(4) 咽頭期

①姿勢

頸部が前屈位になっていると誤嚥のリスクが減ることが知られている（図Ⅵ-42）．片側性の麻痺の場合には，麻痺のない方に食べ物が流れるようにするとよい．

②口に入れるペース

食物を口に入れるペースを遅くするだけで誤嚥が減ることがある．介助のときは，嚥下したことを確認してから次の食事を口に入れ，むせたときには介助を止めて誤嚥物の排出を待つと良い．

③食べる順番（交互嚥下）

苦手なものを連続して摂取すると，食事時間が長くなることや咽頭貯留が増えることがある．苦手なものと得意なもの（好きなもの）を交互に摂取すると（交互嚥下），食事時間の短縮や誤嚥防止に有効である．

(5) 食道期

①胃食道逆流への対応

嚥下障害の症例では，さまざまな理由により胃食道逆流の頻度が上がるといわれている．防止に

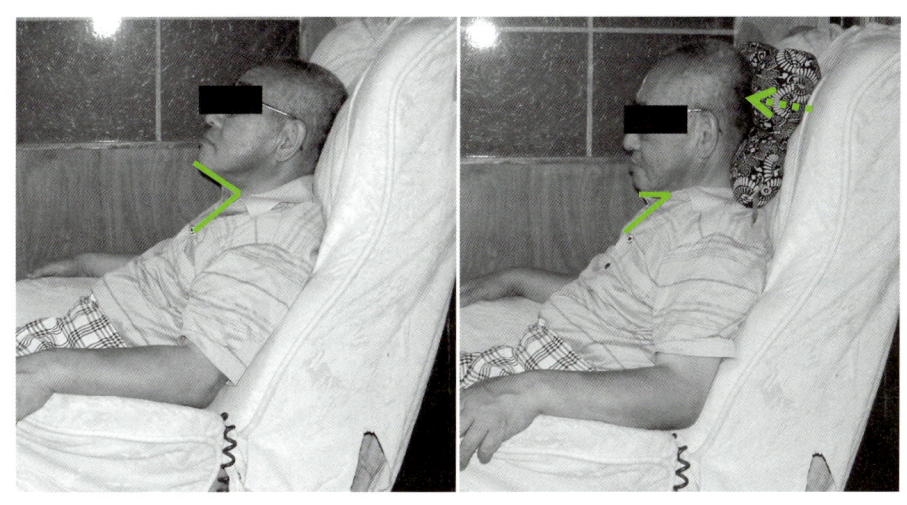

図Ⅵ-42 姿勢の介助
左：介助なし，右：枕を用いた頸部前屈位
症例が自分の意思で動けない場合には，枕やクッション等で理想的な姿勢を介助者が作り出す必要がある．

は，食事後（食事注入後）30分以上，30度リクライニング位〜座位を保つと良いとされる．

以上，代表的な食事介助の方法について列挙した．症状が同じであっても，最適な介助方法は症例ごとに異なることも多いので，多くの手技を知っておくことが重要である．

2）誤嚥時の対応

誤嚥に引き続き肺炎が生じるかどうかは，侵襲と抵抗のバランスで決まる[4]．呼吸が浅い，咳が弱い，不顕性誤嚥の症例は，誤嚥が肺炎に繋がりやすいため適切な対応が必要である．ここでは，呼吸理学療法の観点からみた誤嚥時の対処法を説明する．基本は「誤嚥したものを呼気を利用して出す」という考え方である．慣れないと歯科単独ではできないこともあるが，知識として身につけて他職種と連携することが重要である．

（1）タッピング

背中を軽く叩くことを指すが，座位の状態でタッピングを行うと誤嚥物が重力でさらに気管の深い所に入り込むため危険である．わが国では，むせている症例の背中を叩くという習慣があるが，基本的に誤嚥時のタッピングは禁物である．

（2）ドレナージ位（**図Ⅵ-43**）

肺内に入った誤嚥物を，重力を利用して中枢気道へ誘導排出する方法である．座位で誤嚥した場合には，誤嚥物は一般には右肺底部に流れる．これは右の気管支が左より太く，角度も小さいためである．したがって，誤嚥した後には，右肺を上にした体位で保持すると効果的である．体幹が左に傾斜している症例では左肺に，リクライニング位の症例では背側に誤嚥物が入る率が高くなる．その場合はそれぞれ左上体位，腹臥位を考慮する．

（3）呼吸介助（**図Ⅵ-44**）

呼吸が浅い症例に対して，排誤嚥物のために強制的に深く呼吸させることで誤嚥物の排出を促す方法である．必ず自発呼吸と同期させ，呼気時に胸郭を圧迫して呼出を補助する．ドレナージ位を取り，誤嚥物の貯留する部位の胸郭を狙って呼吸介助する方法をスクイージングというが，詳細は他書に譲る．

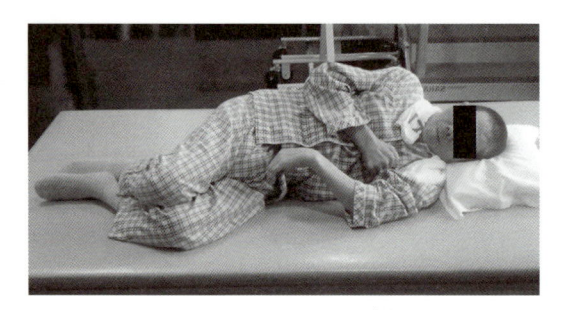

図Ⅵ-43 ドレナージ位
右肺に誤嚥物が入ったときに有効なドレナージ位である．

(4) ハフィング

気道内誤嚥物の移動を目的として，声門を開いたまま強制的に呼出を行うことをいう．協力が得られない症例では施行が難しい．

(5) 咳嗽介助

咳嗽の効果を高めるために，咳嗽に合わせて胸部または腹部を徒手的に固定あるいは圧迫することである．ポイントは症例が咳嗽をするタイミングに合わせることであり，慣れが必要である．

(6) 気管圧迫法（図Ⅵ-45）

経皮的に気管を圧迫することで咳嗽反射を誘発する方法である．意思疎通ができない症例や意識的に咳嗽ができない症例に対して効果的である．

以上が代表的な誤嚥時の対応法である．禁忌としては，疾患急性期，血行動態が不安定，気胸，肺出血，脳浮腫などがある．加えて，排誤嚥物の手技は胃食道逆流を促しやすいので，臨床では排誤嚥物の効果・利点と胃食道逆流の危険性のバランスをみて，治療方針を決定するのが重要である．

（野原幹司）

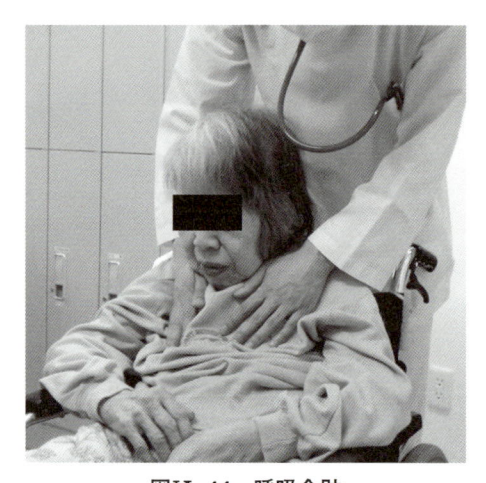

図Ⅵ-44 呼吸介助
嚥下障害の症例では，座位やリクライニング位で行う上部胸郭呼吸介助法の適応になることが多い．

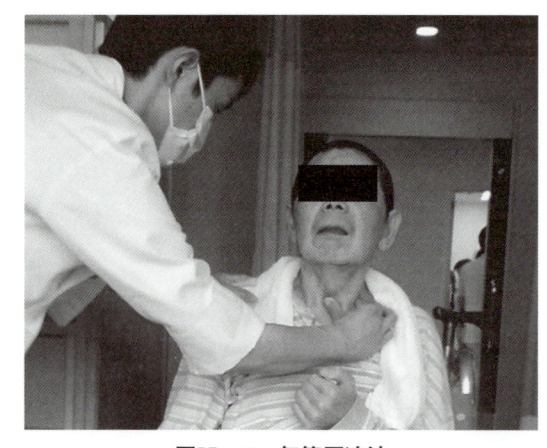

図Ⅵ-45 気管圧迫法
咳を誘発できない症例も存在するので，効果の無い圧迫を続けないように注意が必要である．

文献

1) 野原幹司，他編著：訪問歯科診療ではじめる摂食・嚥下障害へのアプローチ，60-77，医歯薬出版，東京，2007．
2) 佐々生康宏，野原幹司，小谷泰子，他：内視鏡による食塊形成機能の評価—健常有歯顎者を対象として—，老年歯学，23：42-49, 2008．
3) 野原幹司：訪問で行う摂食・嚥下障害の検査，戸原 玄編，訪問で行う摂食・嚥下リハビリテーションのチームアプローチ，28-35，全日本病院出版，東京，2007．
4) 野原幹司，他：現場の疑問に答える，塩谷隆信，高橋仁美編著，呼吸リハビリ徹底攻略 Q & A，196-197，中外医学社，東京，2009．

第VII章 歯科受診を妨げる要因と対応

1 歯科受診を妨げる要因

　本章では移送，移動に関する問題を論ずることにする．歯科受診を妨げる要因の一つとして通院の困難さがあげられる．しかし，通院の困難さのみならず種々の問題が歯科受診を妨げる要因としてあげられている．そこで，歯科受診を妨げる要因について概説する．

1 バリアフリー

　高齢者，障害者等の移動等の円滑化の促進に関する法律（2006年12月20日施行）は高齢者，障害者等の円滑な移動および建築物等の施設の円滑な利用の確保に関する施策を総合的に推進するもので，歯科受診を妨げる要因を除くバリアフリーを促進するものである．バリアフリー化にあたってはハード面のバリアフリーのみならずソフト面でのバリアフリー，心のバリアフリーの促進が大切である．

2 歯科受診を妨げる要因

　要介護高齢者の歯科受診を妨げる要因として，患者側の要因（表Ⅶ-1）[1〜5]，家族・介護者側の要因（表Ⅶ-2）[1〜5]，医療従事者側の要因（表Ⅶ-3）[2〜4]に大別して考えてみる．

　定期的に歯科健診・検診を受けている高齢者は，歯科的な問題が容易に発見され歯科治療を受けることができる．要介護高齢者が自ら痛みなどを訴えれば家族や介護者は歯科受診を考えることになる．しかし，要介護高齢者が痛みなどの口腔の問題を訴えないために周囲の家族や介護者は気が付かないことがある．家族や介護者の歯科的知識が十分ではないため，要介護者の口腔の問題を発見し歯科受診に結びつけるのは難しい場合がある．

　たとえ歯科的問題に家族や介護者が気付いても，歯科治療の必要性の認識不足，過重な介護負担などのために歯科受診につながらないこともある．家族や介護者にとって通院は新たなる負担になる．過重な介護負担は歯科受診を妨げる大きな要因である．たとえ歯科訪問診療が利用できても，他人を自宅に入れたくないという理由で，また要介護高齢者の歯科治療に対する恐怖心やあきらめにより要介護高齢者が治療を拒否することもある．

表Ⅶ-1　歯科受診を妨げる患者側の要因[1〜5]

歯科治療の必要性に対する認識の不足・欠如
歯科治療の有益性に対する認識の不足・欠如
歯科的問題を表現することが困難
歯科治療に対する恐怖・あきらめ
歯科診療への協力困難*
全身疾患
移動困難
経済的問題

*理解できない，開口できない，体位が保持できない，診療に耐えられないなど

表Ⅶ-2　歯科受診を妨げる家族・介護者側の要因[1〜5]

口腔の問題に対する発見能力の不足・欠如
歯科治療の必要性に対する認識の不足・欠如
歯科治療の有益性に対する認識の不足・欠如
過重な介護負担・多忙
移送手段の確保困難
自宅での診療拒否

表Ⅶ-3 歯科受診を妨げる医療従事者側の要因[2〜4]

知識・技術の不足（治療の困難さ）
リスク管理の困難さ・安全確保に対する不安
往診・歯科訪問診療に関連する種々の制約
経済的問題

健康なときからの歯科とのかかわりは歯科受診に大きな影響を及ぼす．誕生から生涯にわたって口腔管理を行っていれば，要介護状態になっても歯科とのかかわりが継続しやすいといわれている．要介護者・家族の問題には歯科医療従事者が積極的にアプローチし，口腔の健康の重要さに理解を得るとともに問題を発見し，障害を取り除いていく必要がある．

要介護高齢者の歯科治療は難しいうえに協力が得られない場合が多く，リスク管理が困難になりやすいことが特徴である．歯科医院での治療と比較して，歯科訪問診療では診療環境や設備などが劣る．これらは歯科医療従事者に対して要介護高齢者の歯科治療を躊躇させる要因となる．

3 移送，移動

歯科医院で歯科治療を受けるときには，自宅・施設と歯科医院の間を往復する必要がある．車いす利用の場合の移送・移動に関する問題を**表Ⅶ-4**に示す[4,6]．

通院の困難さは歯科受診の断念につながる．たとえ歯科医院の前に行くことができても歯科医院がバリアフリーでないため，歯科医院に入れないという場合もある．また，たとえ通院手段が確保できても家族や介護者に対する遠慮から要介護高齢者が受診をあきらめる場合がある．通院が不可能な場合には歯科訪問診療や往診による対応が考えられる．

（下山和弘）

表Ⅶ-4 車いすの利用のためのチェックポイント[4,6]

1．自宅・施設から歯科医院への移送，移動
　・自動車の利用，駐車スペースの確保
　・車いすで利用可能な公共交通機関（エレベータの設置状況など）
　・車いすの通行可能な歩道
2．建物の入り口から歯科医院内部まで
　・エレベータの設置状況
　・補助的な移動装置
　・出入り口（幅，段差，ドアの開閉，ドアの取手の位置や形状）
　・通路・床（幅や段差の有無など）
　・受付・待合室の構造
　・車いす使用者が利用可能なトイレ
3．診療台への移乗
　・車いすが使用できるスペース確保
　・車いすと診療台の間の移乗方法（装置，用具，介助方法）

文　献

1) Dolan TA and Atchison KA : Implication of access, utilization and need for oral health care by the non-institutionalized and institutionalized elderly on the dental delivery system, J Dent Educ, 57 : 876-887, 1993.
2) Fiske J, Griffiths J, Jamieson R and Manger D : Guidelines for oral health care for long-stay patients and residents, British Society for Disability and Oral Health, 2000.
3) Paley GA, Slack-Smith LM and O'Grady : Aged care staff perspectives on oral care for residents : Western Australia, Gerodontology, 21 : 146-154, 2004.
4) Ragalis K : Care of patients with disabilities, Clinical Practice of the Dental Hygienists, 870-898, Lipponcott Willams & Wilkins, Baltimore, 2009.
5) Frenkel HF : Behind the screens : care staff observations on delivery of oral health care in nursing homes, Gerodontology, 16 : 75-80, 1999.
6) Dougall A and Fiske J : Access to special care dentistry, part 1. Access, Br Dent J, 204 : 605-616, 2008.

2 移動手段の確保

1 移動手段の確保

　高齢者，障害者等の移動等の円滑化の促進に関する法律（2006年）の制定にもみられるように，高齢者や障害者の生活の質を保証するためには，移動（モビリティー）の確保は非常に重要である．

　わが国では公共交通機関のノンステップバスや道路の段差の解消，視覚障害者のための点字ブロックの敷設など高齢者や障害者の移動に対する対策は国際的にみても，多くの面において遜色のないレベルに達している．そしてバリアフリー，ノーマライゼーションからユニバーサルデザインへと考え方が広がり，誰もが生活しやすい社会環境の実現への歩みが始まっている．

　しかし，高齢者や障害者などの長く歩けない移動制約者，車いすなどを利用する移動困難者に対して，ドアtoドアのサービスを行政や民間により組織的に提供するソフト面の対策であるSTS（special transport system）については，欧米に比べてはるかに遅れている．アメリカでは1990年にADA（障害を持つアメリカ人法）が制定され，これらのシステムの充実が図られている．このシステムは公共交通機関を障害者が容易に利用できるように公共交通事業者に義務づけたもので，患者の通院や外出を容易にするための非常に有効なシステムではあるが，一方，公共交通機関に依存した運営を行った場合，自治体の負担が大きい．また，個別輸送に近い形態で行った場合には個人負担が大きくなるというコスト面の問題が生じる．

2 歯科受診のための移動

　歯科受診は通院回数が医科受診に比べ複数回に及ぶことが多い．歯科受診に伴う移動を毎回，個人に依存するには限界があり，そのために治療内容までが制限されることも少なくない．わが国の医療機関の中には独自の送迎バスで患者の通院を援助しているところもあるが，その数は少なく，ほとんどの場合において，個人や施設の独自の対応，使用回数の制限など制約の多いNPO法人のサポートや介護タクシーの利用に頼っているのが現状である．欧米のSTSのような行政支援による低コストで利用しやすいシステムの構築が期待される．

3 移動のための福祉車両

　足腰の弱った高齢者や障害者が通院などのために外出するということは，本人はもとより介護者にとっても大きな負担になる．自動車の使用はドアtoドアの移動が可能になり，外出の負担が大きく軽減できる．しかし，普通の自動車では足腰の弱った高齢者や障害者の乗降的負担となることが多い．また，車いすから移乗する場合でも，自動車と車いすの座面の高さが異なるなどの構造的要因のために容易ではない．これらの問題を解決するためには専用の福祉車両の利用が望ましく，その市場も右肩上がりに拡大している[1]．

　福祉車両には介護用（介助型）と自繰型がある．介護用車両には車いす仕様車と乗降補助装置付き車の2種類がある．自繰型は脊髄損傷者などが自分で運転できるように改造した車両である．わが国では，道路交通法の規制により車いすのままでの運転ができないなど制限が多く，使用できる高齢者，障害者は限られているので，本稿において

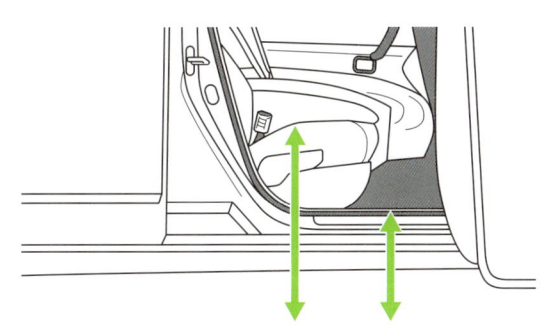

図Ⅶ-1　運転席の座面とドアステップの高さ

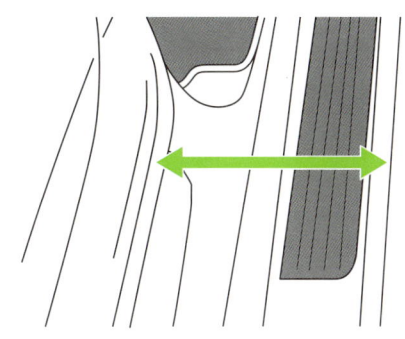

図Ⅶ-2　運転座面からロッカアウタパネルまでの距離

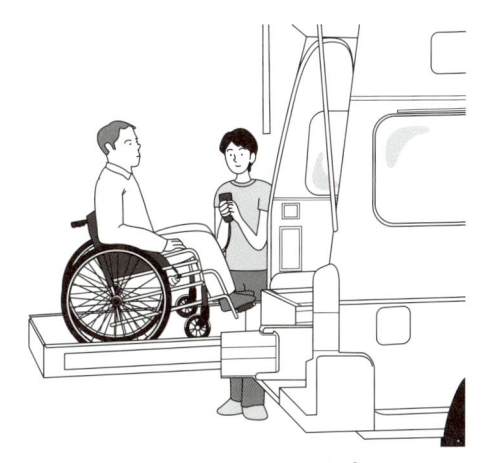

図Ⅶ-3　リフトタイプ

は介護用車両についてのみ記載する．

　介護用（介助型）車両は，病院や施設の他，高齢者や障害者を有する家族が送迎目的で個人的に購入する例も増えてきている．

　患者が無理なく移乗でき，さらに乗降に際して介助者の負担も少ないものが望まれる．

4　介護用車両の要件

1）車いすから降りて乗降する車両

　車いすから乗降する場合や下肢に障害があるときは体重を主に上肢で支えながら，横に移動することになる．車いすの乗降が自分でできる，もしくは介助されてできる人に適している．最近は，助手席や 2 列目のシートが回転して外に出て乗降を容易にしているものもある[2]．

　(1) 座席の高さ

　座面が高すぎると臀部を持ち上げることができず，乗降が困難になる．座面の高さが 55 cm を超える自動車を選択する場合は，この点に注意を要する．

　(2) ドアステップの高さ

　乗車の際に容易に下肢を持ち上げることのできる高さよりも低いものがよい（図Ⅶ-1）．

　(3) 座席からロッカアウタパネルまでの距離

　近年，側面衝突の安全性確保のためこの距離が遠くなっているものがあるが，離れていると転落などの危険がある（図Ⅶ-2）．

2）車いすのまま乗降する車両

　常に車いすを利用し座席への移乗が困難な人，あるいは通常の自動車の座席では座位が安定しない人に適している[2]．

　(1) 乗り込み方による分類

　①リフトタイプ（図Ⅶ-3）

　介助の負担が少ないが地面から高くなり不安感を与える．また落下の危険もある．

　②スロープタイプ（図Ⅶ-4）

　室内床が比較的低く，安心感を与えるがスロープを上る際に介助者の負担が大きい．

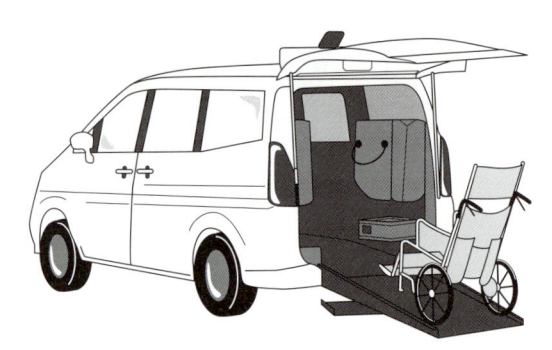

図Ⅶ-4　スロープタイプ

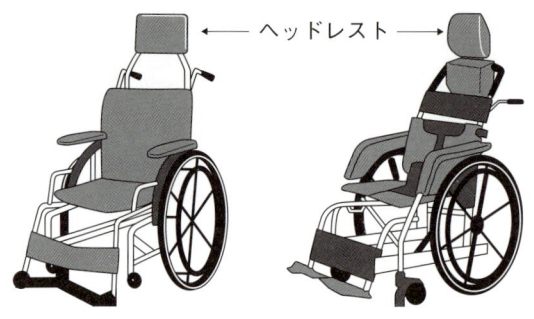

図Ⅶ-5　安全基準に適応した専用の車いす

(2) 車いすの要件
①体に合ったもの
凸凹道の走行や緊急回避時等の車両の挙動の変化により体位が大きく変化しないものがよい
②車両のシートベルトが通りやすいもの
③ヘッドレスト
通常の車いすにヘッドレストは付帯していないので，後付ヘッドサポートを利用してもよい
④ISOの衝突実験に適合しているもの（図Ⅶ-5）
⑤注意事項
車いすは自動車専用のシートではないため，下記のような注意が必要である．
　a．車両の固定装置にしっかりと固定する．
　b．骨盤と胸郭をしっかりシートベルトで固定する
　c．走行条件によりシートから体がずれたり，落下したり，天井に頭をぶつけたりすることがあるので運転には十分注意する．

3) 日本自動車工業会の指針
　福祉車両を選ぶ際は，日本自動車工業会でも指針を出しているので，それらを利用して購入前には十分に検討する必要がある[3]．

（三浦雅明）

文　献
1) 曽我部仁志：最近の福祉車両の開発, 日本旅行医学会学会誌, 3（1）：18-22, 2005.
2) 保健福祉広報協会編：福祉機器選び方・使い方 2007, はじめての福祉車両, コミュニケーション機器, 自助具, 5-19, 東京, 2007.
3) 泰松　潤：福祉車両の種類と選び方, リハビリテーションエンジニアリング, 24（2）：88-91, 2009.

3 診療室・診療台への移動・移乗の方法

本稿においては，車いすを利用している肢体不自由者や高齢者，そしてそれを介助する介護者がさまざまな条件において，ストレスなくかつ安全に診療台に移乗するための方法について述べる．

1 車いすの構造

基本的な構造や動作の仕組みを知ることはスムーズで安全な移乗を行う際に重要である．あらかじめ十分な知識や操作方法を習熟することにより，実際の移乗に際して事故の発生を防止することができる．

ブレーキは移乗の際に必ず使用するものである．その位置や操作方法は車いすの種類によって異なることがあるので，前もって熟知しておく必要がある（図Ⅶ-6）．

2 車いすの種類

車いすの種類は大別すると標準型，背板付リクライニング型，スポーツ型および電動型があり，使用目的により選択する．

3 移乗方法

車いすからの移乗の方法には立位移乗，座位移乗およびリフターによる移乗があり，使用者や介助者および使用環境の条件により選択する必要がある．

1）立位移乗

車いすから一度立ち上がってから診療台に移る方法で，特別な器具の使用もなく簡便なため，多くの場面で使用されている．

（1）立位移乗の適応

適応条件が満たされていないと，患者ばかりでなく介助者の安全確保もできず，負担も増大し，患者の転倒や介助者の腰痛の原因となる．近年，介助者の肉体的負担の軽減や患者の転倒予防など

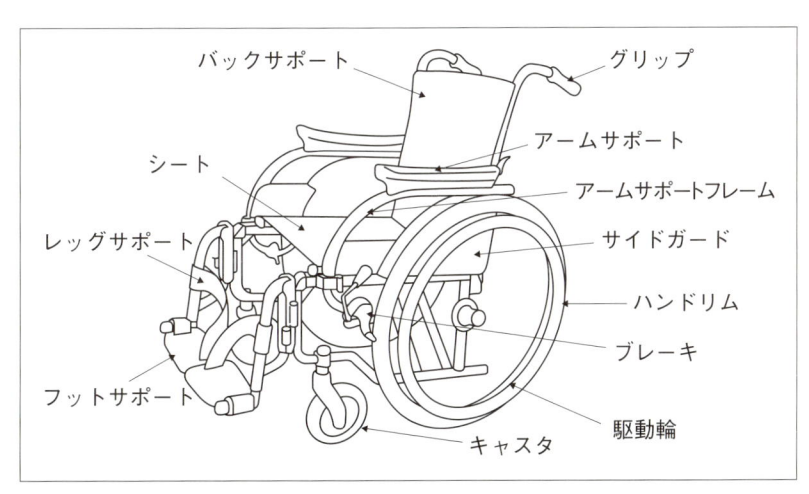

図Ⅶ-6 車いすの構造

の安全性の面からも，その適応は限定されてきている．

①本人の機能

何かにつかまることにより，または少しの介助でゆっくりと車いすから立ち上がり座ることができるだけの筋力が必要である．

②車いすの条件

車いすから立ち上がるときに下肢を後方に引く必要があるため，フットサポート，レッグサポートを移乗時にはね上げられる，または外せる構造が望ましい．

③環境の条件

車いすの高さが移乗先と異なると大きな負担がかかるので，移乗先の高さが車いすのクッションの高さと同等であることが望ましい[1]．

④介助者の条件

患者を軽く支えてもふらつきや転倒のおそれがある場合にはすみやかかつ確実にサポートできる体勢を介助者がとれることが必須である．

(2) 立位移乗の工程

車いすから立ち上がる，立ち上がったままその場で回転する，移乗先に座るという三つの工程が必要である（図Ⅶ-7）[2]．これらのうちひとつでもできない場合は転倒や介助者の腰痛などの身体的危険や不安定な動作による精神的苦痛を与えることもあるので，他の移乗方法を選択するべきある[3]．

①車いすから立ち上がる

a．足を後方へ引く（図Ⅶ-7 a）

なるべく車いすのシート前端に移動（端座位）した後，足を手前に引く．このとき膝の角度が90度以下になるようにすると下肢や腰への負担を減らすことができる[2]．

b．体幹の前傾移動を誘導する（図Ⅶ-7 b）

前傾移動を十分に行うことにより重心が前下方に移動し臀部が浮きやすく立ちやすくなる．

c．立ち上がる（図Ⅶ-7 c）

股関節，膝関節等を伸展し重心を上方に移動する．立ち上がったときに介助者の両膝で患者の麻痺側の膝を挟むと麻痺側の下肢の膝折れを防ぐことができる．

②立ち上がったままその場で回転する（図Ⅶ-7 d）

両側の下肢に交互に体重移動しながら臀部の向きを変える．片麻痺があれば健側（麻痺していない側）に体重をかけたまま臀部の向きを変える．

③移乗先に座る（図Ⅶ-7 e，f）

十分に前傾したまま臀部をまず着座させた後に体幹を伸展させる．立ち上がるときよりも下肢の筋に負担がかかるので，患者は診療台の背板などを健側の手でつかむと楽である．

(3) 診療台への移乗の方法と手順

上記の基本的な移乗工程をふまえたうえで行う．移乗方法は基本的には患者が普段行っている，すなわち慣れている方法が不安感を与えずスムーズに行える場合が多い．しかし，明らかに不自然である場合や危険を伴うような場合においては適切な方法を指導して，慣れてもらうようにする[4]．

①右片麻痺患者の場合

a．車いすから診療台への移乗

原則として移乗しようとする診療台の方向に健側が向くような位置をとる．

a）車いすの位置づけ

車いすを診療台に対して左側（健側）から診療台のフットレスト側に向けて約30度の角度で斜めに寄せる（図Ⅶ-8）[5]．これによりつかまることのできる診療台の背板に手が届きやすく，体幹の前傾具合もほどよく移乗しやすくなる．

b）臀部の移動

両側のブレーキをかけ，フットサポートを上げるか外して，両足が床にしっかりと着くように臀部をシートの前方へ移動させる．

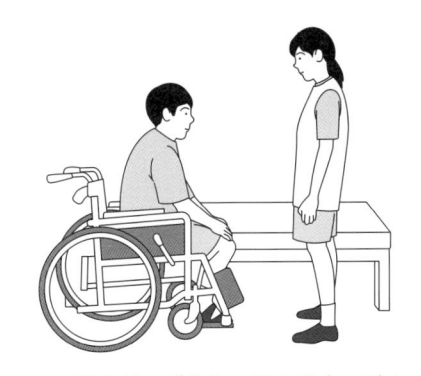

a：お尻を前へずらし，足を後方へ引く

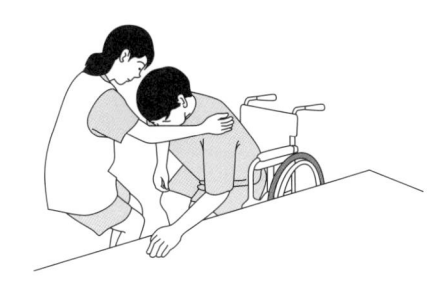

b：体幹の前方移動を誘導する

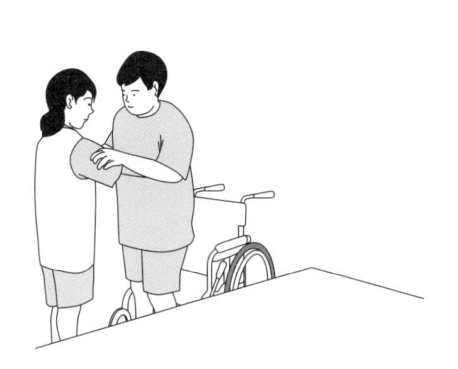

c：立ち上がり

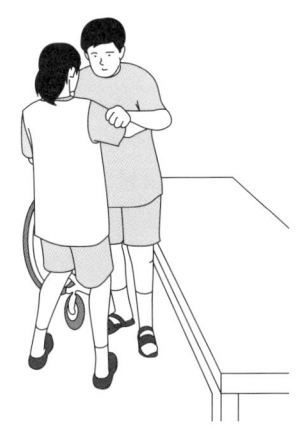

d：身体の回転を誘導する

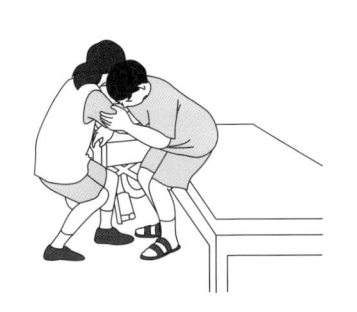

e：身体の前傾を誘導する

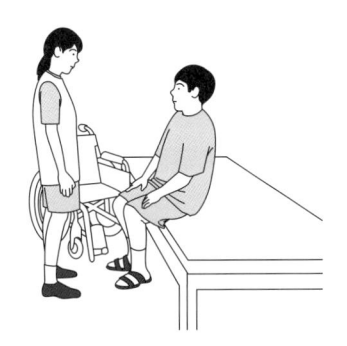

f：ベッドに座る

図Ⅶ-7　立位移乗の工程[2)]

c）立ち上がり準備

上体を前傾させて，重心を下肢の方へ移し，立ち上がりやすいような状態を作る．このとき介助者の肩に患者の健側（左）の手をかけさせ，介助者は患者の麻痺側（右）の腰に手をかけて万が一の転倒などに備えて，しっかりと腰部の衣服（ベルトなど）を把持する（図Ⅶ-9 a）．

また右下肢の膝折れに備え，介助者の両膝で

患者の右膝を挟む.
d）立ち上がり

なるべく介助者は患者に体幹を近づけながら患者に立ち上がるようにうながす（図Ⅶ-9 b）．および腰で患者から体幹を離すと腰に過剰な負担がかかり腰痛の原因となる．

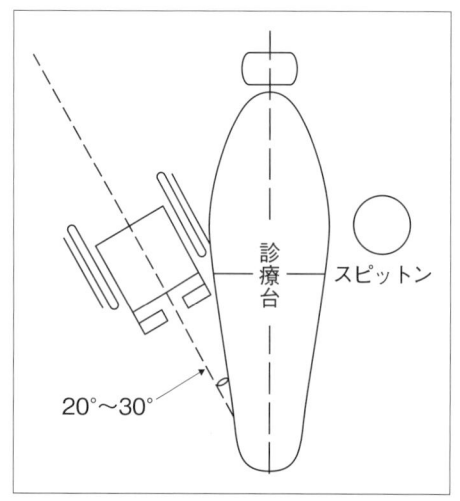

図Ⅶ-8 右片麻痺患者が車いすから診療台へ移る場合の位置関係[5]

左片麻痺患者が診療台から車いすへ移る場合もこの位置関係になる．

e）回転

完全に立ち上がったことを確認した後，診療台と平行になるようにゆっくり回転する．このとき患者は診療台の背板の近くに立つと着座してからの移動が少なくてすむ．

f）着座

体幹の前傾を十分にゆっくりと誘導しながら診療台に横向きに着座させる．

g）姿勢の調整

背中を背板につけながら健側の足から順に診療台上に乗せる（図Ⅶ-9 c）．

b．診療台から車いすへの移乗

a）車いすの位置づけ

車いすの向きは診療台への移乗のときと逆になる．すなわち車いすを診療台に対してフットレスト側からヘッドレスト側にむけて約30度の角度で斜めに寄せる（図Ⅶ-10）[5]．後は車いすからの移乗と逆の手順に行う．

b）体幹の前傾

両足を診療台の右側に下ろし十分に体幹を前傾させる．

c）立ち上がりの準備

介助者の肩に健側（左）の手をかけ，介助者

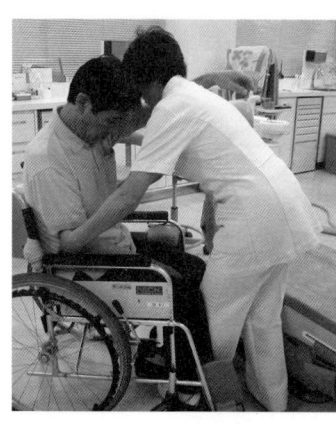

a：しっかりと腰部の衣服（ベルトなど）を把持する

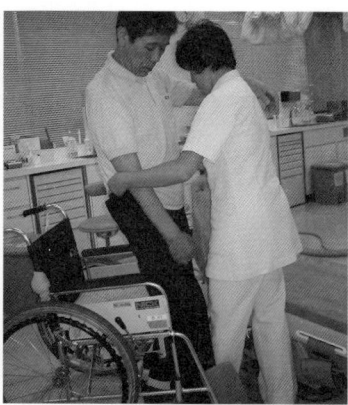

b：患者に立ち上がるようにうながす

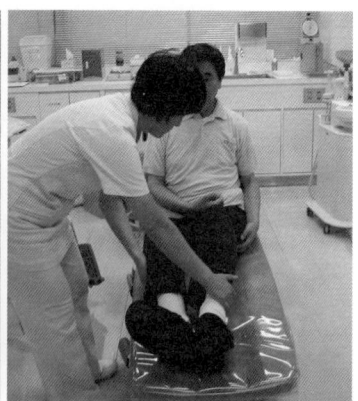

c：健側の足から順に診療台上に乗せる

図Ⅶ-9 右片麻痺患者の車いすから診療台への移乗

は麻痺側（右）の腰に手をかける（**図Ⅶ-11 a**）．
d）立ち上がり

なるべく介助者は患者に体幹を近づけながら患者に立ち上がるようにうながす．このときも右下肢の膝折れに備え，介助者の両膝で患者の右膝を挟む（**図Ⅶ-11 b**）．

e）回転

完全に立ち上がったことを確認した後，車いすに後ろ向きになるように回転する（**図Ⅶ-11 c**）．

f）着座

ゆっくりと着座させる．

g）移動

車いすに完全に移乗できれば患者は足で床をけって診療台から離れることができる．

②左片麻痺患者の場合

a．車いすから診療台への移乗

車いすを診療台に対して右側（健側）から右片麻痺患者の場合とは反対に診療台のヘッドレスト側に向けて約30度の角度で斜めに寄せる（**図Ⅶ-10**）．次の手順は，右片麻痺患者の場合と同様の手順で行うが，麻痺側（左）の下肢の膝折れに注意する．

b．診療台から車いすへの移乗

車いすの向きは診療台への移乗のときと逆になる（**図Ⅶ-8**）．次の手順は車いすからの移乗と同様の手順で行う．

（4）立位移乗の注意点

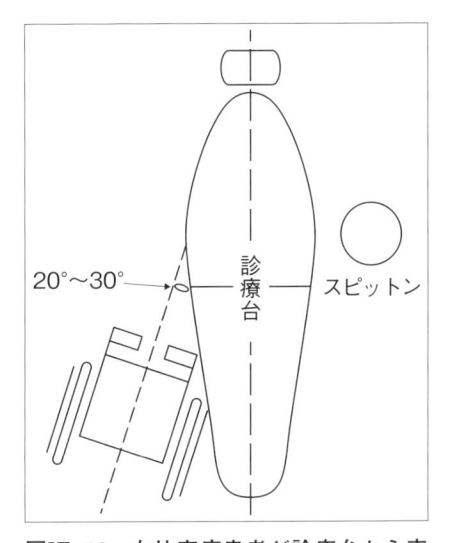

図Ⅶ-10 右片麻痺患者が診療台から車いすへ移る場合の位置関係[5]
左片麻痺患者が車いすから診療台に移る場合もこの位置関係となる．

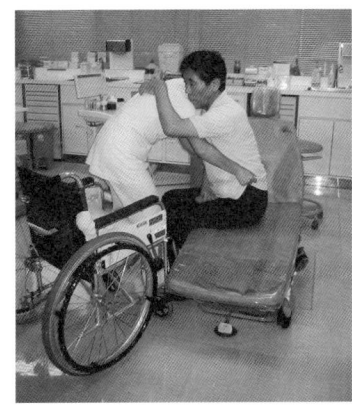

a：介助者は麻痺側（右）の腰に手をかける
b：患者に立ち上がるようにうながす
c：車いすに対し後ろ向きになるように回転する

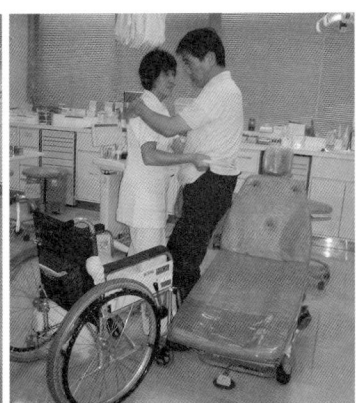

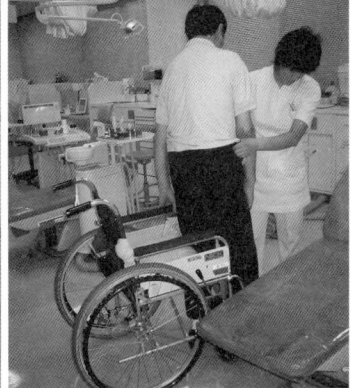

図Ⅶ-11 右片麻痺患者の診療台から車いすへの移乗

3　診療室・診療台への移動・移乗の方法　　179

移乗技術のみに関心を向けず，それぞれの患者の身体能力や移乗に対する認識程度を事前に十分に把握，理解したうえで，「患者を移乗させる」という意識ではなく「患者が移乗することを手伝う」という考え方を持って介助を行うことにより安全で患者にとっても安心感をもてる移乗を行うことができる[6]．このときに，事前に十分な説明と声かけを行い，患者自身が何を行うのか，何をされるのかを十分に理解してもらう[7]こともスムーズな移乗に重要である．

立つこともできない全介助を要する人の移乗は，介助者の事故や酷使などによる腰部損傷を招くばかりでなく，患者に損傷や転倒などを引き起こす危険性が高いので，これらの場合では座位移乗やリフトによる移乗を選択すべきであろう[5]．

2）座位移乗

座位移乗は不安定な動作をほとんど必要とせず，また他の方法に比べ重心の上下移動が少ないなどの理由により下半身の筋力や座位バランス能力が弱くても，身体を横へ移動する上肢の能力があれば，移乗を安全に楽に行うことができる[8]．

本人にとっても介助者にとっても比較的安全で無理なく容易にできる座位移乗は，車いすを利用した生活の中で移乗の機会を増し日常生活動作の向上にも役立ち，さらに補助器具の使用により介助量も減少する．横方向または斜め方向に移乗する横移乗と正面方向に移乗する正面移乗があるが，本稿では歯科診療の診療台への移乗に有用な補助器具（トランスファーボード）を用いた横移乗について説明する．

(1) 座位移乗の適応

①本人の機能

a．端座位における座位バランスが取れる．

b．上肢が安定しており車いすをつかんだり，引き寄せたり押したりできる（自立移乗の場合）．

c．下肢のもつれを自らの手でさばける．

d．何が行われているかを理解し受容できる（介助移乗の場合）．

②車いすの条件

車いすのアームサポートは着脱式または跳ね上げ式であり，フットサポートは着脱式または跳ね上げ式であることが必要である．

③環境の条件

環境を以下のように整える必要がある．

a．診療台の高さは調節できる．

b．診療台にアームレストがないか跳ね上げられる．

c．移乗経路に大きな障害物や隙間がない．

d．車いすや介助のためのスペースが十分に確保できる．

④介助者の能力（介助移乗の場合）

介助者は，介助に必要な体力があること，移乗動作のステップ毎の手順を熟知し安全に行えること，移乗補助器具の取り扱いを安全に行えることが必要である．

(2) 移乗方法

①介助移乗の工程

a．車いすから診療台への移乗

前方または後方から介助する方法がある．前方移乗は工程の最初から最後まで患者の体に密着しやすく，移乗経路と患者の上下肢が介助者の視野の中に入り，安全性が確保しやすい[9]．

a）車いすの位置づけ

車いすを診療台に少し斜めに幅寄せしてブレーキをかける．

b）診療台の調整

診療台を車いすより少し低くする．

c）トランスファーボードの挿入

移乗側の臀部を浮かせて，介助者がトランスファーボードを臀部と大腿部にかけて敷き込む（図Ⅶ-12 a，b）．

d）診療台への移乗

介助者は患者の正面に膝立ちして移乗先側の

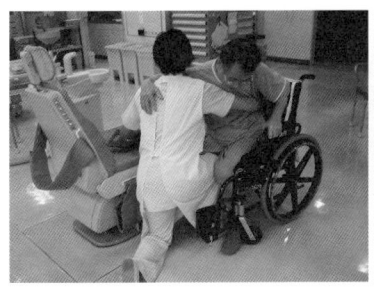

a：臀部を浮かせ介助者がトランスファーボードを差し込む
b：aを側面からみた様子
c：所定の位置に移ったらトランスファーボードを抜き取る

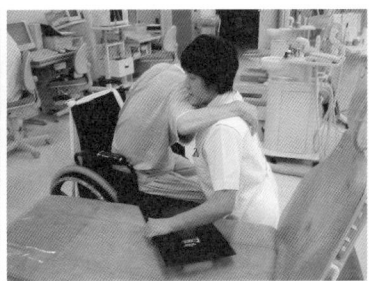

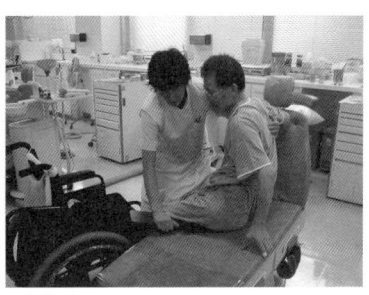

図Ⅶ-12　車いすから診療台への介助移乗

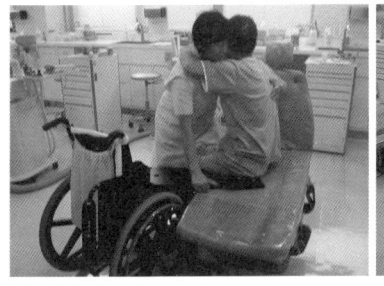

a：トランスファーボードを臀部の下に差し込み腰を支えながら車いす方向へ押す
b：患者を車いす方向に押しながら移乗させる
c：トランスファーボードを抜き取る

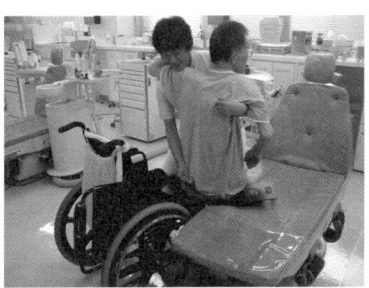

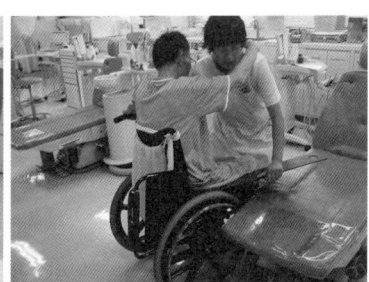

図Ⅶ-13　診療台から車いすへの介助移乗

手で患者の腰を保持しながら，反対側の手で患者の腰を診療台の方向へ押して移乗させる．このとき患者の座位が不安定であれば介助者は自らの膝を使って患者の膝を挟んで安定させる．所定の位置に移乗を完了したところでボードを抜き取る（図Ⅶ-12 c）．
　e）足の移動
　　両足を診療台に乗せる．
　b．診療台から車いすへの移乗
　　車いすから診療台への移乗と同様の手順で行う．
　a）移乗の準備
　　介助者は患者になるべく体を密着させ，患者の腰をしっかりと保持しながら両足を床に付ける．

　b）トランスファーボードの挿入
　　トランスファーボードを臀部の下に挿し込み，車いす側の手で患者の腰を支え，反対側の手で患者を車いす方向に押しながら移乗させる（図Ⅶ-13 a, b）．
　c）トランスファーボードの抜き取り
　　完全に車いすに移乗した後，トランスファーボードを抜き取る（図Ⅶ-13 c）．
②自立移乗（本人の自力のみで移乗する場合）
　自力で移乗できる患者は，補助器具を含めその方法は患者が熟知しているので，歯科の診療台への移乗の際は，診療台の高さや背もたれの角度などの調整を本人の要望に従って調整するとよい．
③トランスファーボードの特徴
　トランスファーボードの使用はその傾斜と表面

の摩擦を軽減することにより患者の移乗を容易にする[10,11]ばかりでなく，介助者の腰部への負担も軽減される[3]．また，その形態はさまざまな形のものが市販されているが，単純な長方形のものが使用しやすいようである．大きいものは介助用，小さいものは自力移乗によく使用される．

座位移乗は適用範囲が広いが，座位バランスが著しく悪い場合，持ち上げないと移乗できない場合においては，リフトを使用した方法も考慮すべきである[12]．

3）リフト移乗

リフト移乗は手動または電動のリフトを使用して患者を吊り上げながら診療台に移乗させる方法で，座位移乗や患者を持ち上げなければ移乗できなくなった場合に使用する方法である．適切な操作を行えば，患者に苦痛や不安を与えることもなく介助者にとっても労力が少なく，安全に行える．

リフト本体と吊り具と呼ばれる患者を包み込むシートでリフトは構成されている．

(1) リフト移乗の適応

①本人の機能

自力で座位が保てない場合や前傾姿勢が取れない，介助者が患者を持ち上げないと移乗ができない，および介助者との体格差が大きい場合に用いる．

②環境の条件

リフトを設置，使用する十分なスペースがある．

③介助者の能力（介助移乗の場合）

適正なリフトの操作，患者を吊り上げるための吊り具の設定，患者の体に常に触れながらの動作の誘導，安全確保ができる．

④注意点

実際に使用する前にリフト操作や特性について習熟し，吊り上げたときに偏った圧迫部位をつくらない，患者に苦痛や不安感を与えないことなどが注意点としてあげられる．未熟な操作により大きな事故を起こしやすいので十分にトレーニングを積んでから使用するべきである．

(2) リフト本体の種類

リフトの分類は，学会等で統一されたものはない．本稿では介護現場で汎用されている分類および呼称を用いる．

①床走行式リフト[12]

ハンガーを取り付けたアーム,支柱,支柱を支えるベース,駆動部からできている(図Ⅶ-14).キャスターで移動することができ,複数場面での使用に便利である.歯科診療の際の移乗にもよく使用されるが,一人介助では患者の体を十分に支持できないので二人介助が原則である.車輪が小さく段差を乗り越えにくい,収納場所が要るなどの日本独特の住宅環境に適用するには問題があり,居宅などでの介護ではあまり使用されていない[2]．

②設置式リフト（入浴用，ベッド用）[12]

ベッドや浴室などに固定して使用するので用途は限定される（図Ⅶ-15）．

③据置式リフト（線移動，面移動）[12]

天井にレールを組み込むことや，やぐらを組み込むことにより家屋や病室内に据え置くものである．高価となる場合もあるが，生活の動線に設置することで，限りある居室内でも広い移乗空間を確保することができる（図Ⅶ-16）．

(3) 吊り具

患者の体を包み込みリフトに繋げるシートである．患者の身体機能のうち股関節および膝関節の可動域，下肢の麻痺の程度，頭部の支持性等を考慮し，患者に不快感を与えず安全性が確保されるものでなくてはならない．特に痛み，臀部の落下や股関節の過屈曲には注意する．さらにリフトを使用する場面や介助者の操作能力も考慮して選択する[4]．

一般的には，患者の身体機能，介助者の能力，使用する場面および使用するリフトの種類などによって吊り具の型を選択する．大きさは身体の大

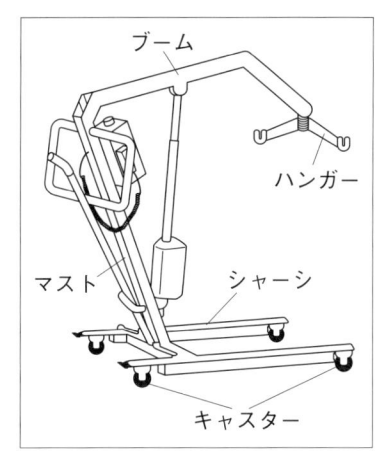

図Ⅶ-14　床走行式リフト（ブーム，ハンガー，マスト，シャーシ，キャスター）

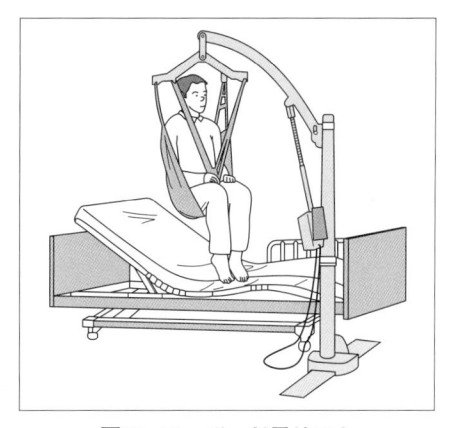

図Ⅶ-15　ベッド用リフト

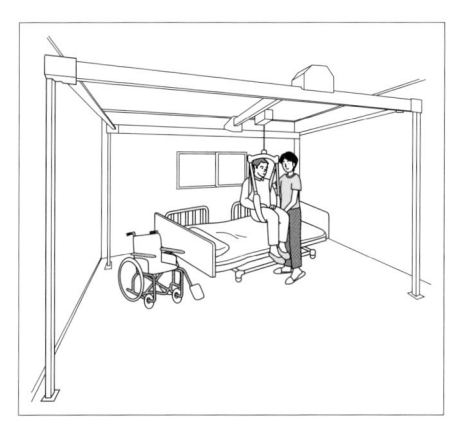

図Ⅶ-16　据置式リフト

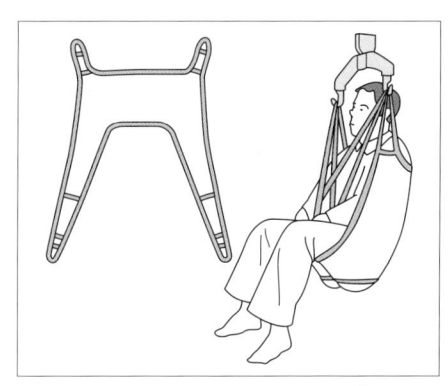

図Ⅶ-17　脚分離型吊り具[13]

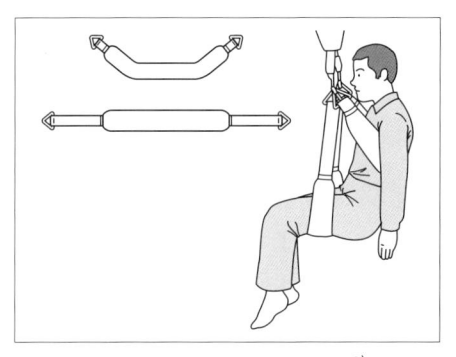

図Ⅶ-18　ベルト型吊り具[13]

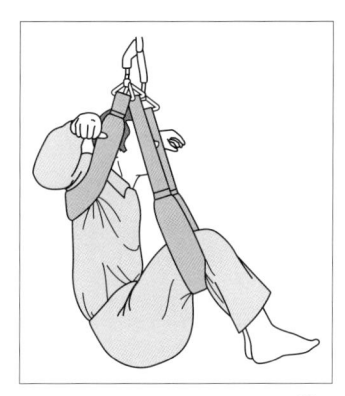

図Ⅶ-19　ベルト型吊り具[13]
（肩が上がり臀部が下がった状態）

きさや機能によって決める．

①脚分離型（図Ⅶ-17）[13]
股関節の動きに問題がある患者以外では，座位

3　診療室・診療台への移動・移乗の方法　　183

でも臥位でも着脱でき，比較的多くの身体機能に対応できるのでよく使われる．四肢麻痺患者にも適応でき，歯科診療場面にも有用である．比較的快適であるが正しく装着しないと不快感を与える．

②ベルト型（図Ⅶ-18, 19）[13]

着脱が容易なので汎用されているが，ベルトの圧迫が強く痛みを訴えることが多く，感覚神経の麻痺がある患者以外には用いないのが望ましい．股関節を伸展する筋力が不足すると股関節が過屈曲して臀部が落下することがある．また肩関節の筋緊張がないと落下や腋下神経の圧迫などを起こす危険性がある[14]．股関節に緊張があり上肢や肩に問題がない患者に適応される．歯科診療場面にも有効である．

③シート型

多くの身体機能に対応でき，吊り上げられたときの安定感も良いため，初めて使用するときにも良い．欠点として座位での脱着操作が困難なことがあげられる．股関節伸展筋力のない患者に適応される．歯科診療場面では使い難い．

(4) リフト移乗の手順

床走行型リフトと脚分離型の吊り具を使用した場合の車いすと診療台との間のリフト移乗の手順を示す．

①吊り具の装着

上半身を前に傾け，吊り具を背中に沿って，座面まで挿し込む（図Ⅶ-20 a，b）．

前に廻って吊り具の脚部が臀部を覆うように調整し，股関節の大転子がカバーされるようにする（図Ⅶ-20 c）．

吊り具のストラップをリフトのハンガーにかける．

臀部が浮き上がらない程度に吊り上げ，ストラップのねじれを直す（図Ⅶ-20 d）．

②吊り上げ

吊り上げて診療台まで移動する．このとき必ず介助者は患者に声かけをしながら体幹を支え，不安定な姿勢により不安を与えないようにする．体幹を直立に近く吊り上げれば診療台に腰を深く着座できる．このときハンガーの部分に患者の顔が当たらないように注意する（図Ⅶ-20 e，f）．

③診療台への移動

診療台に移ったら，ストラップをハンガーから外す．

治療後，再度，車いすに移乗をするため治療終了まで吊り具は，抜き取らずに診療台そのままにしておく．

④診療台からの移動

治療終了後，診療台を座位に戻し，車いすからの移乗と同様の手順でストラップをリフトにつなぎ，再度，介助者は患者の体幹を支えながら移動させ，車いすを後ろに少し傾け，臀部が適正な位置にくるように誘導し，着座させる．

⑤大腿部を持ち上げながら吊り具の脚部を外す．両脚部が外れたら体幹を前方に屈曲させ片手で体幹を支えながら片手で吊り具を上方に引き抜く．

(5) リフト移乗の有用性

人力による移乗動作は介助者の腰痛の原因となり，また介助を受ける側にとっても快適な方法とは言い難い．介護職の人々の腰痛保有率が60％以上といわれながらも，リフトは利用することに対する躊躇がみられる．介護保険の対象であり，需要や適応が多いにもかかわらず圧倒的に使用されていない用具である．

歯科診療の場面においても，最近はユニバーサルデザインによる環境整備が進み，車いす患者を受け入れる診療所も多くみられるようになってきた．しかし診療台まではバリアフリーでスムーズに移動できても，診療台に移るときには数人がかりで原始的な人力による移乗が行われ，その結果，転倒事故や介助者の腰痛の発生もみられる．

移乗方法の選択肢を多く持つことは，患者のみならず介助者の安全，快適を得るために有用である[15]．

（三浦雅明）

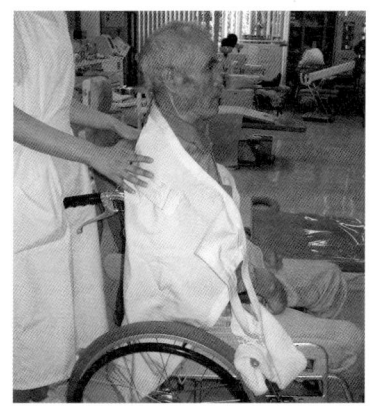

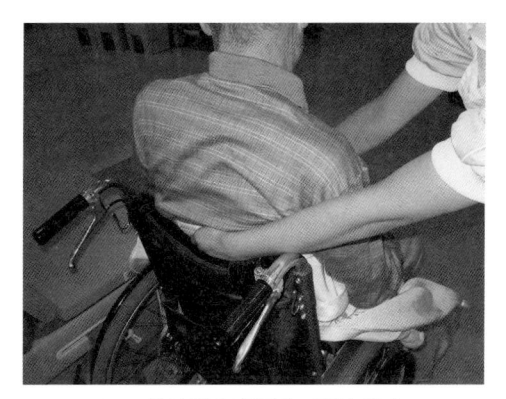

a：吊り具を背中にはわせる　　　　　　　b：吊り具を座面まで押し込む

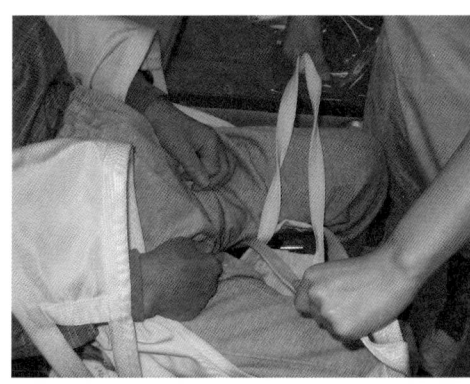

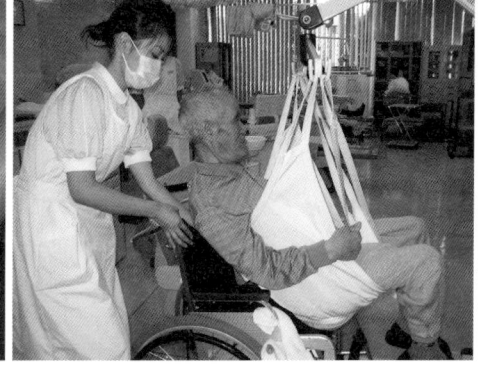

c：股関節の大転子がカバーされるように調整　f：わずかに吊り上げストラップのねじりを直す

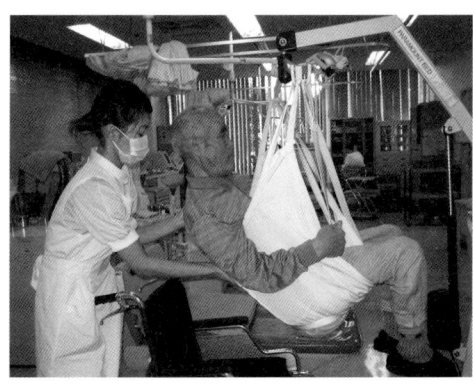

e：患者の体幹を支えて移動　　　　　　　f：誘導しながら診療台へ

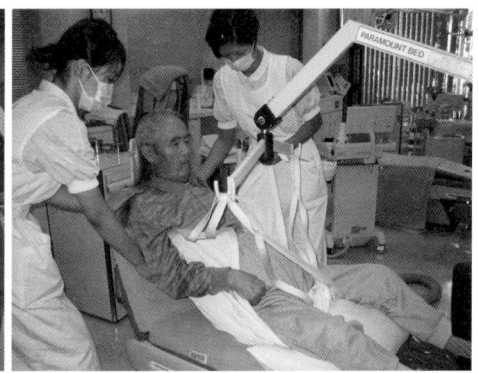

図Ⅶ-20　移乗の手順

文献

1) 上田 敏：日常生活動作の援助，リハビリテーション看護，148-164，文光堂，東京，1996.
2) 日本リハビリテーション工学協会編：車いすの選び方・使い方，25-61，徳島，2000.
3) 伊藤利之，田中 理：車いす・シーティング，車いすに乗る・座る，車いすで移動する，213-248，はる書房，東京，2005.
4) 村松 恵，加藤美恵，久保田知子，他：診療補助/車椅子の取り扱い，デンタルハイジーン，10：733-744，1990.
5) 三浦雅明，松嵜洋人，河合俊宏，他：肢体不自由患者の移乗，車いすから立位での移乗，老年歯学，22：113-120，2007.
6) 杉本吉恵，塩川満久，網島ひづる，他：熟練看護師の車椅子移乗介助動作の分析，広島保健福祉大学誌人間と科学，5（1），41-50，2005.
7) 中西純子，石川ふみよ編：移動と移乗，日常生活を取り戻していくための援助，リハビリテーション看護論，110-121，ヌーヴェルヒロカワ，東京，2006.
8) 伊藤利之，田中 理：車いす・シーティング，車いすに乗る・座る，車いすで移動する，219-224，はる書房，東京，2005.
9) 保健福祉広報協会編：福祉機器選び方・使い方2007，はじめての福祉車両，コミュニケーション機器，自助具，5-19，東京，2007.
10) 植松光俊，トランスファーテクニックに使用される機器・用具，理学療法，17，287-294，2000.
11) ペヤ・ハルヴォール・ルンデ：移動・移乗の知識と技術，159-164，中央法規出版，東京，2005.
12) 保健福祉広報協会編：福祉機器選び方・使い方2007，26-32，東京，2007.
13) 市川 洌：ホイストを活かす吊具の選び方・使い方，8-77，三輪書店，東京，1996.
14) 市川 洌：リフトの吊具，OTジャーナル，39：75-77，2005.
15) 三浦雅明，松嵜洋人，河合俊宏，他：肢体不自由患者の移乗，リフトを用いた車いすからの移乗，老年歯学，23：60-64，2008.

4 車いすの利用可能な診療施設

1 ユニバーサルデザイン

　医療環境は大きく変わり，病院に期待される機能も変化しつつある．医療者にとってよい環境ばかりでなく，患者にとっても診療を受けやすい環境が求められている．特定の障壁（バリア）のみを対象としてこれを改善するために「バリアフリー」という概念をもとに多くの環境整備が行われてきた．例えば，車道と歩道の段差をなくすという方法がある．この方法は，車いすで移動する場合には有効であるが，他方，視覚障害を持つ者にとっては車道と歩道の区別がつかず危険である．ある特定の対応が別の人にとっては新たなバリアになってしまうことがある．近年，このような問題点を解決するために，障害の有無，年齢差，性別などにかかわらず多様な人々が気持ちよく使えるように生活環境を整えるという Ronald L Mace の提唱したユニバーサルデザインという概念に移行してきている（**表Ⅶ-5**）．

　歯科を含む医療施設には，ユニバーサルデザインの考えに基づき健常者にも高齢者や障害者にも気持ちよく利用できる施設環境の整備が求められている．本稿では，診療施設の構造等（駐車場や階段など）について，2008年度に国土交通省より示された都市公園の移動等の円滑化ガイドラインを踏まえて解説するので詳細についてはガイドラインに掲載されている図を参照されたい[1]．

　個人の診療施設では，要件をすべて満たした設計や構築は広さや経済的な問題からも難しいと思われるが，高齢者や障害者がより安全で快適に受診できるように，ユニバーサルデザインの概念に基づき，工夫する必要がある．

2 エントランス

1）駐車場から出入口

（1）駐車場の要件

　駐車スペースの有効幅350cm以上とし，車いすが方向転換できるスペースとして140cm程度を確保する（**図Ⅶ-21**）[1]．福祉車両からの乗降がスムーズに行われるように，また出入口への通路への移行を妨げないようにする．

（2）出入口までの通路

　滑りにくく平坦な仕上げとする．幅員は電動車いすでも方向転換ができる180cm以上とすることが望ましい．

2）エントランス回り

　出入口には段を設けない．段差がある場合は階段とスロープを併設することが望ましい．

（1）階段の要件

　手すりを階段の両側に連続して設置する．歩行者同士がすれ違うことのできるよう幅員を120cm以上とすること，階段の登り口，降り口には安全面から長さ120cm以上の水平部分を設ける

表Ⅶ-5　ユニバーサルデザインの7原則

公平性	誰でも公平に利用できる
自由度	使う上での自由度が高い
単純性	使い方が簡単ですぐにわかる
明確さ	必要な情報がすぐに理解できる
安全性	うっかりミスや危険につながらないデザイン
持続性	無理な姿勢，動作，強い力なしに楽に利用できる
空間性	アクセスしやすいスペースと大きさを確保する

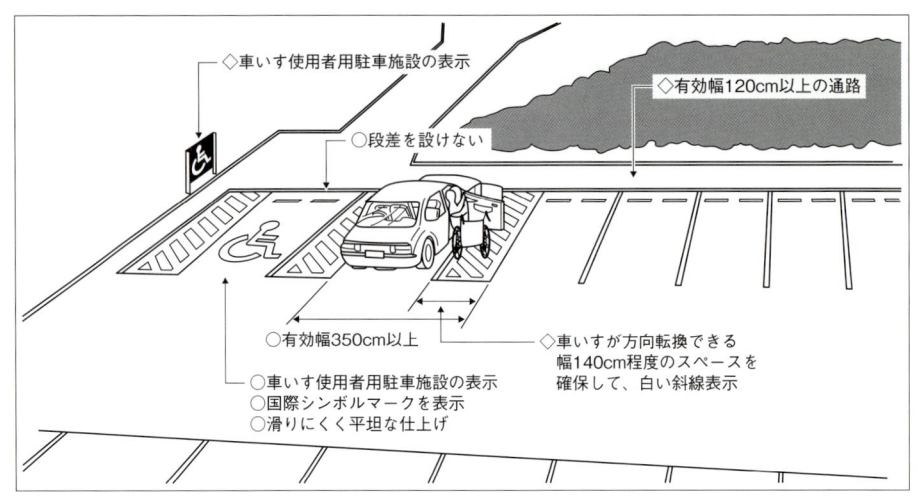

図Ⅶ-21　駐車場[1]

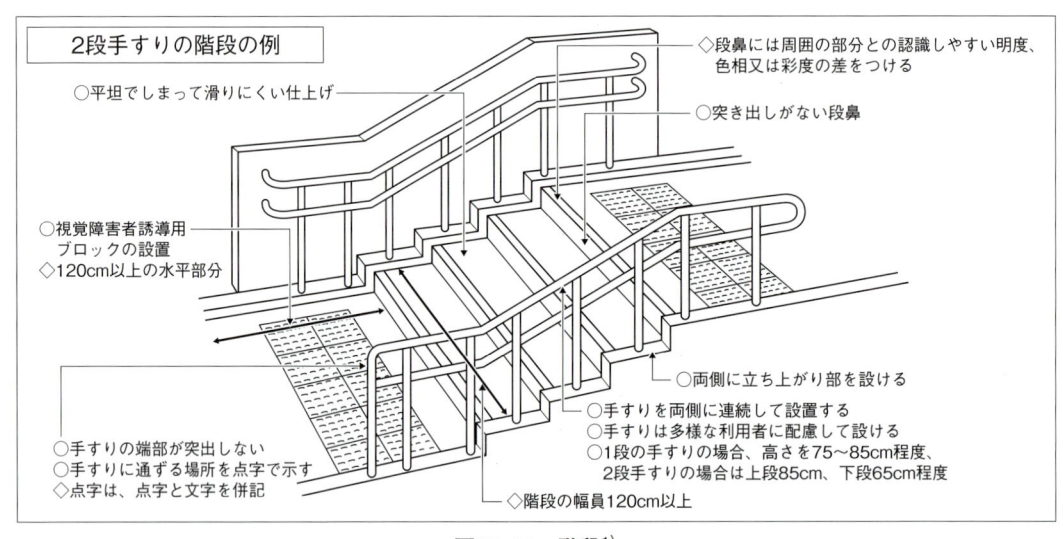

図Ⅶ-22　階段[1]

ことなどが望ましい（図Ⅶ-22）[1].

(2) スロープ（傾斜路）の要件

車いす同士がすれ違うことのできる180cm以上の幅員，無理なく通行できるように8%以下の勾配とする．登り口，降り口には安全面から150cm程度の水平部分を設けることなどが望ましい（図Ⅶ-23）[1].

3）出入口

有効幅は車いす使用者と横向きの人がすれ違うことができるように120cm以上とする．やむを得ない場合でも，車いす使用者が通行できるように80cm以上とする．

3 玄関から診療室にいたる通路

車いす利用者や運動障害のある人の安全性を考慮して動線をなるべく単純化する．廊下の幅員は180cmとする．手すりの高さは一段の場合は75〜85cm，二段の場合は上段85cm程度，下段65cm程度とする．

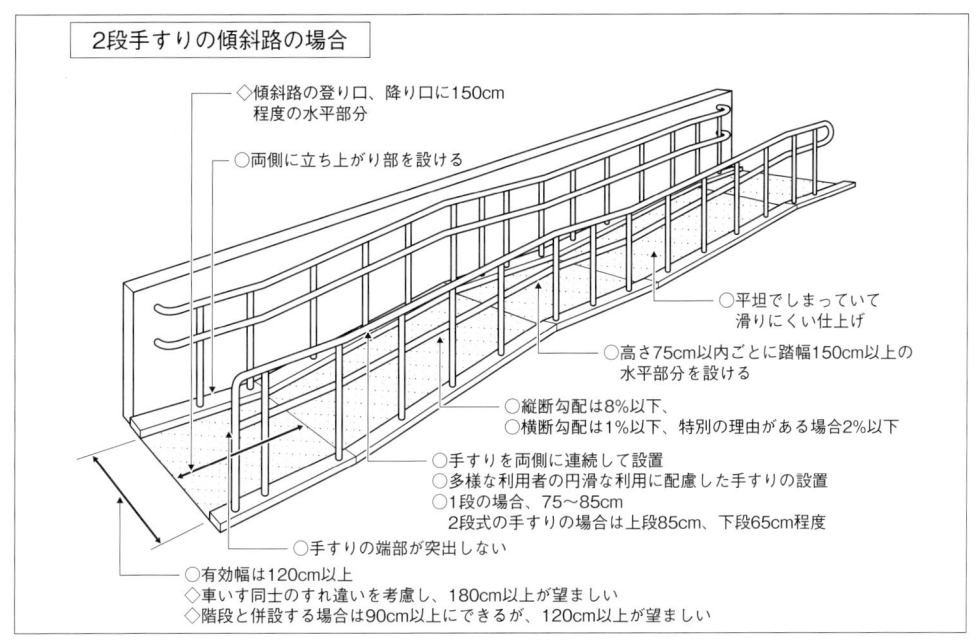

図Ⅶ-23 スロープ[1]

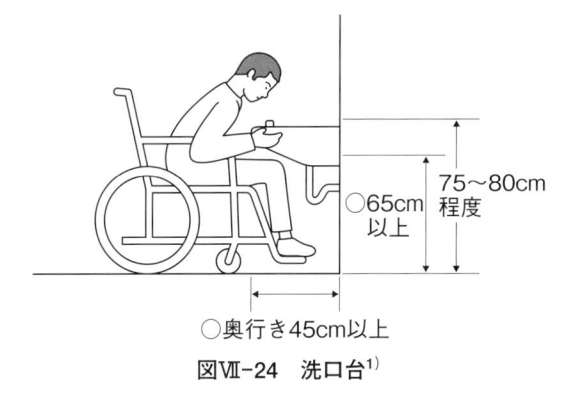

図Ⅶ-24 洗口台[1]

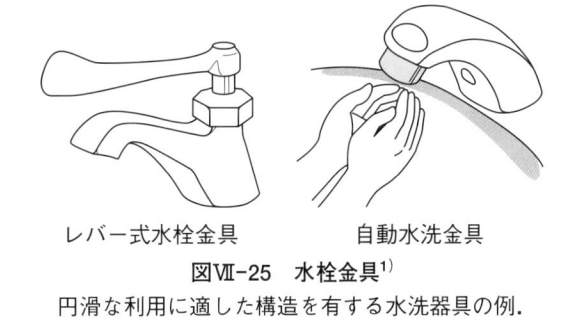

図Ⅶ-25 水栓金具[1]
円滑な利用に適した構造を有する水洗器具の例．

4 診療室

　診療台はなるべく単純な形態のものがよい．特定の障害に適応したものは，それ以外の場合に応用が効きにくく，むしろ使い勝手の悪いものとなりやすい．また，診療台の前後左右からアプローチできるために診療台とはセパレートしたものが使いやすい．

　診療台周りのスペースは電動車いすが360度回転できるよう，180 cm四方を確保したい．したがって，複数の診療台を設置するには180 cmの間隔を空けることが望ましい．

　刷掃指導などに利用する洗口台は，車いすが接近しやすいように，使用方向150 cm以上，幅150 cm以上の水平部分を設け，床材質も滑りにくいものとする．車いすのフットレストやひじ掛けの部分が邪魔にならないように，奥行45 cm以上，下部に高さ65 cm以上のスペースを確保する（図Ⅶ-24）[1]．蛇口は上肢の不自由な人たちの使用も配慮しセンサー式かレバー式にする（図Ⅶ-25）[1]．

4　車いすの利用可能な診療施設

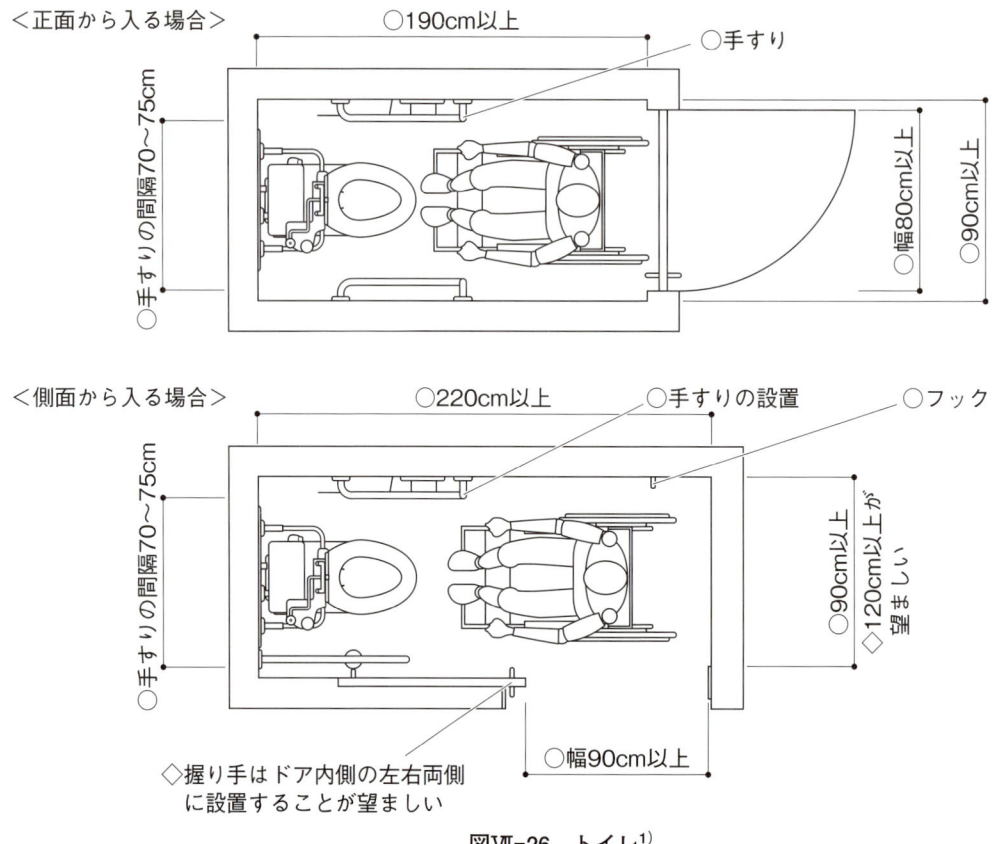

図Ⅶ-26 トイレ[1]
簡易型多機能便房の設置基準.

5 トイレ

　多機能便房の設置が望ましいが，設置ができない場合には簡易型多機能便房を設置する．簡易型多機能便房では，正面から入る場合は，有効幅80 cm 以上の出入口と奥行 190 cm 以上，幅 90 cm 以上の広さが必要となる（**図Ⅶ-26**）[1]．側面から入る場合には有効幅 90 cm 以上の出入口と奥行 220 cm 以上，幅 90 cm 以上の広さが必要となる．扉の形状は開閉しやすい引き戸とし，開閉のための握り手は戸の内側の左右両側に設置する．

　便座は足腰が弱く，立ったり座ったりの動作が困難な高齢者や障害者が円滑に利用できるようにするために腰掛式（洋式）便座および手すりを設置する．便座の高さは 40〜45 cm とし，洋式とする．

　前述したように，既存の施設を改装することは困難な事が多いが，個人あるいは，歯科医師会などで新たに診療室を開設する際などには，これらを参考にするとともに，なるべく多くの既存の高齢者障害者専門の歯科診療施設を見学調査し，それらを参考にしながら自らの環境や対象患者に見合った施設を設計することが肝要と考える．

（三浦雅明）

文　献
1) 国土交通省：都市公園の移動等円滑化整備ガイドライン，東京，2008.

第VIII章 歯科治療時にみられる問題と対応

1 歯残存症例への対応 抜歯か保存か

1 はじめに

　高齢者の歯科治療では治療方針の決定に際し，残存した歯の治療方針で迷うときがある．歯の存在は補綴歯科治療では一般的には有利に働くが，歯の存在が補綴歯科治療を困難にする場合もある．特に1歯残存症例では保存するべきか，抜歯を行うべきかの判断が難しいことがある．そこで1歯残存症例の残存歯の治療方針について述べることにする．

2 1歯残存症例の問題点

　1歯残存症例とは上顎または下顎に1歯のみ残存する症例である．したがって，1歯残存症例といっても上顎が無歯顎で下顎に残存歯がある場合や上顎に歯列が存在し下顎に1歯のみ残存歯があるような症例など種々の症例がある．いずれにせよ残存している歯は孤立歯であり種々の問題を抱えている．

1）う蝕と歯周炎

　歯根面の適切な清掃は高齢者にとって困難なことが多い．歯垢が付着した状態になると，根面う蝕になりやすい．また歯頸部や歯根面に付着した歯垢は，歯周病の原因にもなる．う蝕と歯周病の効果的な予防は，治療の成功のために必須である．

2）歯の位置変化と補綴装置設計上の問題点

　歯の位置変化（移動，傾斜，挺出）は，支台歯として残存歯を利用する際に障害となりやすい．歯の挺出は咬合平面を乱し，残存歯と人工歯による適正な咬合平面の設定を困難にする．歯の位置変化により残存歯が対顎の歯肉や顎堤，頬，舌に損傷を与える場合がある．

　義歯の設計では，義歯の動揺を最小にすることを基本とする．1歯残存症例では孤立歯のために鉤間線が成立せず，維持・支持・安定にとって不利となりやすい．部分床義歯の支台歯として1歯残存の孤立歯を使用した場合には，ここを支点として義歯が動揺しやすい．歯が傾斜，捻転，挺出などをしている場合には鉤歯として使用するのは困難な場合もある．

　1歯残存歯の歯種によっても判断が異なる．例えば下顎第三大臼歯の1歯残存症例では下顎第三大臼歯を支台歯とすると，歯冠形態や歯列の位置などの理由により義歯が動揺しやすく，患者の満足は得られにくい．

3）顎口腔系への影響

　咬合支持の喪失が顎口腔系に与える影響は大きい．歯の欠損の放置は歯，咬合，歯周組織に病的な変化をもたらすとともに，筋や顎関節にも機能障害をもたらすこともある．

　歯根膜感覚が歯列の片側にのみ存在する場合には，片側のみでの咀嚼や顎の変位が起こりやすい．

3 心理的問題点と対応

　高齢者の一般的な心理特性は，全般的な精神機能の低下，適応力の低下，感情の不安定などがあげられる．高齢者の歯科治療にあたっては心理的特性を理解し患者個人に対応した配慮が重要である．

　歯の喪失は喪失体験の一つである．喪失体験は

抑うつ傾向を引き起こすなど心理面での影響が大きい．多数歯を喪失してきたこれまでの状態に対して，また新たな抜歯に対して心理面での配慮が重要である．歯が残り少なくなった高齢者では，抜歯に対する心理的な抵抗感が大きいことがある．保存不可能な歯にもかかわらず，抜歯を拒否する患者への対応に困るときがある．

歯の喪失やそれに伴う顔貌の変化により，自己のイメージが傷つくことになる．義歯を製作する際に，口元の皺をなくしてほしいと高齢者に嘆願され苦慮することがある．傷ついた自己のイメージやコンプレックスからの解放のためには，歯科治療が必要となる．置かれた状況を受容し，適応できるように援助することが重要である．十分に説明を行い，受容できるまで待つ姿勢が必要である．自分の状態を受容することは，患者が歯科治療に積極的に参加することにつながる[1]．

4　1 歯残存症例への対応

残存歯に対する治療方針は，歯の保存または抜歯である．歯を保存する場合には，一般的にはクラスプを用いた部分床義歯やオーバーデンチャーを製作することになる．歯の状態のみで判断するのではなく，心身の状態，欠損様式，咬合関係，患者および介護者による口腔清掃の状況，診療形態（歯科訪問診療，通院）などの諸条件により判断することになる．

1）抜歯

歯の保存が不可能な場合には抜歯を行う．歯の保存によって派生する問題や義歯の設計を考えて保存が可能な場合でも抜歯を選択することがある．

高齢者の孤立歯の抜歯は周囲の骨が吸収しているため容易であることが多い．しかし骨性癒着や歯根膜腔が萎縮している場合，残根状態の歯は抜歯が困難なこともある．特に上顎大臼歯の孤立歯は，歯根周囲を上顎洞が取り囲むように拡大している場合もあり，抜歯に伴い上顎洞穿孔や上顎洞への歯の迷入が起こる場合がある．術前のレントゲン診査により十分に注意して粘膜の剥離や骨の切削などを行いながら，慎重に抜歯を行うことが重要である[2]．

高齢者は感染に対する抵抗力や治癒能力が弱く，複数の全身疾患を有していることが多いため，施術には十分な配慮が必要となる．創傷治癒不全を起こさないように，縫合や歯槽窩壁に血餅ができるような止血処置が必要である．抜歯後の補綴処置を考慮すると同時に歯槽堤形成術を施すなどの配慮も必要となる場合がある．

抜歯後は全部床義歯あるいは歯科インプラントを応用した補綴装置により，形態と機能の回復を行う．

2）保存

歯の保存を行う目的は残存歯の保護，抜歯による歯槽骨の吸収防止，咀嚼時の歯根膜神経機構の確保，歯の保存による心理的配慮などである．歯を保存する場合には，孤立歯としての問題点を解決する必要がある．残存歯の状態が良好である場合には，部分床義歯の支台歯として利用する．義歯の着脱や安定を損なう転位歯や挺出歯，歯冠歯根比が適切でない場合には歯根のみを利用してオーバーデンチャーを製作する．口腔清掃が不可能などの理由での抜歯は避けるべきであり，口腔清掃を行える環境作りを考えるべきである．

（1）部分床義歯による治療

残存歯を支台歯として部分床義歯を製作する．クラスプを支台装置とするときには，1つの支台装置では義歯の動揺を制御するのは難しい．また部分床義歯の動揺が大きい場合には支台歯に不適切な力がかかるため，歯を長期に保存することは難しい．

製作した部分床義歯は，支台装置の部位に応力

が集中しやすい[3]．義歯の構造上，レジン床義歯では支台歯周囲の床の強度が不足するため破折の原因となりやすい[4]．そのため金属床義歯を応用するなど設計上の配慮を行う必要がある．

（2）オーバーデンチャーによる治療

歯根を被覆する形態の義歯（オーバーデンチャー）を製作する．オーバーデンチャーでは歯根に根面板，あるいは根面板に根面アタッチメント・磁性アタッチメントなど支台装置を用いて支持や維持を求める．この方法では歯冠歯根比の改善や咬合平面の乱れの修正が比較的容易となる．1歯でも義歯床の維持・支持・安定には役立つため有用である．

残存歯の歯槽部にアンダーカットのある症例では床縁を延長できないために，良好な維持や外観が得にくい．しかし歯根を床で被覆すると歯肉に炎症が生じやすい．この観点からは歯根の唇頬側や舌側はできるだけ床で被わないのがよい．

（3）歯科インプラントによる治療

残存歯を残した状態で歯科インプラントを顎骨に埋入し補綴装置を装着することにより咬合支持を獲得することもできる[5]．歯科インプラントは観血処置が必要であり，またインプラント治療の成功のためにはセルフケアが重要であるため，全身状態やセルフケアの自立度を考慮して治療計画を立てる必要がある．

（4）メインテナンス

孤立歯は孤立していない同名歯よりも喪失率が高いといわれている．適切な口腔清掃を行うことは高齢者にとって難しい．歯を長期に保存するためには口腔清掃の徹底を図る必要がある．う蝕や歯周病の予防，顎堤の吸収や咬合の変化に対する対応，義歯の破折などに対する対応を適切に行っていく必要がある．

（下山和弘）

文 献

1) 榎本貞次司，山﨑久美子，平井敏博，林都志夫：高齢者の義歯補綴，154-160，永末書店，京都，1992.
2) 野間弘康：老年者の抜歯と補綴前外科処置，都歯会誌，31：27-34，1983.
3) 髙木有哉：補綴装置の三次元有限要素法による力学的解析―下顎第二大臼歯1歯残存症例の支台装置の相違による検討―，日大歯学，79：57-67，2005.
4) 三宅秀樹：上顎孤立残存症例における局部義歯床の切欠き効果に関する構造力学的研究―ひずみ分布について―，明海歯学誌，17：450-466，1988.
5) 谷口昭博，谷口良一，村上奈津子，三上格平：下顎犬歯1歯残存に対して，インプラントを応用した症例，道歯会誌，63：75-77，2008.

2 在宅における摂食・嚥下障害患者への対応

1 在宅における摂食・嚥下障害への対応の特徴

　在宅における摂食・嚥下障害への対応を考える場合，入院下での対応と比較して対応内容の実際は大きく変わらない．端的にいえば，患者の状態を正しく評価して，妥当な対応方法を決定することが，摂食・嚥下障害への対応となる．

　しかしながら在宅訪問診療では，そこが医療の場ではなく生活の場であるということと，在宅訪問診療の対象者のADLは必ず低下しているということを念頭に置かなければならない．つまり，患者および家族が持つ問題は摂食・嚥下障害だけではないのである．言いかえると，それぞれの家族により，介護力，抱える精神的なストレス，経済的な状況も大きく異なり，一方的な医療の押し付けは，むしろ患者や家族の負担になりかねない．患者および家族と十分にコミュニケーションをとり，そこでの生活を踏まえてどのように「落とし所」を見出すかということが，在宅において摂食・嚥下障害に対応する場合の大切な視点となる．

　また，主治医などからの依頼で実際に訪問し，よくコミュニケーションをとる中で，ときに患者や家族がわれわれの訪問をあまり望んでいない，もしくはその必要性を認識していない，と気付かされることがある．そのような場合には，主治医等依頼者にその情報を偏りなく適切にフィードバックしながら，次回以降の訪問診療計画を立てることが妥当である．

　一般常識的な内容になるが，患家に訪問する際には比較的フォーマルな服装が望ましい．玄関から患者がいる部屋まで案内される間は，不要に周囲を見渡さないほうがよい．特に初めて訪問する場合や患者や家族と十分なコミュニケーションが図られていない場合などは，家の中には，あまり見られたくない部分がある可能性もあり，配慮が必要である．ただし，表彰状や写真などが掲げられている場合は，もちろんその限りではなく，コミュニケーションの手段として使っても良いであろう．

　おそらく歯科医師がスタッフを帯同して複数名で訪問することが多いと思われる．患者や家族からの視点からすると，だれがどういった職種であるのか，把握しづらい場合がある．例えば，若い男性の歯科医師が経験年数を積んだ歯科衛生士を帯同する場合などでは，初見では女性の歯科医師にアシスタントの男性がついてきたように見えてしまう場合もなくはない．そのような初対面の際の違和感が，後々の診察に影響する場合がある．患者や家族に対しては，まず歯科医師から自己紹介を行い，立場を明らかにすることで，スムーズに医療面接に入ることができる．自己紹介の際は，患者がベッド上もしくは車いす上に座っている場合などは，上から見下ろすのではなく，患者の目線に合わせて話し始めることが，患者の安心感につながるであろう．次いで実際に患者の診察に当たる前には，必ず手洗いとうがいをする．

　一般歯科診療は従来患者を治癒させることに帰結を求めてきた．しかし，摂食・嚥下障害は「治す」というスタンスで対応するものではない．もちろん，ほぼ完全に障害が改善する場合もないわけではないが，長期的に状態がほぼ変わらない，もしくは年齢や疾患の進行により状態が徐々に悪化する症例は多い．摂食・嚥下リハビリテーショ

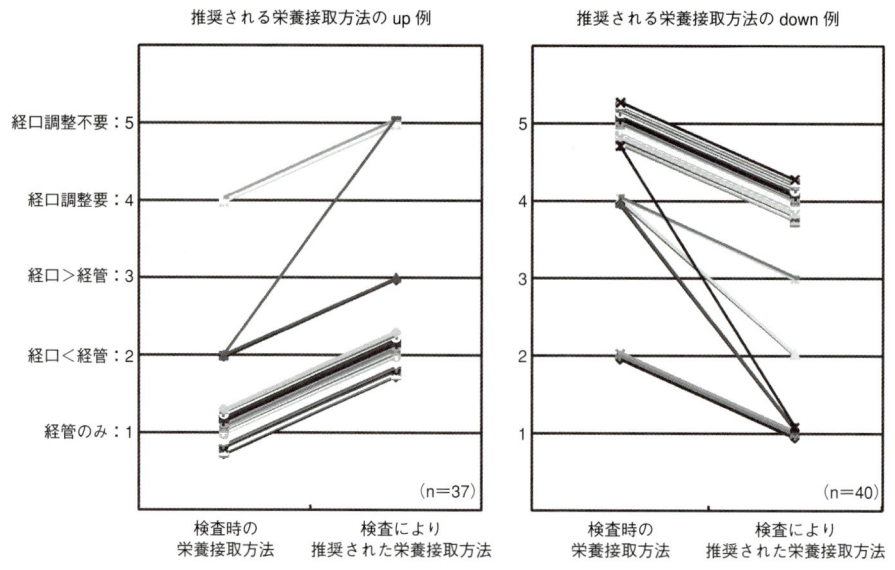

図Ⅷ-1 摂食・嚥下機能と栄養摂取方法の乖離
（縦軸は表Ⅵ-5参照）

ンの介入が不十分，もしくは不適切である場合には経過を左右する可能性はあるが，可能なリハビリテーションを行ったうえで，その効果が表れない場合もある．患者の状態がある程度安定しているか経過を見にくく，患者や家族の相談相手として有益な医学情報を提供し，患者や家族を支える，というスタンスも訪問診療の大きな意義に当たると考えられる．

2 摂食・嚥下機能と栄養摂取方法の乖離

摂食・嚥下障害患者265名の栄養摂取方法を5段階に分けて，初診時の栄養摂取方法と，内視鏡検査結果に基づいて推奨される栄養摂取方法を比較した（図Ⅷ-1）．患者の摂食・嚥下機能が実際よりも低く見積もられていた症例が37名，高く見積もられていた症例が40名と多く存在した．その中でも注目すべき点は，実際の機能が低く見積もられていた37例中30例は，初診時は経管栄養のみで禁食であったが，誤嚥しづらいとされているゼリーやトロミ付水分などを用いれば，直接訓練が可能もしくはたしなみ的に経口摂取可能と判断された症例であった．

一方，高く見積もられていた40例中28例が初診時常食を摂取していたが，水分にはトロミをつける，軟菜食にするなど，食形態に何らかの調整を必要とする症例であった．摂食・嚥下と聞くと，訓練的な対応をイメージしやすいかもしれないが，このように実際には患者の摂食・嚥下機能と栄養摂取方法との乖離が問題になっている場合が多い．この問題には，患者が退院後，嚥下機能を長く評価されてこなかったなど，さまざまな要因が関連すると考えられるが，まずはそのような視点から患者をみることが栄養指導における対応の第一歩となる．

また19の異なる施設において，経管栄養にした後の肺炎の発症率を調査した報告では，発症率にはかなりのばらつきがみられている[1]（図Ⅷ-2）．つまり，経管栄養管理下で経口摂取をしていなければ肺炎が発症しないというものではなく，経管栄養のみの患者に対しても当然その後のケアが重要なのである．

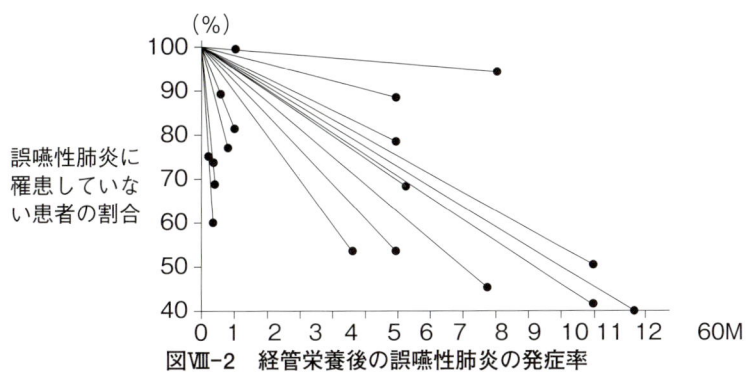

図Ⅷ-2　経管栄養後の誤嚥性肺炎の発症率

経管栄養後にも早期に肺炎発症率が上がる場合が多く，中長期的にも発症率が高い場合が多い

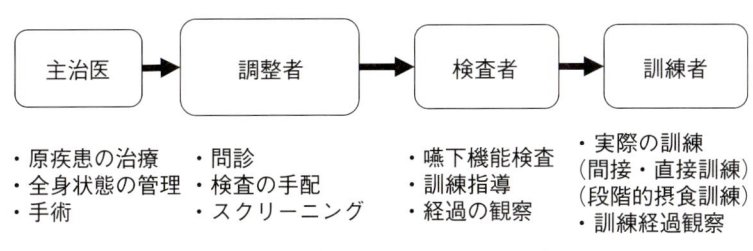

主治医 → 調整者 → 検査者 → 訓練者

- ・原疾患の治療
- ・全身状態の管理
- ・手術

- ・問診
- ・検査の手配
- ・スクリーニング

- ・嚥下機能検査
- ・訓練指導
- ・経過の観察

- ・実際の訓練
  （間接・直接訓練）
  （段階的摂食訓練）
- ・訓練経過観察

図Ⅷ-3　連携の大まかなイメージ

3　チームアプローチ

在宅に限ったことではないが，摂食・嚥下障害に対応する場合は，歯科医師，歯科衛生士で完結するものではなく，多（他）職種と連携して，われわれが得た情報や治療効果を十分に利用してもらってこそ大きな意味合いを持つ．すなわち，チームアプローチの概念が重要となる．チームの概念は第1章3.を参照頂きたい．

主治医と検査者および訓練者の間にリハビリテーションの流れを把握している調整者を介在させるということが重要となる（図Ⅷ-3）．大まかにこのような形がとれると，病棟に限らず地域単位での摂食・嚥下障害への対応が可能となる．

すでにこのような摂食・嚥下に対する対応が行われている場合の，医療者側の調整者の役割は窓口機能であろう．患者側はどこに連絡したら対応してくれるのか周知されていないことが多い．その点を調整者がはっきりさせることで，患者とのやり取りが容易になる．新規に対応を始める場合には，上記の役割に加えて職種間のコンセンサスを得る，新規に対応が始まったことを周囲に周知する，対応を始めるに必要な物品を調達するなどの調整があわせて必要となる．

また，施設など患者を抱えている側の調整者の役割は，患者のピックアップと窓口機能にあろう．対応が必要と思われる患者をピックアップして医療につなぐという役割が重要である．ピックアップの方法は，スクリーニングなどを用いて行うが，その詳細は別に記す．また必要に応じて医療者が連絡を取りたい場合に，どこに連絡すると情報が伝達するかがわかりやすくなっているということはお互いのメリットが大きい．

（戸原　玄）

文　献

1) Finucane TE, Bynum JP：Use of tube feeding to prevent aspiration pneumonia, Lancet, 348 (9039)：1421-1424, 1996.

3 重度の認知症患者への対応

1 認知症の理解

認知症（Dementia）は，後天的な知能の低下を指すが，知能だけでなく記憶などの障害も含む症候群として理解されている．脳血管性認知症とアルツハイマー型認知症がその大半を占めるが，その他にも原因疾患としてパーキンソン病やレビー小体病，感染性のものとしてクロイツフェルト・ヤコブ病なども認知症の症状が現れる（表Ⅷ-1）[1]．

認知症患者に対する歯科診療においては，中核症状と周辺症状についての理解が診療を助ける．

中核症状としては記憶障害と認知機能障害が重要で，認知症の進行程度に対応することが求められる．

周辺症状は幻覚や妄想，ケアへの抵抗や異食などの症状が代表的であり，現場での対応に苦慮する場合も多い．精神症状と問題行動に分類することもあり，「認知症における行動と心理学的症状」としてBPSD（Behavioral and Psychological Symptoms of Dementia）という用語が用いられるようになってきている．

対応すべき症状としては，事実誤認と失敗行動が重要である．一般原則としてであるが，事実誤認，例えば盗難妄想や人違い，失敗行動としての失禁や異食などは患者本人も事後認識している可能性がある．認識していなくても否定や叱咤による悪影響は大きく，病態としての行動の理解と受容，環境改善などの工夫が求められている．

2 歯科的問題点

認知症患者に対する歯科的対応は診療，ケア，リハビリテーションの3つの観点から整理すると理解しやすい．

1）診療面

症状を訴えることができない，という診療の起

表Ⅷ-1 認知症の原因

1）変性疾患
　アルツハイマー型認知症，レビー小体型認知症，前頭側頭型認知症（ピック病），パーキンソン病，ハンチントン病，大脳基底核変性症，進行性核上性麻痺，多系統萎縮症など
2）血管障害
　脳梗塞，脳出血，多発性脳梗塞，モヤモヤ病，脳動静脈奇形，膠原病，側頭動脈炎などによる血管炎
3）内分泌疾患
　甲状腺機能低下症，副甲状腺機能亢進症，副甲状腺機能低下症，下垂体機能低下症，副腎皮質機能低下症，低血糖代謝・栄養障害，肝不全，ウィルソン病，腎不全，ビタミン欠乏（B_1, B_{12}, E, 葉酸，ニコチン酸）症，電解質異常
4）腫瘍
　脳腫瘍（原発性，転移性），癌性髄膜炎
5）医薬品・化学物質
　抗精神病薬，抗不安薬，鎮静薬，催眠薬，抗パーキンソン病薬，抗てんかん薬，解熱鎮痛薬，強心薬，降圧薬，抗菌薬，抗ウイルス薬，抗腫瘍薬，消化器官作用薬，アルコール，重金属
6）感染症
　中枢神経系ウイルス感染症，神経梅毒，プリオン病，HIV感染，細菌性髄膜炎，真菌性髄膜炎，原虫性疾患など
7）その他
　正常圧水頭症，慢性硬膜下血腫，脳挫傷など

（文献1より改変）

点における問題点がある．重度でなくても，認知症患者の場合にはその初期から診療の円滑な進行を妨げる要因が多い．これらの場合には患者からの訴えだけで判断することをせず，歯科医学的な診査・検査を十分に行う必要がある．すなわち「介入」が求められる場面が多くなる，という診療上の特徴がある．

認知症患者は未知の人物や環境への適応が困難なので，粘り強い繰り返しの面談や説明により「受け入れ」てもらうことを1つの目標とする．外来診療環境への順応は困難な場合が多く，待つことができない患者も多い．待合室で強い症状が発現することもある．対応としては，訪問診療の導入により日常の生活環境の中で診療が構築できることも多い．

周辺症状が強く出ている時期には積極的な診療は避ける場合もある．診療環境の構築として，静かな集中できる環境で，ゆっくりと話すといった工夫によって問題なく診療が進められることも経験する．

認知症患者は新しいことに適応することが難しいので，歯ブラシの交換や義歯の新製には注意を要することも多い．歯ブラシは同じ種類のものを用意する，義歯は所有している義歯の修理やリラインでできるだけ使い続ける，などの工夫も必要になる．

義歯の新製には十分な根拠が必要である．安易な新製は義歯の使用を不可能にしてしまう場合がある．また，非装着の時間も問題になることがある．義歯の預かり修理で3日間装着しないでいたら，もう受け入れてもらえなくなった，といった経験をする．ただし，義歯の問題に関しては認知症の重症度とは関係がない，と考える専門家も多く，認知症発症までの義歯使用歴や生活歴，患者個人の性格（パーソナリティ）に大きく影響を受けるとされる[2]．現場での対応としては，義歯の使用経験があり，家族や周囲スタッフが義歯の使用の可能性を感じるのであれば，義歯の新製に挑戦してみることは無謀ではない．認知症の進行により活動的な問題行動が減少したり，薬物療法が奏功して症状が落ち着くような場合で義歯の使用を再開できた例もある．義歯という装具に関しては，あきらめることなく，必要性を常に検討する，という態度で接するとよい．発病前の生活歴の聴取が非常に重要な判断材料になるので，診療録だけでなく家族や知人などからの情報もできるだけ入手し，分析するとよい．

服薬管理や創傷治癒管理にも介入が必要になる．薬は服用量や服用時間の管理に加え，PTP包装シートの誤飲にも注意する．抜歯後は抜歯創の管理は縫合により哆開や術後感染を予防するなどの工夫を加える．

2）ケア面

介入を極度に拒否する時期には，強硬な態度のケア介入は逆効果になる．拒否する患者に対し，拘束してまでもケアを行うかどうかの問題は，医学的な必要度の判断と倫理的問題との両面から考慮する必要がある．

ケアの拒否への対応として，脱感作もしくは減感作の手法を応用して奏功する場合もある．脱感作（減感作）は行動療法の1つで，認知行動療法とも呼ばれている．小さな刺激を繰り返し与えて閾値の制御を狙う．いわば「慣れ」により目標とする刺激に耐えることができるように訓練する方法である．原則は小さな刺激から順次刺激を大きくすることである．例えば歯ブラシを見せる，ブラッシングの様子を見せる，歯ブラシに触らせる，唇など遠位からの刺激を試す，前歯唇側のみのブラッシングを行う，などの段階的脱感作が効果的である．また，ユニットケアやグループホームなどではグループケアとして皆で同じ行動をとるような工夫でブラッシングへの拒否が軽減することを多く経験する．その後，ケア自立を達成する場

合もある．

　認知症患者では，ケアの拒否からケア介入を見送る場合があり，そのために口唇や口腔内への刺激が減少して過敏症状を呈する場合がある．これは「口腔過敏」と呼ばれることもある．口腔機能の低下や口腔乾燥などがベースにある場合が多いので，口腔湿潤剤などを応用したマッサージなどで口腔環境を改善したうえで過敏症状の軽減を図ることが現場では行われている．

　義歯の管理に苦渋することも多く，義歯を投げる，義歯を曲げて折ってしまう，どこかに置いてきてしまう，などの自分の義歯の管理問題のみならず，他人の義歯を持ってきてしまう，集めて隠す，などの問題も多くみられる．義歯への「名前入れ」（デンチャーマーキング）が義歯の管理を助ける場合も多い．

3）リハビリテーション面

　認知症が進行すると，経口摂取が困難になる，もしくは食行動に異常をきたす場合がある[3]．典型的な症状としては①抑制がきかず，どんどん詰め込むように食べてしまう，②食事に興味を示さず，口元に運んでも口を開けない，③口に入れても咀嚼せず，嚥下もしないで溜め込む，④食事形態を無視した食行動によりむせたり誤嚥する，⑤食べこぼしやコップの取り損ないなどにより必要量摂取できない，などの種々の問題が発生する．いずれも「食」のサポートが必要で，摂食・嚥下障害への対応も必要になる．

　対応としては以下のことが考えられる．①食器やスプーンの大きさを小さくし，少量ずつ提供する．咀嚼や嚥下を確認してから次の介助に移る．②嗅覚や味覚を利用し，食欲を刺激する．食事に集中できる環境を作る．③代償的介入法の導入をはかり，食形態の工夫により送り込みを改善したり，食事姿勢の制御を行って嚥下反射との整合性を調整する．④食事形態と一口量を調整する．⑤テーブルの高さや食器との距離を調整して食べやすくしたり，食器の工夫や介助方法を変更する．

　認知症が進行すると誤嚥の危険性が高まり，経口摂取が困難になる場合も多い．「認知症だからしかたがない」ではなく，残存機能を活用し，嚥下機能を評価し，代償的介入法で補う方法を検討する．指示に従えない場合にも訓練をあきらめるだけでなく，グループセラピーや音楽療法を併用することで訓練効果を得ることが可能な例は多い．

　食の問題に限らず，問題点をアセスメントして個別の対応策を検討することが必要である．この時にチームアプローチは有効で，個々の職種のノウハウが総合的に提供されることで問題解決につながることがある．目標は口から食べることの継続である．

（菅　武雄）

文　献

1) 鹿児島県医師会：一般臨床医のための認知症における精神症状と行動障害対応マニュアル，鹿児島，2009．
2) 竹越恵治，小谷順一郎，上田　裕：重度認知症老人の義歯装着可否の目安について，老年歯学，10：100-106，1995．
3) 山田律子：認知症の人にみる摂食・嚥下障害の特徴と食事ケア，認知症ケア事例ジャーナル，1(4)：428-436，2009．

4 脳血管障害患者への対応

1 全身管理

1）全身状態評価
　脳血管障害患者に対して安全な全身管理を行うためには，治療前にその患者の状態を正確に把握することが必要である．既往歴としての脳血管障害の発生時期，初発症状とその経過，治療経過（入院歴），担当医，服用薬剤などを詳細に聴取する．その際，発語が不明瞭で聞き取りにくい場合に，家族・親族や施設職員から間接的に情報を得ることがあるが，患者自身のプライバシーには十分に配慮する．

2）照会状
　必要に応じて，脳血管障害を診療している担当医へ照会をすることがある．予定している歯科治療の内容，初診時のバイタルサインなどを示し，既往歴から他の疾患，例えば高血圧，糖尿病，心房細動，虚血性心疾患，弁膜疾患の有無，抗凝固薬や抗血小板薬をはじめとする常用薬などを具体的に質問する．歯科治療の内容についてつまびらかでない医科の担当医がいるので，分かりやすく具体的に書くように努める．なお，電話では相手側の時間的な余裕がないことも考えられ，また，記録が残らないので不適当である．返信されてきた診療情報提供書をよく読み，治療の参考とする．例えば，略語や薬剤の商品名を調べたり，最近の治療方針を説明できるようにしておくために，日頃から研鑽を積み，提供書にある内容が理解できるようにしたい．

3）抗凝固薬と抗血小板薬
　脳血管障害患者は抗凝固薬（ワルファリン，ヘパリン）や抗血小板薬（アスピリン，チクロピジン，ジピリダモール，ジルチアゼム）を内服していることが多いので，出血傾向に注意する．凝固時間の測定には，プロトロンビン時間（PT：Prothrombin time）あるいはPT-INR（INR：International Normalized Ratio）を使う．PT-INRのほうが一般的で，多くは1.5～2.5を目標にしてワルファリンの量を調整している．この値より高ければ，完全な止血が望めないので低下するまで歯科治療は延期したほうが良い．ただし，この範囲に入っていても，十分な圧迫止血，積極的な縫合・結紮，局所止血剤（酸化セルロースやコラーゲン製剤など）の使用，止血用のシーネの用意などを検討する．万一の術後出血を考慮して，午前中の早い時刻に処置を予定して，緊急の場合に対応できるようにする．
　一部の担当医はこれらの薬剤を歯科治療の前後での中止を指示してくる場合がある．しかし，抗凝固薬を中止すると，凝固機能が亢進し，歯科治療というストレスを与えると，その場で脳血管障害が再度発生する危険性を考えなければならない．そこで，原則として抗凝固薬や抗血小板薬は継続して服用させ，止血は上記のように物理的に行おうとする考えが主流を占めている．

4）術中の管理
　脳血管障害を再発させないためには血圧のコントロールが重要となる．脳血管障害の対応は歯科医師にとってはきわめて困難である．発症の原因

は痛みだけでなく，精神的な緊張などのストレスなので，局所麻酔を安全かつ確実に行うこと，精神的な緊張を和らげること，患者と歯科医師の間に信頼関係を築くことが重要である．具体的には局所麻酔注射を行うにあたって，表面麻酔を数分間以上作用させて十分に効かせる，極細の注射針を使う，緩徐な注入スピードとする，必要十分な量を注入するなどが勧められる．十分な説明をして質問には丁寧に答える，治療の承諾を得る，分かりやすく話しながら治療を進めるなどは，信頼関係を構築するうえで有効である．

精神的緊張が強くて血圧が安定しない場合，抜歯などの観血的処置の場合には精神鎮静法の応用を検討する．結果的に70％以上の高濃度酸素を吸入させられる笑気吸入鎮静法が適している．

治療中には血圧，脈拍数，呼吸数，動脈血酸素飽和度（パルスオキシメーター），心電図をモニタするのが望ましい．

急激に意識が混濁あるいは喪失したり，血圧上昇が長時間続いたりすれば，治療を中止するべきである．もし，脳血管障害が歯科診療中に発生した場合には，速やかに高次の医療機関に搬送する．その際には酸素吸入や気道確保，人工呼吸が必要となる場合がある．

5）術後の管理

術前と同じバイタルサインに復したかを確認するために，通常より長く在院させることがある．PT-INRが目標値内にあっても，止血状態を確認することを怠ってはいけない．確実な止血を確認してから帰宅許可とする．その際，少量の血液が唾液に混ざること，再出血が疑われたら圧迫止血を行うことを説明する．また緊急時の連絡先を教えておくと，患者は安心する．

（深山治久）

2 嚥下

1）嚥下の神経支配（図Ⅷ-4）[1]

「脳血管障害による嚥下障害」と聞くと単純に「麻痺で動かない」と考えがちかもしれないが，運動機能低下をきたす成因は画一ではない．上位運動ニューロン障害，下位運動ニューロン障害，錐体外路障害，また高次脳機能障害について概説し，摂食・嚥下障害を起こす病態である球麻痺および仮性球麻痺の特徴を説明する．

錐体路は身体の随意運動をコントロールしている経路を指す．このうち手足や体幹の運動に関連する神経線維群を皮質脊髄路，脳神経に関連する神経線維群を皮質延髄路という．

皮質延髄路の上位運動ニューロンは大脳皮質から脳幹の神経核に投射して，下位運動ニューロンと連絡する．核上性の上位運動ニューロン障害の症候は，不全または完全麻痺，痙縮（spasticity）と呼ばれる速度依存性の筋緊張亢進，腱反射の亢進であるが，脳皮質より両側性支配を受けている部位には上記の症候は生じづらいことになる．口腔周囲では下顔面およびオトガイ舌筋は片側性支配であるが，その他多くの嚥下に関連する筋肉は両側性支配である．また筋の萎縮や繊維束性攣縮は起こらないが，その後に筋肉を長期に使わなければ廃用性萎縮や顎関節の拘縮は生じる．

なお，痙縮は他動的運動に対する抵抗で，ある関節を他動的に早く動かしたときには抵抗が強いが，ゆっくり動かせば抵抗の弱くなる状態を指す．また，あるところまで動かすと急に抵抗が弱くなる，折り畳みナイフ現象がみられる．これに対して拘縮は，間接が他動的にも自動的にも可動域制限を起こした状態を指す．長期の安静により皮膚，皮下組織，筋膜，靱帯や関節包などが瘢痕化，もしくは癒着したものとされる．

核下性の下位運動ニューロン障害では，不全または完全麻痺，筋緊張低下あるいは消失，腱反射消失，筋の萎縮や繊維束性攣縮が起こる．繊維束

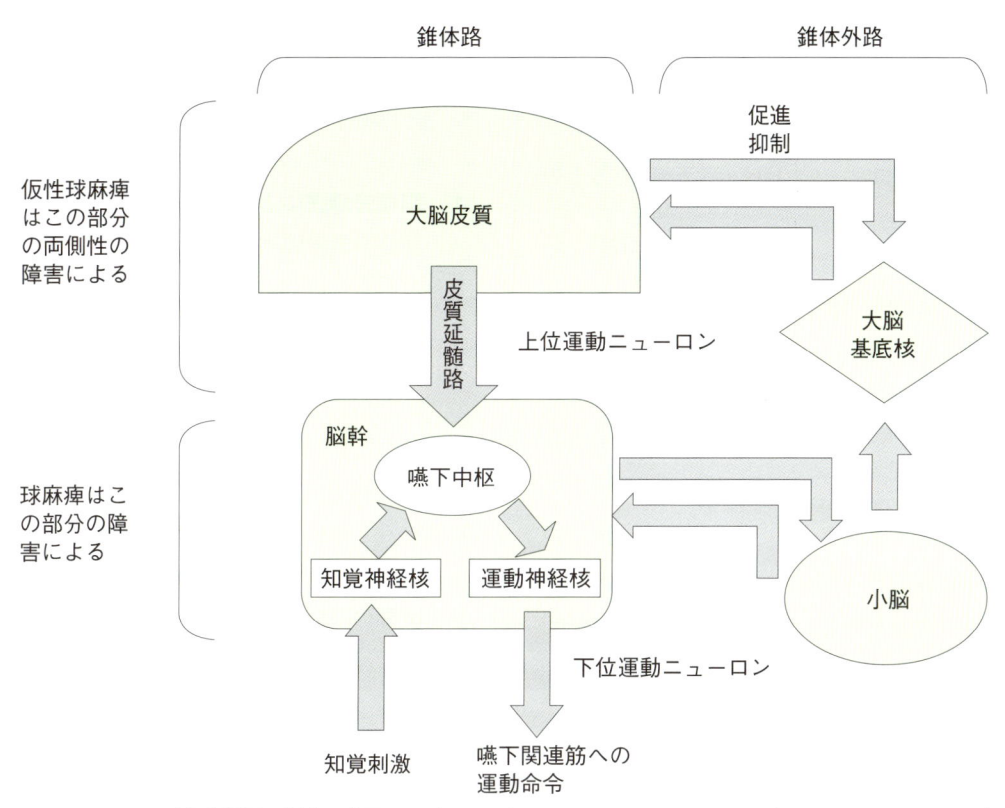

図Ⅷ-4 嚥下の神経性コントロール[1]

（藤谷順子：摂食・嚥下リハビリテーションマニュアル，JJN スペシャル，52：29, 1996.）
（戸原 玄：口腔運動・感覚機能検査，向井美惠，山田好秋編，歯学生のための摂食・嚥下リハビリテーション学，77, 医歯薬出版，東京，2008.）

性攣縮とは，多くの場合，筋の萎縮に伴って起こる細かい収縮運動のことである．

　錐体外路は錐体路を経由しない経路で，運動を円滑に行えるように筋肉の緊張などを調節する経路を指す．錐体外路障害の症候は固縮（rigidity）と呼ばれる筋緊張亢進や不随意運動で，口腔周囲筋の不随意運動は摂食・嚥下機能を低下させる．

　固縮とは他動的運動の速度に依存せずに，抵抗が確認される場合を指す．他動的運動を行っている間に一様な抵抗が確認される鉛管様固縮（lead pipe rigidity），抵抗が間歇的にカクンカクンとゆるむ歯車様固縮（cog-wheel rigidity）などの症状がみられるが，この際も他動運動速度で抵抗の大きさが変わるわけではない．痙縮，固縮それ自体で関節可動域が縮まることはなく，関節可動域制限があるときは必ず拘縮がある．

2）高次脳機能障害

　高次脳機能障害の古典的な中核病態である失語，失行，失認のみならず，実際にはさまざまな症状を呈する可能性がある（143 頁表Ⅵ-4 参照）．食事や訓練を行なう状況を想定して，状況を確認しておく必要がある．

3）球麻痺・仮性球麻痺（図Ⅷ-4，表Ⅷ-2）[2]

　延髄毛様体に存在する嚥下中枢が障害されているために嚥下反射自体が障害された場合や，延髄に存在する疑核・舌下神経核などの運動性脳神経

表Ⅷ-2　仮性球麻痺と球麻痺の主な鑑別点

	仮性球麻痺	球麻痺
障害部位	延髄の上位運動ニューロン	延髄の嚥下中枢 疑核・舌下神経核などの運動性脳神経核 舌咽神経，迷走神経および舌下神経
嚥下反射	あり パターンは正常	減弱もしくは消失 パターン異常
喉頭挙上	十分	不十分
高次脳機能	痴呆，感情失禁など多彩	問題なし
構音障害	痙性 絞扼努力性	弛緩性 個別の障害（気息性）
その他	下顎反射の亢進 軟口蓋反射の消失など	舌の萎縮 カーテン徴候 輪状咽頭筋弛緩不全 声門閉鎖不全 など

（藤島一郎：脳卒中の摂食・嚥下障害　第2版，4，医歯薬出版，東京，1999．より一部改変）

核が障害された場合，もしくは舌咽神経，迷走神経および舌下神経の障害により，構音障害・嚥下障害・舌麻痺などが起こるものを球麻痺という．下位運動ニューロン障害である場合には，弛緩性麻痺と筋萎縮が生じる．球麻痺の程度や状態により嚥下反射は減弱，消失するか不完全な状態となる．なお，延髄が形態的に球状であるためにこの病態は球麻痺と呼ばれている．

これに対し，延髄より上部の両側の上位運動ニューロンが障害された場合にも，結果として延髄に命令を送ることができないために，構音障害・嚥下障害が生じる場合がある．球麻痺と病態の詳細は異なるものの，「飲み込めない」，「しゃべりづらい」という訴えは結果として同一であることが多く，このような状態を仮性球麻痺と呼ぶ．仮性球麻痺では嚥下中枢自体は障害を受けていないために嚥下反射は消失しない．

4）脳血管障害による摂食・嚥下障害の頻度

一側性脳血管障害後の摂食・嚥下障害の発症率をみた調査では，48時間以内は3割程度の患者に嚥下障害が残るが，半年経つと0.2％まで低下すると報告されている[3]．急性期には3～4割の嚥下障害が認められるが，慢性期まで残存するのは1割に満たないとの報告もある[4]．経口摂取ができずに退院して在宅に移行した患者のうち，中には自然回復しているような症例があるといえる．

5）実際の対応

脳血管障害による口腔や咽頭への直接の影響により摂食・嚥下障害を生じる主な病態は，前述した球麻痺や仮性球麻痺である．しかし実際には，上下肢の麻痺などによる体位保持の困難や，頸部の拘縮による嚥下時の頸部過進展，高次脳機能障害による認知期の問題や併存疾患ならびに老化の影響など，いわゆる「嚥下」以外にも摂食・嚥下機能に影響する多くの問題を抱えている．

よって病名だけを確認して，「仮性球麻痺なのでこの対応」，「球麻痺だからこの訓練」などといった紋切り型の対応ではうまくリハビリテーションが進められないことが多く，患者個別の対応を考えなければならない．端的にいえば，病名で対応を考えるのではなく，詳細な病態の把握により対応を考えることが大切である．

また，脳血管障害の影響により退院時には経口摂取が不可能であり経管栄養管理となった症例でも，自然に嚥下機能が改善する例もある．逆に経口摂取を行っている症例の中にも，誤嚥を繰り返している場合もある．脳血管障害に限定されたことではないが，患者が経口摂取している場合には本当にうまく食べられているか，経口摂取してい

ない場合には本当に全く食べることができないのか，という視点から患者を観察し，必要に応じた対応を提供することが重要である．

（戸原　玄）

文献
1) 戸原　玄：口腔運動・感覚機能検査，向井美惠，山田好秋 編，歯学生のための摂食・嚥下リハビリテーション学第1版，77，医歯薬出版，東京，2008．
2) 藤島一郎：脳卒中の摂食・嚥下障害第2版，4，医歯薬出版，東京，1999．
3) Barer DH：The natural history and functional consequences of dysphagia after hemispheric stroke, Neurol, Neurosurg, Physchatry, 52：236-241, 1989．
4) 才藤栄一，千野直一：脳血管障害による嚥下障害のリハビリテーション，総合リハ，19(6)：16-25, 1991．

3 補綴からみた対応

1) はじめに

脳血管障害はわが国の死因順位第3位のメジャーな疾患である．近年では高血圧対策および生活習慣病対策により発生を抑えることが奏功していると同時に，救命救急技術の向上により生還することが可能になってきている．

ただし，そこに新たな問題の種がある．一命を取り留めた患者は後遺障害とともに生きなければならなくなる，ということである．脳血管障害患者への歯科（補綴）的対応は，この後遺障害への歯科的対応に他ならない．歯科的対応の基本は3つの柱からなり，診療面，ケア面，リハビリテーション面に分けられる．そのおのおのについて，急性期，回復期，維持期，ターミナル期に分けて述べる．

2) 検討ポイント

脳血管障害に関連した対応すべき問題には片麻痺，脳血管性認知症，高次脳機能障害，発音（構音）障害，運動失調などがある．高頻度発現の嚥下障害については第Ⅵ章を参照されたい．

補綴学的に検討すべきポイントは，補綴の必要性の有無，補綴方法，維持管理方法に対する検討である．

(1) 補綴の必要性

補綴の必要性の有無に関しては，短縮歯列弓（SDA）を支持する専門家もあり，単に歯の数合わせの検討では不足である．咬合力を含めた機能力に対応した支持能力の確保，摂食・嚥下機能に合わせた咬合，咀嚼および歯列の確保，可撤性補綴装置であれば義歯の着脱や使用の適応能力や自立度を測る必要がある．

(2) 補綴方法

固定性補綴装置か可撤性補綴装置かの選択については既存の補綴学的判断に準ずる．問題となるのは可撤性補綴装置の適応症例において，患者が義歯を受け入れられるか，使用できるか，着脱洗浄保管の管理が確保できるか，という部分が最も問題が大きい．この問題に関してはセオリーはなく，患者個人の生活歴（習慣）や性格に影響を強く受けるので，年齢，要介護度や認知症の程度だけで判断しないようにする．

(3) 維持管理方法

患者ごとにケアの自立度を評価して個別のプランを立案実行する．自立した機能を損なわないように，過度の介入を避けることが重要である．

3) 各ステージでの対応

(1) 急性期

脳血管疾患の急性期における患者は意識がなく，呼吸も栄養も管理されている場合が多い．歯科診療面は応急処置の範囲に限られるが，反面，ケアの比重が大きく，経口摂取のリハビリテーションも可能な限り早期から開始することになる．

①診療面

発症時の転倒による外傷への対応を求められる

ことが多い．歯の破折，露髄，口唇や頬粘膜および舌の裂傷，咬傷をはじめ，歯周炎の急性発作への対応が求められる．

動揺歯への対応も医科では診断および対応が困難な例も多く対応を求められることが多い．気管挿管による前歯の脱臼や補綴装置の破損などにも対応を求められる．この場合の対応とは，抜歯や修復などの歯科治療的対応のみならず，医療過誤ではないかと訴える患者および家族に対する第三者的な立場での対応も含んでいる．歯科関連のトラブルに対処するのもわれわれの役割の1つである．

近年，大型の補綴装置が多用され構造も複雑化している問題もある．アタッチメント義歯とインプラント義歯を他職種が着脱可能か判断し対応することは困難である．ケアワーカーが動揺しているブリッジを支台歯ごと抜去してしまった例もある．

また特殊な例では，マグネットアタッチメントのキーパーがMRI画像に障害陰影（アーチファクト）を与える場合があり，緊急除去を求められることがある．救急救命の段階でCTおよびMRI撮影をして診断を行うのが基本手順だからである．口腔領域に磁性体や大型の撤去困難な金属装置を安易に使用することの問題を歯科医師は自覚すべきである．

救急救命の場面だけでなく，医科総合病院においてこそ歯科的な問題に即時対応できる歯科医師，歯科衛生士が必要なことが多い．地域歯科診療所からの往診および歯科訪問診療は急性期患者にこそ必要なものである．事実，歯科の価値を再認識して歯科室を再開した国立系病院もある．

②ケア面

搬送された直後からケアが開始される．救急病棟でのケアは2～4時間ごとに行われる．主な目的は感染対策である．特にMRSAなどの感染を防止する意味と，人工呼吸器関連肺炎（VAP）の予防を目的としたケアが行われる．

補綴装置のケアには専門性が求められる事が多いので，歯科医師および歯科衛生士が適宜アドバイスを提供できる環境構築が必要である．

③リハビリテーション面

入院時から栄養サポートチーム（NST）が関与して栄養管理を行うが，その中に経口摂取までの回復を目標にした摂食・嚥下リハビリテーションが重要な位置を占める．急性期には可撤性補綴装置は外されることが通常であるので，経口摂取計画に義歯使用の再開を組み込むことが必要である．可能であればクリニカルパスに組み込むように働きかける．これは回復期へも円滑に移行させたい伝達項目である．

(2) 回復期

全身状態が安定すると，患者はICUを出て回復期病棟に移る．急性期病棟で維持回復した状態を回復期病棟では退院し一般生活に戻ることを目標にする．

①診療面

回復期における歯科の役割は基本的な歯科疾患の対応と機能回復に向けた支援が求められる．急性期には外されていた義歯を使用可能な状態に修理調整し，使用再開を支える診療を行う．

短期間であれ半年に渡る長期であれ，義歯を装着していなかった期間に起こった患者の変化は大きい．麻痺の残存や口腔内の変化はもとより，認知機能の低下や感情失禁などにも対応が求められる．以前と同じように着脱し，咀嚼し嚥下することが困難な事態を患者とともに認識し，機能回復に向けた共同作業としての診療を提供する．

②ケア面

自立支援を目標としたケア介入を行う．

③リハビリテーション面

口から食べることを目標とした摂食・嚥下リハビリテーションの最重要ステージである．脳血管障害を発症すると高率に嚥下障害が発症するが，早期に対応すればその多くが回復可能と考えられ

るようになった．残存した摂食・嚥下障害に対しては評価・目標設定・対応を組みとしたシステムとしてのリハビリテーションを提供する．

食べることにかかわる歯科補綴的意味は大きく，嚥下だけを目標としたリハビリテーションではなく，自分の口から食べ，味わい楽しむことを含めた安全な経口摂取の回復が求められている．

PAPやPLPもこの時期に製作および調整されることが多い．回復期でスタートした補助装置が次の維持期に適切に引き継がれることが大切である．

(3) 維持期

退院先が自宅であれ福祉施設であれ，患者は自己の残存した機能を最大限に活かしながら，在宅医療や介護のサポートを得ながら生活者としての自分を取り戻す時期に入る．

①診療面

歯科診療が患者の生活を支える時期である．患者は口から食べることを回復し，大病を乗り越えたことを実感する．診療の場は自宅か施設であるが，通院困難な状態の患者も多く，歯科訪問診療にて対応することが多いステージである．この時期には全身状態の安定とともに，口腔機能の回復も得られ，その状態に合わせた義歯の新製を検討することも多い．

②ケア面

セルフケア可能な範囲が分かり，ケア介入の程度も判明してくる．義歯の着脱，洗浄，保管などが日常生活のなかで習慣として安定させたい時期である．

③リハビリテーション面

この段階でのリハビリテーションには2つの意味がある．1つは食べるための機能を向上，回復させるためのリハビリテーションである．もう1つは残存機能に合わせた「食」のサポートである．

食べるための機能を向上させる方法はシステム化されつつある．プロセスモデルを例にあげるまでもなく，食べることを一連の動作として理解することが可能になってきた．失った歯を補う目的や方法も明確な目標をもってシステムに組み込まなくてはならない．咀嚼の回復と訓練は摂食機能療法として提供する．

「食」のサポートは訓練だけでなく，代償的介入方法も導入して口から食べることを支援してゆく．

(4) ターミナル期

現状では，ほとんどの人が病院や施設で最期を迎える．しかし，在宅医療の普及や高齢者の増加に伴う病床数の活用の点からも在宅での看取りも重要視されるようになってきた．歯科に求められるものも変化してきている．

①診療面

ターミナル期の患者に対しては，口腔領域のトラブルを最小限にするリスク管理と対応が歯科診療の基本となる．いわば消極的な診療が中心になる傾向にある．しかし，患者は自己の死を予感しつつも，生への望みを歯科診療に求める場合がある．「義歯を作りたい」，「噛みたい」と訴える．こういった段階での診療は機能回復の診療ではなく，看取りのための，最期の望みをかなえるための診療である．断ったり，無駄だと説得してはいけない．本人，家族も交えた話し合いをきちんともち，いま何が必要なのかを考え対応する．

義歯は食べるための道具（装具）である．それは患者にとっては生きるための道具という意味である．義歯をあきらめろ，ということは生をあきらめろ，と言うに等しい．ときにすべてに優先して義歯を求める患者も多い．否定せず，傾聴し，可能な対応の範囲を伝えてあきらめずに対応したい．

②ケア面

「看取り」にかかわる歯科の意味は大きく，その役割を期待されている．誤嚥性肺炎を予防するといった役割もあるが，保湿ケアによる口腔乾燥状態の改善や粘膜疾患の防止などの役割が最後まで求められている．

③リハビリテーション面

誰でも最期を迎える．その直前には口から食べられなくなる．その大前提を理解したうえで行うマッサージや最期のゼリー食介助や保湿が実施されている．

（菅　武雄）

4　口腔外科

一般的に，脳血管障害患者の歯科治療，特に抜歯など観血的で侵襲の大きな処置は急性期に行われることは少ない．しかし，医療の進歩により救命率が各段に上がったことから，片麻痺や言語障害，視覚・感覚障害，失行，失認，情緒障害など後遺症を持って，回復期，慢性期へと移行し療養している患者は急増している．また，脳血管障害の治療の急性期から回復期にかけては，病院歯科が整備されていないことから，歯科受療が困難であり，口腔のケアも十分に行えず，歯科受診が行えるようになったときには，保存不可能な歯も多く存在し治療計画を立てる場合に観血処置が不可避なケースも多い．そのため口腔外科的な治療が必要となることが多くなってきている．

1）出血性素因のある患者への対応

口腔外科的な治療を行う場合の注意点としては，脳血管障害の再発と抗凝固療法，抗血小板療法による止血困難である．脳血管障害の再発防止の観点からも抗凝固療法，抗血小板療法が行われている場合が多く，観血的処置は内服を継続して行う必要がある．抗血小板療法については，局所の状態が著しく易出血性でなく，創が広範囲な処置でなければ，縫合や局所止血剤，止血シーネを適宜使用することで，観血処置に問題はないと思われる．

2）合併症の対応

脳血管障害患者は，高血圧と不整脈を合併していることが多く，再発の防止に関しては，循環動態を安定させることが重要である．

（1）高血圧

高血圧は持続すると心肥大が生じ，中小動脈の血管中膜の肥厚が出現し，正常血圧者に比べ脳血管障害の頻度が8倍に増加するといわれている．不安や疼痛は血圧を上昇させ，脳血管障害を再発させる大きな要因であることから歯科治療開始前に十分な説明を行って不安を取り除き，治療中も血圧計，心電図，パルスオキシメーターなどでモニタリングし，緊張や異常をすぐに察知できるようにしておく必要がある．収縮期血圧 180 mmHg 以上，拡張期血圧 110 mmHg 以上となって頭痛，嘔吐やめまいなど脳症状を訴えた場合は，ただちに歯科処置を中止し，状態の改善がない場合は主治医への連絡や救急対応が必要となる．血圧が 180 mmHg／110 mmHg 以上になっても症状がない場合，必要最小限の処置にとどめ，早期に内科主治医に対診する．

局所麻酔の使用については，血圧が安定している場合は，アドレナリン含有局所麻酔薬 40 µg（カートリッジ2本程度）は使用可能といわれている．この場合でもモニタリングで患者の状態をみながら，使用量を調整し，増量が必要な場合は，時間をおいてから使用するなど配慮が必要である．

（2）不整脈

不整脈については，問題になる不整脈と問題のない不整脈があることから，局所麻酔を使用する場合は主治医に照会する必要がある．急変に対応するために，心電図のモニタリングは必須である．

歯科治療中に不整脈が憎悪し，意識レベルが低下した場合，一次救命処置と AED が必要となる可能性が高いことから，Basic Life Support のスキルは習得しておくべきである．Basic Life Support の手技は American heart association がエビデンスに基づいて適宜変更していること，また繰り返

し練習しなくては，実際に救命するためのスキルを維持できないことから，定期的に講習を受講し練習を繰り返す必要があると考える．

心房細動等の血栓を形成しやすい不整脈の場合ワルファリンや抗血小板薬を服用している場合が多く，観血処置には注意を要する．

ワルファリンを服用している患者は高齢者を中心に増加しており，一般臨床歯科においても遭遇する機会は多い．ワルファリンを休薬した場合，約1％に血栓または塞栓症が発症し，重篤で予後不良例が多いことから，継続下での処置が必須である．これらの患者はPT-INR（prothrombin time-international normalized ratio）を指標として管理されているので，対診して確かめることが重要である．PT-INR 1.8～2.8でコントロールされていることが多く，ほとんどの場合，内服継続のまま観血的処置が可能とされているが，食事（緑黄野菜・納豆・海藻）中のビタミンKやNSAIDs，セフェム系（特にフロモックス）・マクロライド系・キノロン系抗菌薬，抗真菌薬などの各種薬剤，肝機能の状態などで大きく変動することから，観血処置直前に採血にて凝固系の検査値を確認することが最良である．

最近さまざまなPT-INR測定の迅速キットが発売され，指先の穿刺による毛細管血で測定できることから循環器系の一般開業医には注目されている（図Ⅷ-5）．キットは高価であることから，一般開業医に広く普及するには至っていない．しかし，今後増加すると考えられる在宅歯科医療の場でのリスク管理には有効である．また，病院歯科等への依頼が困難な場合には，観血処置前に局所の病態や侵襲度を評価，検討して抗血小板療法と同様に局所止血法を準備して行うことが必要である．

3）地域連携クリニカルパス

現在，病院歯科では入院患者や外来患者の一般

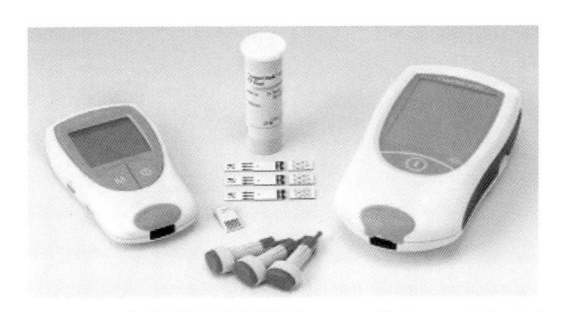

図Ⅷ-5 血液凝固分析装置：コアグチェック®XS/コアグチェック®XS Plus（三光純薬）

歯科治療や口腔外科的治療とともに，脳血管障害などさまざまな疾患の治療を受けている患者への口腔管理を行うことで，院内他科や地域の医療機関と連携し，存在価値を高めて見直されている歯科口腔外科も出てきている．

脳血管障害医療では，救急医療におけるFAST（Face, Arm, Speech, Time：顔面の運動の左右差，左右どちらかの腕の運動障害，発語明瞭度が悪くなった，のうちの一つでも認められたら，脳血管障害を疑いすぐに救急に連絡する）のスローガンのもと早期救急搬送が普及し，rt-PA（プラスミノゲン・アクティベータ：ティーピーエー）療法が行える急性期病院も整備拡充されてきたことから，全く後遺症なく元の生活に復帰する患者も増加してきている．しかし高血圧と糖尿病や高脂血症といったメタボリックシンドロームに象徴される疾患を持つ脳血管障害のハイリスク者も急増しており，急激な高齢者の増加も相乗し摂食・嚥下機能や口腔衛生管理に障害を抱えた脳血管障害後の患者も増加してきている．

そのような中，脳血管障害の急性期から回復期を経て維持期に至るそれぞれの医療機関・介護施設の役割分担を明確にするとともに，的確な情報を共有し一貫した治療方針，医療・介護の標準化による質の向上をめざし，地域住民が安心して医療を受けることができるようにするために，脳血管障害地域連携クリニカルパスの導入が，施策と

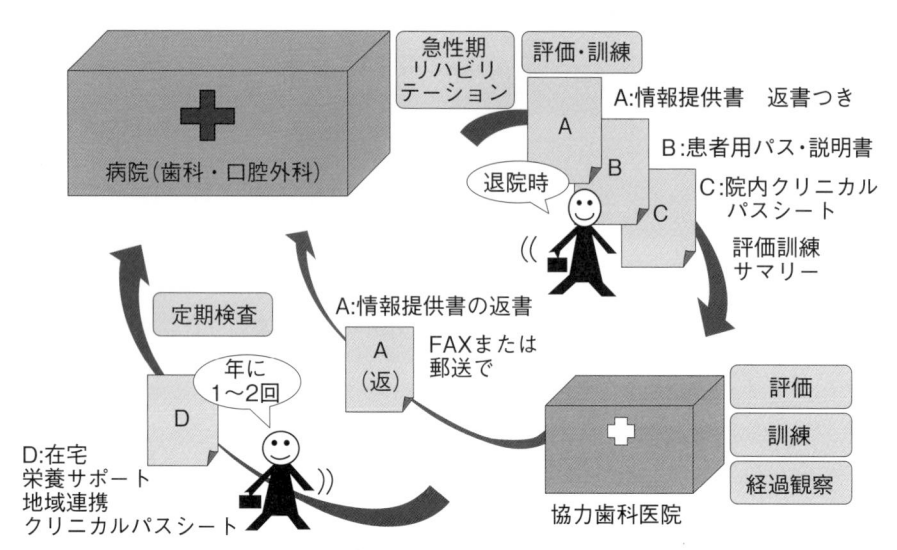

図Ⅷ-6 栄養サポート地域連携クリニカルパスの流れ

して行われ整備されてきている．

　急性期病院の歯科・口腔外科では，脳血管障害後の加療を行っている患者に対して，摂食・嚥下障害への対応や，栄養サポート，口腔衛生管理などの面で積極的に介入してきている施設も増えてきている．さらに退院後の摂食・嚥下障害や口腔衛生管理に対するサポートを地域の歯科医師会と共同で行っている地域も多い．このような地域の急性期病院の歯科・口腔外科は，退院ケアカンファレンスや診療情報提供書を通して，脳血管障害患者の摂食・嚥下障害や口腔衛生管理などを含めた歯科的問題に対して，地域の歯科医師とシームレスな連携に貢献している．退院後に適切な歯科的サポートが途切れてしまった場合，回復過程にあった機能が維持できないばかりか，窒息や誤嚥性肺炎のリスクも増大し，結局短期間のうちに入退院を繰り返してしまうことも多いことから，二次的に病院に貢献することにもなる．

　今後は地域の歯科医師が地域連携クリニカルパスシートを用いて，歯科・口腔外科担当医と緊密な連携をとりながら，定期的に，また必要時に専門的な検査を行い，適切な摂食・嚥下機能の評価と機能療法ならびに栄養サポートを行っていくという病診連携のシステム構築がなされていくものと考える（図Ⅷ-6）．

〈渡邊　裕〉

5 カンジダ症患者への対応

1 診断と治療

1）カンジダ症の診断

口腔カンジダ症は真菌感染症であり，高齢者の口腔内に好発する．特に要介護高齢者では高率に発現する．直接の原因としては口腔内の汚染があげられる．加齢による刺激時唾液分泌量の低下に伴う自浄作用の低下，食事の質・量の低下，舌運動の減少などで，舌背に加わる機械的刺激が少なくなり，舌乳頭が伸長し舌苔が付着しやすく，除去しにくい状態になる．さらに発熱や脱水など因子が加わると唾液分泌量はさらに減少し，舌背の自浄性が低下することで多くの舌苔が付着，堆積し，カンジダ菌が繁殖しやすい環境がつくられる．免疫力が低下や副腎皮質ホルモン剤や抗生物質の長期投与が行われると，菌交代現象による口腔内微生物叢の変化が生じ，カンジダ菌などの真菌が増殖しやすくなる．また不十分な清掃により義歯床下面やクラスプや歯頸部歯肉に汚れが蓄積するとカンジダ菌の温床となりやすい．また，高齢者にカンジダ症が多い背景因子として，口腔ケアを行うための手指の巧緻機能低下，口腔ケアに対する意識低下等もあげられる．口内炎や扁平苔癬などの口腔粘膜疾患治療のためのステロイド薬含有口腔粘膜貼付薬の連用も発症を促すことになるので，慎重な投与と経過観察が肝要である．

口腔カンジダ症はカンジダ菌により引き起こされる．カンジダ菌には，*Candida albicans*, *Candida glabrata*, *Candida tropicalis*, *Candida parapsilosis*, *Candida krusei* などがある．その中で *Candida albicans* は他のカンジダ菌と異なり，病原性因子を持つことが多数報告されているので臨床的に最も重要である．口腔カンジダ症は臨床的に次の4種類に分類される．①偽膜性カンジダ症（図Ⅷ-7），②紅斑性あるいは萎縮性カンジダ症（図Ⅷ-8），③肥厚性カンジダ症（図Ⅷ-9），④カンジダ性口角炎である．カンジダ症は白斑だけでなく，紅斑様のものや，また堆積し舌苔内の微生物や壊死した上皮細胞から H_2S が生じ，ヘモグロビンなど

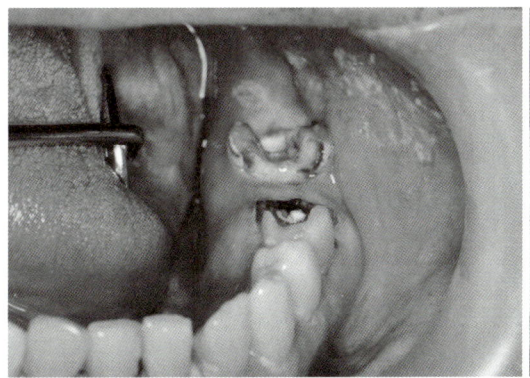

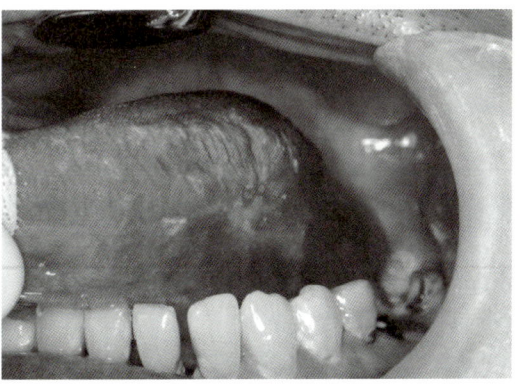

図Ⅷ-7　急性偽膜性カンジダ症

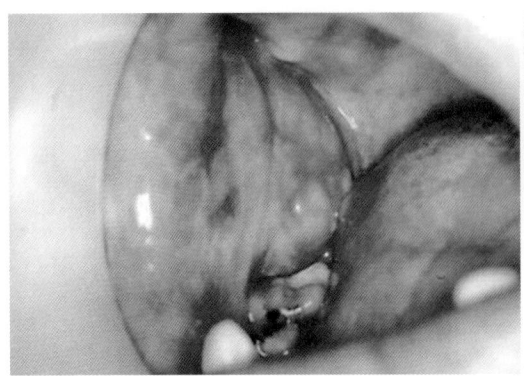

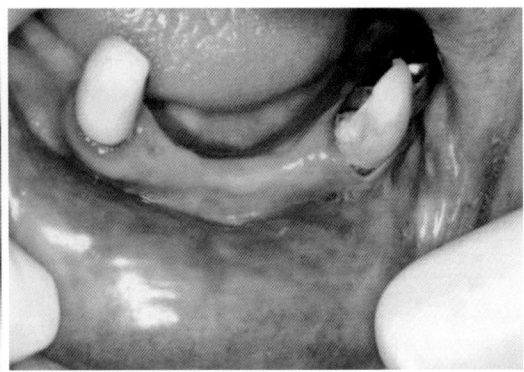

図Ⅷ-8　急性萎縮性カンジダ症

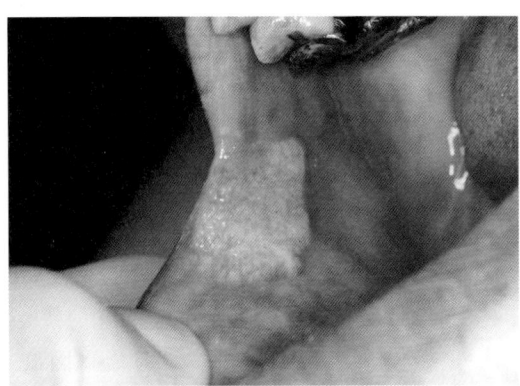

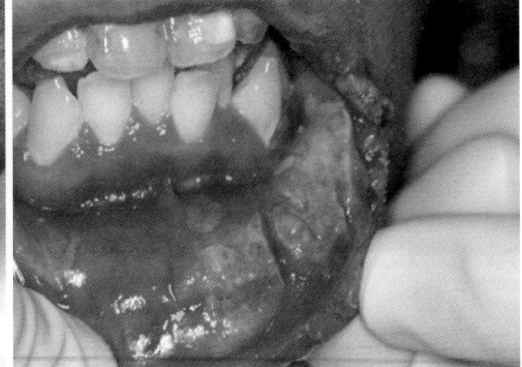

図Ⅷ-9　肥厚性カンジダ症

と結合してFe$_2$S$_3$となった結果，黒色を呈するものもあるので鑑別には注意が必要である．

　治療に際しては，本症発生の原因，すなわち抗生物質使用による菌交代現象によるものか，その他の免疫抑制状態によるものかなどをみきわめることが肝要である．なぜなら抗真菌薬の局所投与や全身投与は一時的に症状が緩解が得られても，その原因が除去されていなければ，頻繁に繰り返す．そのため全身状態や服薬内容，食事や口腔ケアに関してなど問診を十分に行い，原因を検索する必要がある．

　確定診断には細菌培養検査を行う．カンジダ菌は通常の培養検査だけでなく，KOH：ズーム®やファンギフローラY®等の染色で直接顕微鏡により診断が可能である．その他，腫瘍性病変を疑い，細胞診を行った場合でもPAS染色やPapanicolaou染色でも菌糸を確認し，診断を行うことが可能である（図Ⅷ-10）．

2）治療および対応

　口腔カンジダ症は，抗生物質や副腎皮質ホルモン剤，免疫抑制剤，化学療法剤などの使用および，糖尿病や衰弱，低栄養などの疾病や免疫低下による菌交代現象が主たる原因であることから，これらの治療は積極的に行われなければならない．薬剤による菌交代現象の影響が大きいと考えられる場合は，できるだけ早期に薬剤の服用を中止する．口腔局所の治療はあくまでも対症療法であり，主たる原因が取り除かれない限り，日和見的に発症，緩解を繰り返すこととなる．

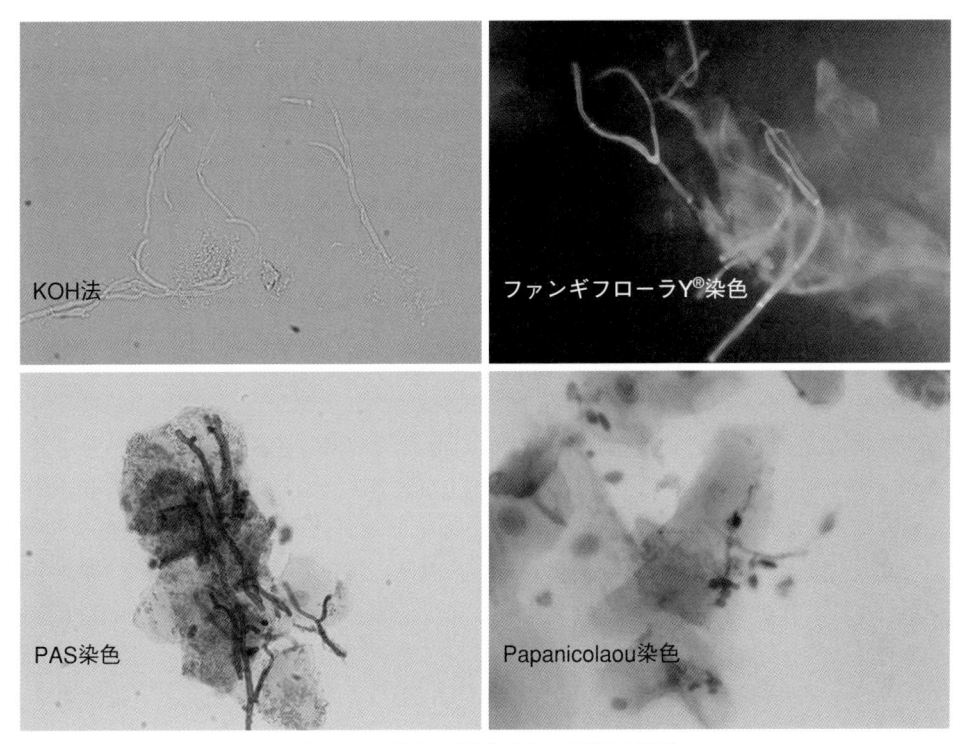

図Ⅷ-10 染色で観察される真菌の所見

　最近では抗真菌薬の剤形は，経口剤の含嗽剤，口腔錠，軟膏，ジェル，シロップ剤から，注射剤など種類が増加している．

　抗真菌剤にはポリエン系抗生物質，グリセオフルビン，アゾール系抗生物質，などがあるが，臨床的には剤形を考慮して選択することが多い．

　抗真菌剤の局所的投与として含嗽剤，口腔錠，軟膏，シロップ剤などがあり，口腔内の痛みや乾燥，認知の問題などを考慮して剤形を変えることが必要である．また，病変の部位や範囲なども考慮するとともに，難治性の場合や肥厚性カンジダの場合は内服や注射剤を早期から積極的に適用することも必要である．例えば口角部病変には軟膏剤を用い，義歯床下粘膜の病変にはジェル状のものを義歯に塗布して装着させることにより長時間局所に停滞させることを考慮する．含嗽剤やシロップは口腔内にできるだけ長く停滞させて，咽頭や食道病変が疑われる場合は，含んだ後に嚥下させる．

　また，エイズなど免疫不全患者やステロイド，免疫抑制剤，抗癌剤投与中の患者などでは，カンジダ性の肺炎など全身的なカンジダ症の発症を予防するために，内服や注射剤による全身投与を積極的に行うことが多い．

　抗真菌剤の内服や注射による投与では，腎機能障害の副作用があることから，高齢者に投与する場合は，投与前の腎機能の評価を行うとともに，投与中の適宜評価を行っていく必要がある．また，できる限り短期間の投与とするために，頻繁に症状や病態の変化を観察することが肝要である．腎機能の低下が認められた場合は早期に中止しなければならない．

　慢性肥厚性カンジダ症や同部位に繰り返しカンジダ症を発症する場合などでは，範囲や侵襲を考

慮して外科的切除を行うこともある．

（渡邊　裕）

2 補綴装置とカンジダ菌（特に義歯性口内炎について）

1）義歯などの補綴装置を装着した場合の問題

今まで口腔内には存在しなかった人工的な装置を装着すると，すなわち天然の状態と異なった物性や形状のものを装着すると，それによって口腔内の環境は変化し，汚れを惹起する場合がある．またクラウンや義歯などの補綴装置は使用すれば劣化や摩耗が起こり，その表面性状は荒れる．荒れた表面は汚れやすくなり，義歯床であればデンチャープラーク（最近はバイオフィルムと呼ばれる多様な細菌によって構成された歯や義歯に付着する被膜が着目されている）が付きやすくなる．

デンチャープラークは，デンタルプラーク（歯垢）と比較して，カンジダ菌の分離頻度が高い．これはカンジダ菌のレジンに対する付着能が高いからである．すなわちアクリリックレジン製の補綴装置を口腔内に装着しておくとカンジダ菌が増加する．特に義歯を装着している無歯顎者ではカンジダ菌が増加することが知られている．

このカンジダ菌は，誤嚥性肺炎の原因となる *P. gingivalis*，*F. nucleatum*，口腔内レンサ球菌と共凝集を起こす．義歯床に形成されたデンチャープラーク（バイオフィルム）は，凝集した細菌群によってつくられた多糖体などによるバリアーのために，抗菌薬などが浸透できず，また宿主の免疫機構から逃れることが可能となる．このために微生物による義歯性口内炎，菌血症・心内膜炎，誤嚥性肺炎などの感染を引き起こす原因となる．

患者側の問題点としては，特に可撤性の義歯を装着している場合に義歯の汚れに気がつかないことが多い．図Ⅷ-11a は人工歯歯頸部に歯石がみられるが，義歯床は汚れているようには見えない．しかし図Ⅷ-11b のように歯垢染出し液で義歯を染めてみると義歯床も人工歯もデンチャープラークで汚れていることが分かる．図Ⅷ-12a は義歯床内面であるが，上顎の義歯はリラインが行われたのか面が粗糙である．義歯床内面も染めてみると義歯床だけではなく，金属性のクラスプ内面もプラークで汚れていることが分かる（図Ⅷ-12b）．

もう一つの高齢患者側の問題点として，唾液分泌量の減少があげられる．これによって口腔内の自浄性が低下し，口腔清掃状態は悪化する可能性が高い．一人暮らしなどで会話の機会がないと発語による下顎運動が減少し，唾液分泌量の減少に加えてさらに自浄性が低下する．ドライマウスになるとカンジダ菌が増加する．Ryu ら[1]の研究によると，安静時唾液量の減少は，唾液中総嫌気性菌数と唾液中カンジダ菌数の増加にも関係していることが明らかとなった．したがって口腔清掃だけではなく，口腔ケアとして，唾液腺マッサージなどの唾液量を減少させないためのアプローチが重要であると考えられる．

さらに介護が必要な高齢者の問題点もある．本人が義歯や口腔内の清掃を自分で行うことができない場合，家族や施設の人々が，口腔清掃をきちんとする必要がある．池邉ら[2]の研究では，義歯床粘膜面（義歯の内面を指す）のカンジダ菌検出率は，大学病院の患者に比べて要介護高齢者の方が有意に高く，また認知症群は，非認知症群に比べて高かった．このことは義歯や口腔の清掃がきちんと行えない場合に義歯内面やそれに相対する床下粘膜も汚れ，その結果として微生物も増加していると考えられる．歯科医師や歯科衛生士が口腔ケアの啓蒙や指導に力を注ぐ必要がある．

2）義歯性口内炎

義歯性口内炎とは，義歯床あるいは他の可撤性装置と関連した床下粘膜の一種の炎症である．本症は *Candida albicans* が主因と考えられ，発症率は全部床義歯装着者の約 68％といわれている．

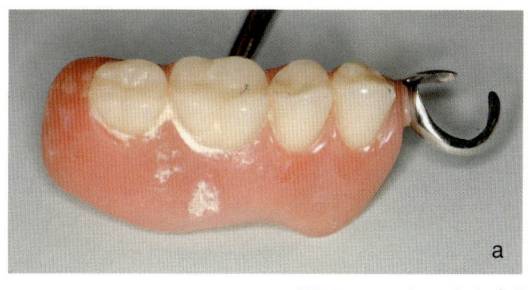

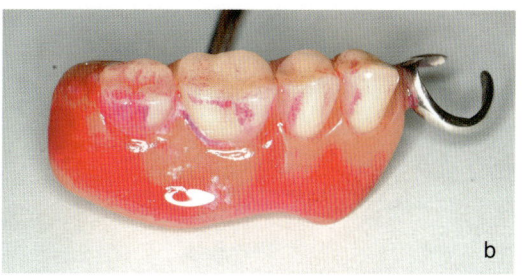

図Ⅷ-11　人工歯や床研磨面が汚れている義歯
a：人工歯の歯頸部に歯石が見られる．b：同じ義歯を歯垢染出し液で染めてみる．赤色部が汚れを示す．

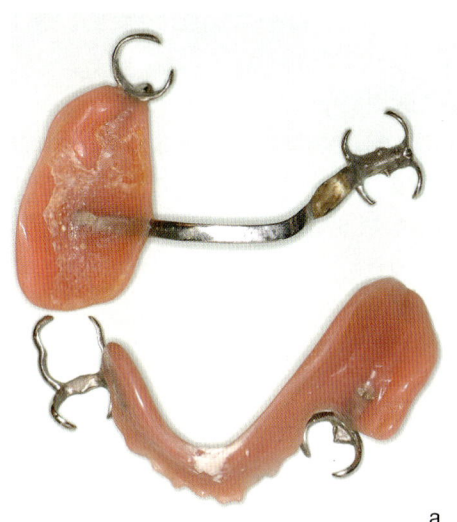

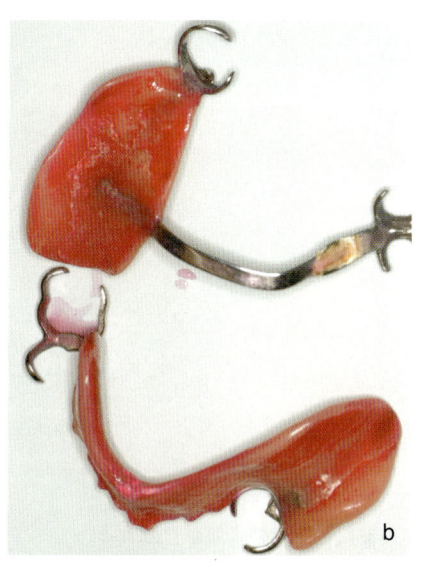

図Ⅷ-12　デンチャープラーク染色の有効性
a：上下顎の義歯の内面．b：同一義歯の染色後．義歯床だけでなく，金属性のクラスプ内面もプラークで汚れていることが分かる．

その分類は局所的原因から，①カンジダ性，②細菌性，③外傷性，④アレルギー性の4つに大別される．また臨床的にはNewtonの分類が良く知られている．それはTypeⅠ（点状充血，図Ⅷ-13），TypeⅡ（び漫性充血，図Ⅷ-14），TypeⅢ（乳頭状過形成，図Ⅷ-15）の3つに分類される．

3）義歯性口内炎への対応

義歯性口内炎の原因が義歯の汚れである場合には，義歯の清掃指導，口腔清掃と歯槽堤粘膜のマッサージ，使用中の義歯の改善によって対処する．義歯の清掃といっても流水で流したり，洗浄液につけたりするだけでは除去できないこと，また定期診査の必要性を患者に十分説明する必要がある．歯科医師や歯科技工士は，研磨の重要性を再認識し，汚れにくい補綴装置の設計や処置を行い[3〜5]，そして義歯床の材質が劣化しているようであれば，リラインを行い床粘膜面や床辺縁を新たな材料に置き換える必要がある．

カンジダ菌による義歯性口内炎の場合に，抗真

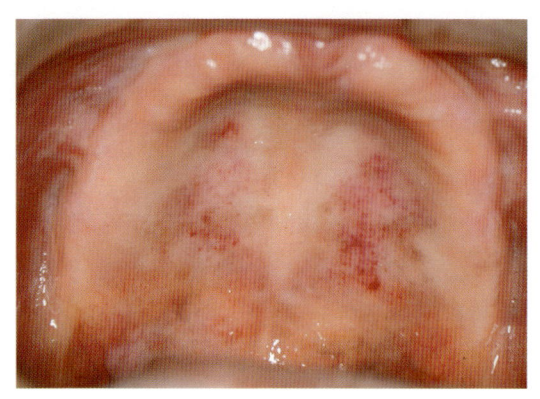

図Ⅷ-13　義歯性口内炎 TypeⅠ
口蓋に点状の発赤が見られる．

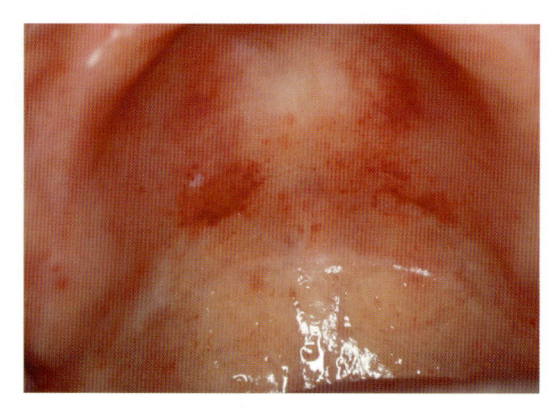

図Ⅷ-14　義歯性口内炎 TypeⅡ
口蓋の広範囲に発赤が見られる．

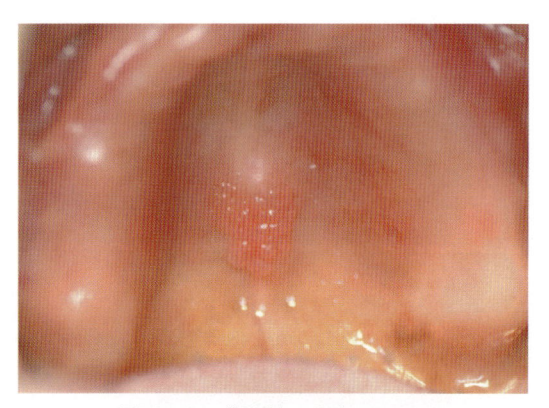

図Ⅷ-15　義歯性口内炎 TypeⅢ
口蓋中央部に乳頭状の隆起が見られる．

菌薬の使用は控えた方が良い．理由は使用を中止した場合に高頻度で再発するからである．やはり義歯および口腔内の清掃指導によって原因を除去した方が適切な対応である．清掃と並行してイソジンなどの含嗽剤（うがいに使う薬で，消毒，消炎などの効果を期待できるもの）の利用も効果的である．義歯洗浄剤の使用のみでは汚れは取れない．まず機械的にブラシで清掃し，次に義歯洗浄剤に浸漬し，さらにもう一度ブラシで清掃しないと汚れは落ちない[6]．また近年使用される頻度が多くなった軟性の裏層材は，その性状が柔らかいためにブラシなどの機械的清掃が行いにくいので，歯科医師が定期的に管理できないのであれば短期的な利用に留めたい．

補綴装置は道具であるので，やはり手入れが重要であり，それによって快適に使用することができる．患者に自覚症状がなくても定期診査を行い，他覚的にチェックを行わなければならない．自力で来院できない患者に対しては，訪問診療による定期診査を行うべきである．

4）義歯性口内炎の一例

図Ⅷ-16に上顎義歯床後縁付近に発生した発赤を示す．原因は①外傷性，②微生物によるもの（カンジダ菌，細菌），③アレルギーが考えられる．使用中の義歯内面（図Ⅷ-17）が示すように，床下粘膜の発赤相当部が汚れていることがわかる．カンジダ菌の検査を行ったが陰性であった．しかし清掃指導と就寝時の義歯の撤去を指導したところ1週間でその効果は表れ，発赤は減少した（図Ⅷ-18）．3週間後には発赤はさらに減少し（図Ⅷ-19），1カ月後には消失した．したがって原因は，汚れ（細菌）によるものである．夜間外してもらうことも発赤消失に効果を示した．文献的にも就寝時に義歯を装着している人は，義歯床粘膜面カンジダ菌検出率は高かったという報告[2]があり，就寝時には義歯を外した方が良いと考えられる．

（櫻井　薫）

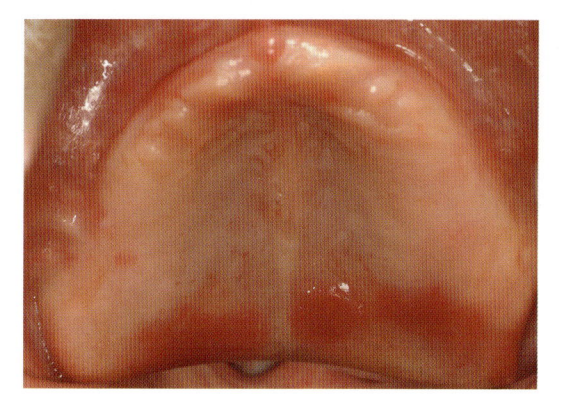

図Ⅷ-16　上顎口蓋後方部の発赤

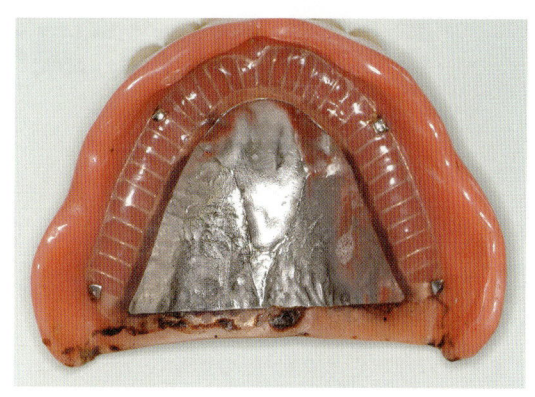

図Ⅷ-17　使用中の総義歯の内面
口腔内の発赤部に対応した部位に汚れが見られる．

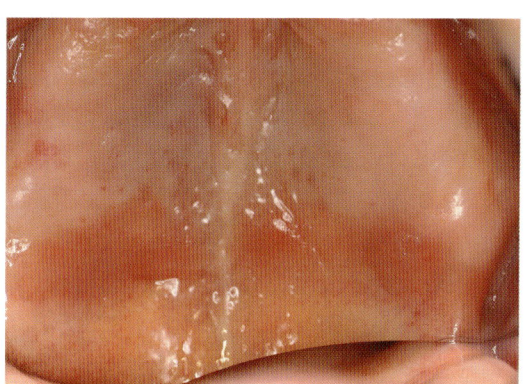

図Ⅷ-18　清掃指導1週間後の上顎口腔内

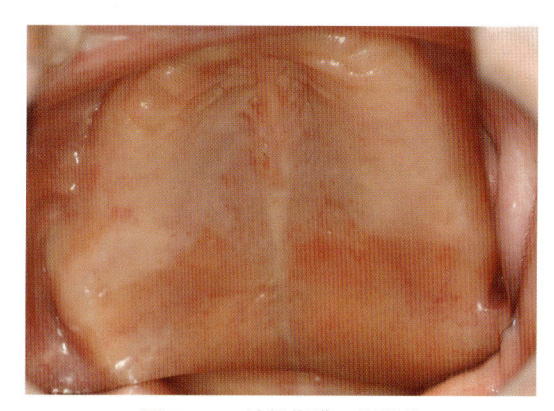

図Ⅷ-19　清掃指導3週間後

文　献

1) Ryu M, Ueda T, Sakurai K, et al.：Oral environmental factors affecting number of microbes in saliva of complete denture wearers, J Oral Rehabil, 37：194-201, 2010.
2) 池邉一典，喜多誠一，吉備政仁，他：要介護高齢者の義歯へのCandida菌付着状況，―生活環境，痴呆および就寝時の義歯の装着による影響―，老年歯学，12：213-220，1998．
3) Kado D, Sakurai K, Sugiyama T, Ueda T：Evaluation of cleanability of a titanium dioxide (TiO2)-coated acrylic resin denture base, Prosthodont Res Pract, 4：69-76, 2005.
4) Arai T, Ueda T, Sugiyama T, Sakurai K：Inhibiting microbial adhesion to denture base acrylic resin by titanium dioxide coating, J Oral Rehabil, 36：902-908, 2009.
5) Amano D, Ueda T, Sugiayma T, et al.：Improved brushing durability of titanium dioxide coating on polymethyl metacrylate substrate by prior treatment with acryloxyproryl trimethoxysilane based agent denture application, Dent Mater J, 29：97-103, 2010.
6) 長澤恵子，尾谷始子，古屋貴子，石崎　憲，櫻井　薫：高齢外来患者における可撤性義歯清掃方法の検討，老年歯学，14：211-213，1999．

6 口腔乾燥を訴える患者への対応

1 オーラルメディシン

1）口腔乾燥症の診断法

まず唾液腺疾患の有無（腺の切除後，腺の委縮），シェーグレン症候群など明らかな口腔乾燥の原疾患の有無，放射線治療の既往を検索する．口腔乾燥の程度は口腔粘膜の湿潤状態や，第Ⅳ章3．で前述した他覚的症状から把握する．唾液分泌量の異常についてはガムテストを行う．

ガムテストでは，チューインガムを10分間咀嚼させて，その間に排出された全唾液量を測定する．10 ml以下なら分泌機能低下と判断する．本検査は検査実施の時刻，天然歯か義歯かによる差異，チューインガムを噛むことの慣れ，チューインガムの種類や味に対する好き嫌い，10分間飲み込まないでうまく排唾できるかどうかなど正確さを欠く要因は多い．しかし口腔乾燥の客観的データと治療経過の確認には有用な検査である．10 mlを越えるのに乾燥感を訴える患者に対しては，他覚的症状があれば，安静時唾液の減少の原因を検索する．

高齢者は自覚症状を強く訴えない．これは高齢者ほどうつ傾向にあり正常と異常の差があまりなくなるためともいわれている．しかし成人よりも重症の場合が多いため治療が困難な場合が多い．口腔乾燥を強く自覚した時期に，医療機関を受診する機会がなく経過したため，乾燥状態に慣れが生じて，訴えなくなってしまう可能性もある．

2）治療および対応

治療は，対症療法が主体となる．口腔内の症状は持続することが多く，痛みを伴うこともあり，意識が集中してしまう．そのためさらに自覚症状が増悪し，悪循環となるなど，心理面への影響が大きいことから，原因除去後も症状が長期間残遺することもある．そのため早期に症状緩和につとめることが肝要である．

口腔乾燥症の原因が，合併する原疾患や服用薬による副作用であることが明らかな場合は，それぞれの主治医と相談し治療を行う．発症原因は複数であることが多く，さらに心因性のものが症状を複雑化していることもあることから，心理面での対応も考慮する必要がある．

(1) 日常生活指導

全症例に対し，患者に対して日常生活指導と環境整備について指導する．

高齢者の中には就寝中の排尿回数を少なくするため，水分摂取を制限していることも多い．脱水状態では唾液量が減少することを説明し，水分摂取の励行を指導する．また，唾液腺マッサージや口腔内の機械的刺激，味覚，視覚，嗅覚刺激により，唾液分泌を促す必要性を説明する．口腔粘膜や周囲組織への適度な刺激は唾液の分泌を促すことから，咀嚼回数は普段より多くするよう指導する．また，室内の保湿の必要性を説明し，湿度の調整を指導する．口呼吸がある場合は，口腔周囲の保湿（ネブライザーやマスクの着用など）を検討する．

(2) 医科との連携

発症前に医科での治療があればその疾患と投薬内容や処置内容を確認し，原因と思われれば，主治医に対診し，疾患の治療や薬，処置の変更，減量，休薬を依頼する．全身的疾患の関与が考えら

れるようであれば，必要な検査等を行い，専門診療科に治療を依頼する．起床時や就寝中の乾燥感が強い場合には睡眠中の口呼吸やいびきが考慮されることから，副鼻腔の状態を検査するとともに，家族等に就寝中の呼吸状態を確認してもらう，無呼吸症候群や上顎洞炎，鼻炎などが疑われるのであれば耳鼻咽喉科受診を勧める．

（3）口腔内環境の整備

口腔内の疼痛や口内炎の発現の訴えが強い場合は口腔粘膜の損傷の原因となる歯の歯垢や歯石や鋭縁，不良な補綴装置，習癖を徹底的に除去する．頰粘膜や舌縁部の圧痕などがあり，就寝中の食いしばりや，頰粘膜の吸啜などの習癖が疑われる場合は保護床などの装置を装着する．刺激物（過度に硬いもの，とがっているもの，過度に刺激性の食品のあるもの，例えば過度に熱いもの，冷たいものなど）は唾液により緩衝できないため注意が必要である．またアルコール摂取は粘膜を損傷するとともに，全身と粘膜から水分を奪い，乾燥を助長することから，過度の摂取は控えるよう指導する．

（4）口腔ケア

歯ブラシなどで口腔ケアを行う際の粘膜の損傷への注意，歯垢の付着の程度，ケアを行う人のスキル等専門的に判断をして適切なケア方法を教授する必要がある．具体的にはタフト型歯ブラシなどヘッドの小さな歯ブラシで粘膜を損傷しないよう，細かなブラッシングや，音波歯ブラシの適用も考慮すべきである．また，含嗽剤もアルコールの入っていないものを勧めたり，その効果についても，消毒効果なのか，消炎効果なのかなど，患者の口腔ケアに対するモチベーションや理解度なども考慮し，教授しなければならない．

（5）薬物による対応

①口腔湿潤剤，人工唾液

口腔湿潤剤については最近さまざまなものが発売されている．それぞれの特徴を考慮して，適宜処方し，効果や患者の趣向に合わせて試すことが肝要と思われる（表Ⅷ-3）．人工唾液は適当な粘稠性があり，少量で長時間粘膜表面に停滞するように作られている．味については飽きがこないもの，清涼感があるもの，食事のとき味が残り食欲をなくさないなどが必要条件である．副作用は少ないが本剤特有の臭いと味を嫌ったり，悪心や味覚異常を訴える人もいる．シェーグレン症候群に対して有効率70％，放射線治療後の口腔乾燥症に対しても有効率55％との報告がある．

②唾液分泌促進剤

市販されているのは口渇緩和ドロップ，ソルビトールを主成分としている．酸味にて味覚が刺激され唾液の分泌量が増加する．

内服薬については，植物製剤であるビスコクラウリン型アルカロイドは具体的な作用機序は明確ではない．即効性ではないので，4週間連続投与後，効果を判定し投薬を継続するか，または止めるかを決める．もし多少でも有効であればさらに続け，長期連用する．

唾液腺ホルモンも長期連用で効果が期待できる．本剤は1錠中に唾液腺ホルモン10 mgを含有する．通常1回2～3錠を1日2回朝晩空腹時に服用し，長期連用する．唾液腺機能の低下や間葉系組織の退行性変化に適応する．この他，ビタミンB_1，B_2，B_6，C，E，ニコチン酸アミド，塩酸ブロムヘキシン，漢方薬では白虎加人参湯，麦門冬湯などが口腔乾燥に使用される．特効薬はなく，一部の薬剤は保険適応外である．

③心因性の場合

患者との会話が最も重要である．初診時の印象で医師の言葉を信じるか否か決まってしまう．口腔症状だけが大きなストレスと思いこんでいた患者に本当のストレスの存在が分かれば口腔症状はかなり改善される．薬物療法としては精神安定剤ジアゼパム，抗うつ剤などが考えられる．いずれの薬剤も副作用として口腔乾燥を増強させる可能

表Ⅷ-3 口腔内の口腔湿潤剤，人工唾液の特徴と使用方法

分類	製品名	特徴	使用方法
口腔湿潤剤（ジェルタイプ）	ビバ・ジェルエット	・保湿のための最低限の成分で作られている刺激の少ないマイルドなジェル． ・無味無臭で嘔気の誘発等，抵抗感が少ない．	口腔ケア後の粘膜，唇に少量塗布する．乾燥した口腔内の清掃時の使用により，清掃性が向上し，粘膜の損傷を防ぐ
	ウエットキーピング（口腔湿潤ジェル）	天然保湿成分ベタインの作用で口腔内に潤いを与える口腔保湿用ジェル．継続的な使用により，粘膜が湿潤し，弾力が回復の効果も期待できる．アップル・パイナップルの二種類の風味のほか，無味のノーフレーバーがある．	口腔ケア前に一回分（大豆粒大）を出し，口腔内にまんべんなく塗布する．
	ウエットキーピング使い切りタイプ（口腔湿潤ジェル）	天然保湿成分ベタインの作用で口腔内に潤いを与える口腔保湿用ジェル．一回分がパックされているので使用量がわかりやすく，衛生的．短期使用にも適する．継続的な使用により，粘膜が湿潤し，弾力が回復の効果も期待できる．アップル・パイナップルの二種類の風味のほか，無味のノーフレーバーがある．	一回分（1パック分）を，口腔内にまんべんなく塗布する．
	バイオティーンオーラルバランス	・ジェルタイプで保湿効果が長時間持続する． ・粘膜の保護にも有効． ・唾液に含まれる抗菌酵素，タンパクと同じ成分が配合されている．	口腔ケア後に，1cm程度の量を口内や口唇に薄くまんべんなく塗布する．義歯装着の場合は，義歯の裏側や全体に塗布する．
	バイオエクストラアクアマウスジェル（口腔用ジェル）	・ジェルタイプの保湿・湿潤剤で長時間の口中の乾燥を防ぐ． ・ミルクプロテインエクストラクト（乳タンパクエキス）配合．ミルクプロテインエクストラクトには，抗菌成分のラクトフェリン，ラクトペルオキシダーゼ，リゾチームと免疫グロブリン，成長因子が含有されている． ・粘膜を刺激するアルコール成分，発泡剤は無配合．	口腔ケア後に，口中に塗布し，吐き出す．義歯装着の場合は，粘膜側に薄く塗布する．
	オーラルアクアジェル	オーラルアクアジェルはプレーン（pH7.1），レモン（pH7.2），ミント（pH7.2），ラズベリー（pH6.4）と各フレーバーともほぼ中性．長時間の使用でも虫歯のリスクが高まることはない．	指先や歯ブラシなどに1cmほど出し，口腔内全体に塗布する．その後しばらくしてからジェルを吐き出す．
	リフレケアH（医薬部外品・口腔ケア用ジェル）	・研磨剤・発泡剤を含まないジェルタイプの薬用ハミガキ ・医薬部外品であるため，有効成分：ヒノキチオール（抗菌）とグリチルリチン酸ジカリウムによる抗炎症作用を持ち歯肉炎・歯周炎の予防効果も期待できる． ・湿潤剤としてヒアルロン酸ナトリウムを含む． ・はちみつミント風味	乾燥した口腔内のケアに使用することで，清掃性が向上し，粘膜の損傷を予防する．ケア後の粘膜，唇に薄く塗布する．
口腔湿潤剤（液状タイプ）	バイオティーンオーラルバランスリキッド	・乳液状で，口に含むだけで広がる． ・咽頭周辺の保湿にも適する． ・粘膜の保護にも有効． ・唾液に含まれる抗菌酵素，タンパクと同じ成分が配合されている．	口腔ケア後に，0.5から1m*l* 程度を含み，口全体に行き渡らせる．義歯装着の場合は，義歯の裏側や全体に塗布する．
	バイオエクストラアクアマウススプレー（携帯用スプレー）	・携帯タイプのスプレーの口腔湿潤剤，やわらかいジェルタイプ． ・ミルクプロテインエクストラクト（乳タンパクエキス）配合．ミルクプロテインエクストラクトには，抗菌成分のラクトフェリン，ラクトペルオキシダーゼ，リゾチームと免疫グロブリン，成長因子が含有されている． ・粘膜を刺激するアルコール成分，発泡剤は無配合．	口の中に1〜2プッシュスプレーした後，全体にいきわたらせ，その後吐き出す．
	洗口液絹水スプレー	湿潤成分としてヒアルロン酸Naを配合．ノンアルコールでスプレータイプなので，簡単に使用できる．	口の中に適量（4〜5プッシュ）噴きつけ，いきわたらせた後，吐き出す．
うがい液	バイオティーンマウスウォッシュ	・液状タイプの保湿・口腔ケア製品． ・ノンアルコールで低刺激． ・唾液に含まれる抗菌酵素，タンパクと同じ成分が配合されている．	・大さじ一杯程度を口に含み30秒ほどブクブクして吐出す． ・スプレー容器で噴霧しても良い． ・スポンジブラシに浸して粘膜清掃にも使用できる．
人工唾液	サリベート	リン酸一水素カリウム・無機塩類配合剤噴霧剤．シェーグレン症候群や，放射線照射治療の副作用として生じた唾液分泌障害や，口腔粘膜の乾燥症に代用唾液として用いる．	1日4〜5回，1回に1〜2秒ほど口腔内に噴霧する．

性もあるので，使用に際してはこの点を十分注意しなければいけない．

　心因的な要素が強く疑われても，わずかでも器質的な原因が疑われるのであれば，それを検索するとともに，対症療法を色々と試していくことも肝要である．これにより，患者は不信感を抱かず，信頼関係が構築されれば，心因的要素の緩和につながることもある．

（渡邊　裕）

2 口腔乾燥による痛み

1）痛みの原因と症状

　口腔乾燥の訴えが口腔領域の疼痛として表現されることがある．患者は舌や歯肉の痛み，頬粘膜や口唇の痛みとして訴える．その訴えはときに激しい感情を伴い，涙ながらに訴え続ける患者も多い．実際に食事が摂れず，発音にも支障をきたしている場合もある．

　患者の悩みとしては，痛みそのものの問題に加え，どこに受診して相談したらよいか，という受診科選択の問題がある．また，一般臨床家の中には非器質的な痛みへの対応が苦手な歯科医師も多く，対応が不適切で，結果的に診療拒否やたらい回しにしてしまう事態が発生し得る．また，ペインクリニック受診までの病悩期間が年単位に及ぶ患者がいる．相談窓口の整備および病診連携システムの構築が急がれる分野の1つである．

　口腔乾燥による痛みは患者のQOLを低下させる．痛みには舌，頬粘膜の擦過痛や舌乳頭の萎縮や平坦化（平滑舌），さらには塩分や香辛料による刺激痛などがある．

　痛みには増幅機構とも呼ばれる症状悪化プロセスの存在が提唱されており，種々の条件が複合的に痛みを増幅させる．

　痛みによりプラークコントロールができない場合には，乾燥による口腔環境の悪化とともに口腔衛生状態も悪化している．この場合には歯肉炎や歯周炎による炎症性疼痛も症状に拍車をかける．痛みが口腔機能低下を惹起し，特に舌などでは虚血痛（血管の収縮による痛み）も関与する可能性がある．刺激唾液分泌が減少することで乾燥症状が増して痛みの悪循環に陥っている患者も多い．

　これらの痛みは，いずれも末梢の問題であることが多いので，器質的な疼痛および中枢性の疼痛の鑑別診断を優先した後に対症療法を選択することになる．

2）舌痛症

　器質的原因が認められない原因不明の舌の疼痛を「舌痛症（glossodynia）」と呼ぶ．原因不明で精神科および心療内科による対応が必要になることもあるが，中には口腔乾燥による疼痛が舌痛症と診断されている場合がある．

　舌痛症の治療は薬物療法が選択されることが多いが，抗うつ薬を中心とした向精神薬の副作用による唾液減少が症状を悪化させる可能性もある．精神科主治医と対診をとり，口腔内環境の変化に配慮することが必要である．具体的には保湿による症状の変化を診たうえで診療方針を立案することが推奨される．

3）医療面接

　慎重な医療面接を行うことは，対症療法を実施するときに重要である．痛みは患者にとって常に現実のものであり，患者は生命の危機として受け止めている．また「どこまで痛みが増すのか．いつまで続くのか」と恐怖し，「軽くなるのか．治るのか」という不安が痛みを増幅させている．

　医療面接は前景に立つ症状に惑わされず，症状の原因に最も近い問題点を探索する姿勢が求められる．生活環境や生活習慣などが増悪因子になっている場合には，この段階で解決の道筋が見えるようにしてゆく．症状に対しては患者の気のせいや誇張と考えず，傾聴および共感の姿勢で患者を

受け入れることが必要である．痛みは強いストレスとなって患者の負担になっているので，ストレスの軽減や除去も重要な課題となる．ストレスの最大因子は痛みであるので，患者には局所の対応と心理面の両面からのアプローチを行うことを伝えるとよい．

4）対症療法
（1）局所麻酔薬
　口腔乾燥による痛みに対し局所麻酔薬を用いる方法がある．表面麻酔薬であるリドカインゼリーを痛みの部位に塗布し，一時的に痛みが軽減するか否かを観察する．末梢神経が原因であれば，表面麻酔は奏功する可能性が高く，逆に中枢神経の障害であれば症状に変化は起きにくい，といった鑑別の手助けになる．
　粘膜表面の麻酔は短時間で効果が消失するが，患者にとって「痛みが止まった」という事実は診療の導入として，そしてなにより緩解の可能性を提示するという意味がある．

（2）口腔湿潤剤
　口腔湿潤剤は口腔環境を改善し，擦過痛を軽減し，アロディニア（異痛症）や過敏を軽減させるのに有効である．口腔湿潤剤には人工唾液とジェルの2種類があり，使用方法と奏功時間に違いがある．
　人工唾液はスプレーとして口腔内に噴霧して唾液の不足を補うものであるが，奏功時間が短いのが特徴である．仕事中や外出先でもセルフケアできる簡便性がある．
　ジェルは局所に留まる時間が長いために，常時の保湿を目的とした用途に向いている．ジェルはシェーグレン症候群や放射線治療後の唾液分泌障害には欠かせないツールになっていて効果を上げている．成分としては水と保湿剤がほとんどである．抗菌薬や抗菌成分，香料や甘味料などが加えられている製剤も多いが，疼痛緩和を目的として選択する場合には，添加物のない無味無臭のジェルが適している．
　保湿目的でワセリンなどの油脂性材料を口唇保護に用いることがある．ただし，口腔内には水溶性のものが衛生面から考えて利点が多い．
　緩和ケア病棟における癌患者の疼痛ケアにもジェルは効果が高い．頭頸部癌患者は放射線治療による唾液腺障害に加え，術後の創面の露出と乾燥により強い痛みに苦しむ場合がある．「癌そのものの痛みよりも辛い」と訴える患者もいる程である．人がベッドサイドを通過したときの空気の動きにさえも痛みを感じる例もある．ジェルにより愛護的に刺激を遮断し，創を保護することで症状の軽減を図ることができる．壊死組織の除去（デブリードメント）を行う際にも，乾燥状態の創面よりも保湿されている組織のほうが除去時の痛みを抑えられる．

（菅　武雄，深山治久）

参考文献
1) ペインクリニック学会HP（http://jspc.gr.jp/）
2) 吉田和市編：徹底ガイド「口腔ケアQ&A」，総合医学社，東京，2009．
3) 菅　武雄：保湿からはじまる口腔ケア，看護技術，53：60-64，2007．

3 補綴装置と口腔乾燥

1）口腔乾燥による影響
　口腔乾燥は口腔環境に大きく影響する．結果的に口腔環境の悪化は補綴装置を装着した患者に対して種々のトラブルの原因となる．本稿では口腔乾燥による影響を補綴装置に対するリスクとして論ずる．補綴装置の機能期間延長のため，そして補綴装置の快適な機能（使用）を目標とする．

2）補綴歯科学的リスク
　補綴歯科学的にみた口腔乾燥によるリスクは大きく分けて2つある．1つは固定性補綴装置にか

表Ⅷ-4　リスクの例

1) 自然リスク
2) 人為的リスク
3) 環境リスク

かわるリスクで，もう1つは可撤性補綴装置（有床義歯）にかかわるリスクである．

リスクには大別すると，自然リスク，人為的リスク，環境リスクがあると考えると理解しやすい（表Ⅷ-4）．

自然リスクは加齢に伴う変化など，人の作為とは無関係に発生する可能性のあるリスクである．反対に人為的リスクは人の手の加わったことによるリスクである．環境リスクは上記2つに加えて口腔内外の環境，すなわちICF (International Classification of Functioning, Disability and Health「国際生活機能分類─国際障害分類改訂版」)でいうところの環境因子にかかわるリスクである．

本稿ではこの分類によって話を進める．リスク軽減の戦略としては，自然リスクに関しては，その蓋然性予測が困難であるので，常にリスク対応を検討することが望ましい．人為的リスクに関しては，生体に対する侵襲をできるだけ小さく押さえることが必要である．形態変化を最小限に抑えること，歯質の切削はもとより抜歯による顎堤の形態変化も最小限にするなどの対応である．

口腔乾燥によるリスクは，これらすべての要素にマイナスに働く．加齢に伴い，これらの個々のリスクのいずれもが増大することを補綴歯科治療時に考慮しなければならない．

(1) 固定性補綴装置

近年，固定性補綴装置が大型化，複雑化している．インプラントの普及や，多数歯欠損症例が減少していることが背景にある．結果として，口腔乾燥のリスクは固定性補綴装置に大きく影響することとなった．

口腔乾燥は支台歯に対する種々のリスクを増大させる．口腔乾燥に伴うプラーク（バイオフィルム）の除去困難が原因となる根面う蝕や歯周炎のリスクは大きくなる．乾燥による粘膜の損傷や咬傷のリスクは，高齢期に顕著に上昇する．

関連するリスク因子としては，歯肉退縮，歯周炎，加齢に伴う唾液減少，セルフケア困難などがある．特に高齢期におけるセルフケア能力の低下や障害によるリスクは固定性補綴装置の寿命に大きく影響する．要介護状態になり，セルフケアできなくなったとき，口腔乾燥はケアの最大リスク因子として問題となる．健康時には想像もできなかったトラブルが，今，通院困難な要介護高齢者の口腔内で続発している．歯科医療の質を考えるとき，人生後半のステージをも考慮した診療方針，治療計画，ケア計画を立案し，かつ患者に伝えておく責務があると考えられる．

(2) 可撤性補綴装置（有床義歯）

可撤性補綴装置（有床義歯）にかかわる口腔乾燥のリスクは，粘膜に対するものと，支台歯に対するものがある．

①粘膜

粘膜は乾燥に弱いので，口腔乾燥は粘膜の状態を悪化させる．床下粘膜の疼痛閾値を低下させ，義歯床への適応（馴染み）を悪くさせる．口腔乾燥により義歯が装着できなくなったり，長時間の装着を困難にさせる．また，乾燥し菲薄化した粘膜の擦過痛や褥瘡性潰瘍のリスクがある．

患者は起床時に（夜間に乾燥した）口腔内に義歯を装着する段階で問題を感じることも多い．会話中に舌が乾燥してしまい，義歯研磨面や人工歯による擦過痛を訴える口腔乾燥患者も多い．

口腔乾燥のある患者の日常的な苦痛は大きいと知るべきである．

②支台歯

可撤性補綴装置の支台歯は，自浄性の低下や機能力負担などの条件が悪いことが多い．口腔乾燥

のある患者の支台歯はう蝕リスク，歯周病リスクの両者ともに高い状態にある．

3）リスクへの対応

口腔乾燥そのものを改善する方法があれば，それは第一選択である．例えば，シェーグレン症候群患者に対しては塩酸セビメリン製剤の予薬が唾液分泌の改善に有効であろう．しかし，2次的な口腔乾燥や，自然リスクを伴う口腔乾燥には根治療法はなく，対症療法を選択することが多いとされる．しかし，人工物である補綴装置およびその支台歯，床下粘膜に対する対症療法の選択肢は多くない．口腔湿潤剤の応用および口腔機能の向上による唾液分泌促進が対応の主体となろう．

（1）口腔湿潤剤

唾液を補完する目的で口腔湿潤剤を選択するが，人工唾液およびジェルの2形態のどちらも応用可能である．

有床義歯の使用に不満や違和感のある口腔乾燥患者に対し，ジェルの使用が有効であるかの判断はエビデンス蓄積には至っていないが，臨床的使用感の調査では，患者の35.3％が著効，23.5％が有効，8.8％が若干効果という結果が出ている[3]．すなわち7割の患者に何らかの効果が認められたことになる．一方，効果を感じなかったものは35.3％，義歯使用感の悪化を感じたものはいなかったことからも，有床義歯使用に関してジェルは効果があると考えられる．

（2）唾液分泌促進

唾液減少が口腔機能の低下の関連因子となっている場合がある．独居で日常会話がほとんどない場合などである．口腔機能を向上させる取り組みが盛んに行われているが，口腔機能の向上とともに口腔乾燥が改善し，口腔環境が改善する症例を目にすることがある．

口腔機能を向上させる，という面から考えると補綴装置の完成度を高め，機能を向上させ「食べられる」，「話ができる」補綴装置にすることも重要である．

（菅　武雄）

参考文献

1) う蝕学〜チェアサイドの予防と回復のプログラム〜，永末書店，京都，2008.
2) 日本リスク研究学会：リスク学辞典，TBSブリタニカ，東京，2000.
3) 菅　武雄，他：新しいコンセプトによる義歯装着者向け口腔湿潤剤の開発，デンタルダイヤモンド 28（15）：134-138, 2003.

7 痛み・麻痺を訴える患者への対応

1 診察法

1）医療面接

　痛みや麻痺についての主訴はできるだけ患者の言葉を聞き取るようにする．発症時期，部位あるいは経過が明確でない場合もあるが，それらも痛みや麻痺の問診としての特徴となる．

　既往歴や現在の服用薬は一般的な問診と同様であるが，特に外傷，精神・神経疾患，代謝・内分泌疾患，脳神経外科疾患に留意する．

　現病歴は痛み・麻痺両者とも発症時期，性状，強度，頻度，持続時間，日内変動，誘発・緩和条件などを詳細に聴取する．高齢者では経過が長く，時系列で話さないことがあるので，医療者側が後からまとめる必要が出てくることもある．その時に痛んだり麻痺を起したりしている部分を指差してもらうのも部位の確認に有効である．VAS（Visual Analogue Scale）で痛みを数量化することも痛み・麻痺の程度を知るのに有効である．

2）診察法

　痛みや麻痺があると，特に高齢者では精神状態が不安定になったりうつ状態になったりする．さらに，不安定な精神状態やうつ状態は特に痛みを増幅させるといわれているので，悪循環に陥りやすい．精神状態や睡眠の深さ，食欲，意欲などを把握しておくと診断に役に立つ．顎顔面部の色調や皮膚の状態，腫脹や変形を観察し，眼窩上孔，眼窩下孔，オトガイ孔などを手指で圧迫して触診し，三叉神経の走行に沿った異常がないかを診察する．さらに，顎関節や側頭筋，咬筋，胸鎖乳突筋，顎二腹筋の圧痛を診る．開口・閉口時の痛みや顎関節部の雑音についても検査する．

　口腔内を詳しく診察する．特に，う蝕や歯周疾患だけでなく，粘膜の色や性状，腫脹，変形にも注意する．充填物の状態，補綴装置による歯肉や粘膜，舌への圧痕や潰瘍など，自覚しない症状も注意深く観察する．

3）各種検査

（1）心理検査

　STAI（State Trait Anxiety Inventory）は状態不安と特性不安を，SDS（Self-rating Depression Scale）は抑うつ傾向を，TMI（Toho Medical Index）は自律神経失調，神経症，心身症の可能性を示唆する．ただし，アンケート形式の質問票なので，一部の高齢者が答えられないことがある．

（2）画像検査

　デンタルエックス線像，オルソパントモグラフィー，頭部エックス線像，コンピュータ断層撮像（CT），磁気共鳴像（MRI）などのさまざまな画像検査を行い，器質的な異常を検出する．

（3）血液検査

　一般血液検査と生化学検査を行う．例えば，痛みが炎症性であれば，白血球数が増加し，C反応性タンパク（CRP：C-Reactive Protein）が高値になる．

（4）感覚検査

　探針を痛みを訴える部位に置き，その痛みの程度を反対側の部位と比較してVASで答えさせる．麻痺に対する知覚検査では筆，綿，探針でその部位に触れて範囲を把握したり，S-Wフィラメントで麻痺の程度を定量したりする．その他，振動覚や二点弁別，温度感覚を検査する．

（5）診断的局所麻酔

痛みについて部位が明らかでない場合に，診断目的で局所麻酔薬を疑わしい部位に少量注入して痛みの程度を判定する．

2 疼痛性疾患

1）神経因性疼痛

三叉神経の第2または3枝に沿った部位に出現する数秒から数十秒続く発作性の神経痛を三叉神経痛という．50歳以上に多くみられるが，これは加齢により，頭蓋内小脳橋角部の血管が動脈硬化によって蛇行し，三叉神経根を圧迫するためと考えられている．治療法には薬物療法，外科療法，神経ブロック，放射線治療がある．薬物療法ではカルバマゼピンやフェニトイン，ゾニサミドなどを内服させる．外科療法として神経血管減圧術が行われる．神経ブロックでは局所麻酔薬またはアルコール，または高周波熱凝固を用いて三叉神経の末梢枝や神経節をブロックする．放射線治療はガンマナイフによる療法で，三叉神経根にγ線を照射する．

舌咽神経痛は三叉神経痛に比べて少なく，咽頭，口蓋扁桃，舌後方部1/3の粘膜に生じる発作性疼痛である．原因は三叉神経痛に類似するとされていて，痛みの特徴は嚥下時の短時間の激痛で，開口運動でも生じる．治療法はカルバマゼピンを用いる薬物療法，舌咽神経切除または神経血管減圧術の外科療法，舌咽神経ブロックがある．

高齢者がしばしば罹患する帯状疱疹と帯状疱疹後神経痛は三叉神経領域の走行に沿って水泡が認められるウイルス性疾患である．神経節細胞にウイルスが潜伏しており，免疫力が低下すると発症し，発熱，倦怠感の後に刺すような電激痛が出現する．

帯状疱疹後神経痛では持続性の疼痛に変化し，わずかな刺激が痛みを惹起する（アロディニア）．治療法として薬物療法と神経ブロックがある．ウイルスに対しては抗ウイルス薬であるアシクロビルを内服させ，炎症に対しては非ステロイド性抗炎症薬で鎮痛を図る．その他，副腎皮質ステロイド，三環系抗うつ薬，カルバマゼピンが用いられる．神経ブロックでは交感神経ブロックである星状神経節ブロックがよく用いられる．

外傷性神経障害は手術・処置などで神経が障害された後に発症する疼痛で，抜歯後やインプラント手術などの歯科処置後にみられることがある．症状は持続性の灼熱痛や発作性の電激痛以外に知覚低下，痛覚過敏，異常感覚など多彩な症状を示す．

2）侵害受容性疼痛

侵害刺激が加わって発生する痛みを総称し，体表痛と深部痛とに大別する．前者は顎顔面領域の炎症などでよく遭遇する痛みで，後者はペインクリニックで対応する比較的まれな痛みを指す．体表痛は比較的原因が明らかで，部位も限局され，その対処も定型的である．深部痛は，例えば関連痛のように，原因部位と痛みを訴える部位が異なることがある．咀嚼筋や頸肩部筋の「こり」と顎顔面領域の痛みが連動するのを筋骨格性疼痛とよび，非ステロイド性抗炎症薬による薬物療法，トリガーポイントブロック，理学療法を行う．片頭痛や群発頭痛は神経血管性頭痛に分類され，痛みが口腔に出現することがある．片頭痛にはトリプタン製剤やカルシウム拮抗薬，抗うつ薬の投与を，群発頭痛に対しては酸素吸入やカルシウム拮抗薬やベラパミルの投与を行う．眼，耳，鼻腔・副鼻腔の疾患により口腔内に痛みが出現することがある．

3）心因性疼痛

痛みには精神的因子が複雑に絡み合っていることが多く，特に顎顔面領域の器質的疾患や神経因性疼痛がきっかけになり，それらの客観的な身体症状がみられなくなっても痛みを訴え続けることがある．高齢者にみられるうつ，神経症，統合失調症が関与していることもある．したがって，精

神科や心療内科の対診を受けることが望ましいが，患者自身がその診断を受け容れ難いこともあり，顎顔面領域の痛みを執拗に訴えて対応に苦慮することが多い．

痛みが持続するほかにも多彩な症状を示す．心理テストを参考にするが，他科の診断も参考に確定するべきである．治療には，受容（患者の訴えを傾聴する）・支持（患者を励ます）・保証（症状が良くなることを伝える）する心理療法，薬物療法，自律訓練法，東洋医学療法などがある．ただし，ベンゾジアゼピン薬剤などを安易に長期にわたり投与するのは適切ではない．また，積極的な歯科治療は症状を複雑にする可能性が高いので慎重に判断するべきである．

4）非定型歯痛（非定型顔面痛）

現在のところ，明らかな原因が認められない口腔顎顔面領域の非定型の痛みを総称している．これらの中には器質的疾患や神経因性あるいは心因性疼痛を見逃していることもあるので，慎重な対応が望まれる．慢性で持続性の痛みが改善と増悪を繰り返す．通常の医療面接に加えて，心理テストを含む検査を行うが，口腔顎顔面領域の診察は器質的異常を除外するために特に入念に行う．

治療法としては，薬物療法，東洋医学療法，レーザー治療，トリガーポイント注射などがある．薬物療法には抗うつ薬や漢方薬が用いられるが，長期間の投与は慎重に判断する．なお，歯科治療は痛みを増幅したり病態を複雑にしたりするので，できるだけ保存的処置を心がける．

5）舌痛症

器質的異常がないにもかかわらず，舌に痛みを訴えるもので，40〜60歳代の女性に多い．舌側縁にヒリヒリする痛みを持続的に感じるが，食事や会話時には自覚しないことが多く，味覚異常を訴える場合もある．全身疾患や常用薬をチェックする医療面接以外に，必要に応じてビタミンB，葉酸，鉄，亜鉛の欠乏なども検査する．治療法としては薬物療法の他，心理療法があるが，舌癌に対する不安感を除去すると痛みが改善する場合がある．

3 麻痺性疾患

1）顔面神経麻痺

中枢性と末梢性があり，前者は脳血管障害，脳腫瘍，ウイルス疾患が原因となり，後者は外傷，腫瘍，中耳炎，感染，帯状疱疹などが原因となる．

中枢性の顔面神経麻痺は脳血管障害に伴うことが多いので，四肢の麻痺を主症状とする．末梢性では突然，前額のしわ寄せができなくなり，その他，顔面の非対称，眉毛の高さの不均衡，閉眼不能，鼻唇溝の消失，口笛運動不能など特徴的な症状を示す．

治療としては，抗ウイルス薬，ステロイド薬，神経賦活薬，血流改善薬などの薬物療法，星状神経節ブロックに代表される交感神経ブロック，低周波電気治療や針通電療法などの理学療法が併用される．

2）三叉神経麻痺

中枢性と末梢性があり，前者は頭蓋内腫瘍や多発性硬化症，後者は外傷や抜歯やインプラント，顎矯正手術，下顎孔伝達麻酔などの歯科治療による神経損傷が原因となる．知覚障害が主症状で，知覚の完全な消失から，知覚鈍麻，アロディニア，不快感まで多彩である．麻痺の程度や範囲を触覚検査や二点弁別法などで明らかにする．薬物療法にはステロイド薬，ビタミンB製剤，ATP製剤が，理学療法には針通電療法や遠赤外線・レーザー照射が一般的に用いられる．最近では外科的神経縫合術が試みられることもある．

（深山治久）

参考文献
1) 古屋英毅，金子 譲，海野雅浩，他編：歯科麻酔学第6版，医歯薬出版，東京，2008．

索　引

〈あ行〉

アイスマッサージ　151
亜鉛欠乏症　74
悪性貧血　74
アタッチメント　96
圧受容体反射　108
アドレナリン　47
アナフィラキシー　47
アルツハイマー型認知症　30,198
アロディニア　226
安静時唾液　218

医科・歯科の連携　2
易感染性　121
息こらえ嚥下　152
移行義歯　96
医師　122
囲繞結紮　60
異常高血圧　112
胃食道逆流　166
移送　171
イソフルラン　44
一次救命処置　208
一般心理療法　69
移動　171
意味記憶　27
医療面接　9,221,225
医療連携　5
咽頭期　136,166
インプラント　115

う蝕　53
う蝕治療　81
うつ病　29,55

栄養管理　125
栄養サポート　16
栄養サポートチーム　6,16,206
栄養士　14
栄養マネジメント　6
疫学調査　85

エストロゲンの分泌低下　59
エナメル質　23
エピソード記憶　27
嚥下障害　33
嚥下食　16
嚥下造影検査　16,146
嚥下内視鏡検査　16,148
嚥下の意識化　155
エントランス　187

往診　128,130,171
オーバーデンチャー　90,193
オーラルジスキネジア　53,94
オーラルメディシン　66,218
押し運動　152

〈か行〉

下位運動ニューロン障害　202
開口障害　50
介護士　122
介護認定審査会　4
介護保険　115
介護保険制度　2
介護予防事業　4
介護療養施設　115
介護老人福祉施設　127
介護老人保健施設　127
咳嗽介助　168
改訂版長谷川式簡易認知症評価スケール　31
改訂水飲みテスト　146
回復期　121,122,125,126,208
回復期病院　115,120
回復期リハビリテーション病棟　123
潰瘍　50
顎外固定　62
顎下腺　25
顎関節　25
顎関節症　61,118
顎関節脱臼　62

顎関節における加齢性変化　61
顎顔面異常　76
顎顔面補綴装置　90
顎口腔領域感染症　56
顎包帯法　62
仮性球麻痺　121,202,203
顎骨　24
顎骨壊死　57
顎骨骨髄炎　61
顎骨骨折　60
活動性根面病変　82
合併症　119
可撤性局部義歯　90
ガムテスト　218
カルシウム拮抗薬　48
カルバマゼピン　226
感覚記憶　27
感覚障害　119
観血処置　121
看護師　122
カンジダ菌　214
カンジダ症　73,118,211
感情失禁　31,33
間接訓練　149,150
感染性心内膜炎　111,112
漢方薬　70
管理栄養士　14,16,123

既往歴　36
記憶　27
記憶障害　30
気管圧迫法　168
気管切開　123,141
義歯安定剤　98
義歯性潰瘍　53
義歯性口内炎　53,214
義歯装着　97
義歯の調整　96
拮抗薬　104
臼歯腺　25
急性期　15,121,204

急性期病院　115,120
急性心筋梗塞　121
球麻痺　121,202,203
共感　221
頬訓練　150
狭心症　48
頬腺　25
恐怖　112
局所麻酔　208
虚血性血栓性疾患　62
巨舌症　73
緊急訪問　130
菌交代現象　211,212

口呼吸　218,219
クモ膜下出血　119
クラウン　90
グラスアイオノマーセメント　83
車いす　171

ケア介入　206
ケアの拒否　199
経管栄養　123
経口摂取　120
経口摂取の回復　207
傾聴　221
経皮的動脈血酸素飽和度　38
頸部回旋　155
頸部前屈　154
結核　73
結晶性知能　27
言語障害　119,123
言語聴覚士　16,123

降圧薬　121
抗うつ薬　69
構音訓練　151
口蓋腺　25
抗癌剤　213
抗凝固薬　121,201
抗凝固療法　208
抗菌薬の選択　56
口腔衛生管理　210
口腔過敏　200
口腔癌　58

口腔乾燥　56,71,73,100,118,166,222
口腔乾燥症　54,66,118,218
口腔癌の治療　59
口腔管理　14,116,120
口腔期　136,166
口腔機能の維持　125
口腔機能の向上　125
口腔ケア　56,211,219
口腔湿潤剤　100,219,222,224
口腔心身症　66,71,118
口腔清掃　34
口腔前庭拡張術　63
口腔内科学　66
口腔内環境　66
口腔内装置　78
口腔内微生物叢　211
口腔粘膜　25
口腔不随意運動　118
高血圧　48,108,119,121,208
高血圧性脳症　48
抗血小板薬　121,201
抗血小板療法　208
抗血栓療法　62
咬合の異常感　67
交互嚥下　155,166
高脂血症　209
高次脳機能障害　126,143,202,203
口臭症　67
高周波熱凝固　226
咬傷　50,206
溝状舌　73
甲状腺機能亢進症　49
抗真菌剤　213
口唇腺　25
口唇閉鎖訓練　150
向精神病薬　69
口底深溝形成術　63
行動療法　69
好発年齢　59
紅板症　118
抗ヒスタミン薬　47
抗不安薬　70
咬耗　23,53
交流分析　69

誤嚥　120
誤嚥性肺炎　2,14,54,86,119,125,210
黒毛舌　25
心の医療　7
骨吸収　87
骨粗鬆症　57,59
コミュニケーション　34
コミュニケーション・スキル　9
コロトコフ音　39
根尖孔　23
根治的治療　119
根面う蝕　53,81,86
根面う蝕のリスク因子　81,82
根面上義歯　90
根面塗布薬剤　83
根面板　96

〈さ行〉
座位移乗　180
細菌培養検査　212
最小肺胞濃度　104
在宅　115,195
在宅医療　122
在宅酸素療法　110
在宅歯科医療　209
在宅歯科医療の実態　131
在宅訪問診療　195
細胞診　212
作業療法士　123
左室駆出率　21
サポーティブペリオドンタルセラピー　88
サホライド　83
三叉神経痛　74
残存歯　192

シェーグレン症候群　218,219
歯科インプラント　63,194
歯科恐怖症　68
視覚　119
歯科心身症　118
耳下腺　25
歯科治療計画　15
歯科訪問診療　2,15,130,170,171

歯科補綴学　90
糸球体濾過量　22
自己臭症　67
自己免疫疾患　74
歯根膜　24
歯根露出　53
歯周組織　24
歯周治療　87
歯周病　53,85
歯周ポケット　86
自浄作用　211
茸状乳頭　25
歯髄　23
歯性感染症　116
歯性病巣感染　111
歯槽骨　24
歯槽堤整形手術　63
失語　30,33
失行　30,33,119
失調　126
失認　30,33,119
歯内療法　84
歯肉　24
歯肉縁下デブライドメント　88
歯肉退縮　87
社会福祉士　123
ジャパン・コーマ・スケール　142
醜形恐怖症　68
収縮期高血圧　108
修復象牙質　23
終末期　18
受診行動　5
主訴　9,132
腫瘍性病変　58
循環器科　119
準備期　136,165
上位運動ニューロン障害　202
照会状　201
上気道筋緊張低下　76
掌蹠膿疱症　116
小唾液腺　25
情緒障害　119
上部構造体　64
除外診断　70

食餌療法　121
食道期　136,166
「食」のサポート　200,207
食物残渣　53
自律訓練法　69
人格　28
腎機能　56
真菌感染症　56
心筋梗塞　48
神経性ショック　45
人工呼吸器関連肺炎　206
進行性根面病変　82
人工唾液　219
心身医学　66
心臓弁膜症患者　55
身体認知機能　122
診断用模型　94
深部痛　226
心房細動　209
心理検査　225
診療環境　132
診療計画　122
診療室　189
心理療法　68,227

錐体外路障害　202
水痘，帯状疱疹ウイルス感染　73
睡眠潜時反復検査　77
睡眠ポリグラフ検査　77
スクイージング　153,167
スクリーニング　146,197
ステロイド　116,211,213
ストレス　112
スパイロメータ　38

生活障害　123
生活の場　127,130
成人歯科保健　3
精神・心身医学療法　67
精神療法　68
清掃指導　216
生物学的年齢　20
声門越え嚥下　152
咳テスト　146
赤貧舌　74

舌咽神経痛　75
舌下腺　25
舌訓練　150
摂食・嚥下機能　14,16,120
摂食・嚥下障害　16,53,210
摂食・嚥下障害重症度分類　139
摂食・嚥下リハビリテーション　6,18
摂食機能医　6
舌接触補助床　55,90,156
舌腺　25
舌苔　25,53,94,211
舌痛症　66,67,118,221
舌動脈硬化　74
セボフルラン　44
セメント質　23,24
遷延性知覚麻痺　49
宣言的記憶　27
先行期　136,165
洗口剤　88
前処置（可撒性義歯の）　95
全身疾患　108
喘息　49
全部床義歯　90
専門的口腔管理　116
専門的口腔ケア　3,6,16,88

総義歯　90
象牙質　23
象牙質粒　24
喪失体験　27,192
創傷治癒　120
増粘剤　166
側貌頭部エックス線規格写真　78
咀嚼嚥下　138
咀嚼期　136
咀嚼機能　120
咀嚼機能評価表　92
咀嚼機能評価法　93

〈た行〉
ターミナルケア　7,8
退院ケアカンファレンス　210
退行性変化　61
代償的介入法　200

代償法　149,154
帯状疱疹　118,226
帯状疱疹後神経痛　226
対症療法　212,218
大唾液腺　25
第二象牙質　24,84
体表痛　226
唾液腺　25
唾液腺マッサージ　218
唾液分泌促進剤　219
他職種との連携　4
脱水　54
タッピング　167
段階的摂食訓練　153
短期記憶　27
単純性ヘルペス感染　73
単純疱疹　118

チアノーゼ　37
地域完結型の診療システム　2
地域ケアシステム　123
地域包括支援センター　4
地域リハビリテーション　8
地域連携クリニカルパス（地域連携パス）　5,115,122
チームアプローチ　123,125,197
地図状舌　73
チタンミニプレート　60
窒息　54,120,210
知能　27
中枢神経刺激作用　48
長期記憶　27
超高齢社会　2,14
聴診器　38
直接訓練　149,153
チンキャップ　62

終の住処　130
通院　171

低栄養　54
定期訪問　130
低血糖　120
低血糖性昏睡　49
出入口　188

適応年齢　64
鉄欠乏性貧血　74
手続き記憶　27
デンチャープラーク　214
デンチャーマーキング　97
天疱瘡　118
天疱瘡群　74

トイレ　190
疼痛性ショック　45
糖尿病　116,120,121,209
糖尿病性昏睡　49
頭部挙上訓練　152
動脈硬化　21,108
トゥレット病　68
特定高齢者　5
特別養護老人ホーム　127
徒手的整復法　62
トリガーポイント注射　227
努力嚥下　155
ドレナージ位　167

〈な行〉

内科エマージェンシー　108
名前入れ　97
軟口蓋挙上装置　90
軟口蓋形態異常　76

ニコチン性口内炎　74
二次的障害　126
日常生活能力　122
認知期　136
認知症　29,30,55,126,198
認知症対応グループホーム　127
認知症の行動心理学的症候　30

眠気検査　77
粘着剤　98

脳血管障害　32,119,205,208
脳血管障害地域連携クリニカルパス　210
脳血管性認知症　30,198

〈は行〉

バイオフィルム　6,214
肺癌　38
肺気腫　20
排痰法　153
梅毒　73
廃用　126
廃用症候群　122,125,126
歯の喪失　86
ハフィング　168
バリアフリー　170
バルーン拡張法　152
パルスオキシメーター　41
半側無視　33
反復唾液嚥下テスト　146
非活動性根面病変　82
光硬化型グラスアイオノマーセメント　83
光重合型コンポジットレジン　83
鼻腔通気度検査　78
非進行性根面病変　82
非侵襲性間接覆髄　85
ビスフォスフォネート系　56
ビスフォスフォネート製剤　110
非宣言的記憶　27
非定型顔面疼痛　67
肥満　76
病院歯科　115,209
病診連携　5,14
病態仮説　71
表面麻酔薬　222
びらん　50
頻回手術症　68

不安　112
フードテスト　146
フェリプレシン　103
フォーダイス斑　25
福祉車両　172
副腎皮質ステロイド薬　47
複数回嚥下　155
複製義歯　97
不顕性誤嚥　143
不整脈　48,208

索引　231

フッ化ジアンミン銀　83
フッ化物徐放性　83
フッ化物配合歯磨剤　83
部分床義歯　90,193
プラーク　87
プラークコントロール　88
ブラッシング　88
フラビーガム　53
ブランマービンソン症候群　74
ブリッジ　90
プリロカイン　103
ブローイング　152
プロービング時の出血　88
プロセスモデル　136
プロピトカイン　103
プロブレムリスト　11
プロポフォール　44

平滑舌　25
閉鎖腔　43
閉塞性睡眠時無呼吸症候群　76
ベーチェット病　74
変形性関節症　61
ベンゾジアゼピン系薬剤　112
扁平苔癬　73,116,118
片麻痺　119

訪問看護師　16
訪問計画　132
訪問診療　127
ホームリライナー　98
補綴前外科処置　63
補綴象牙質　23
補綴装置　90

〈ま行〉
埋入手術侵襲　64
マネジメント　125
麻痺　123
摩耗　23
慢性期　204,208
慢性気管支炎　20
慢性閉塞性肺疾患　38

味覚　25

味覚異常　118
ミニメンタルステート試験　31
味蕾　25

無呼吸症候群　219
無呼吸低呼吸指数　76

迷走神経反射　45
命令嚥下　138
メインテナンス　13,87,100
メタボリックシンドローム　209
メピバカイン　103
免疫低下　120
免疫不全　213
免疫抑制　212
免疫抑制剤　116,212,213

〈や行〉
薬剤師　123
薬疹　118

有郭乳頭　25
ユニバーサルデザイン　187

要支援者　5
葉状乳頭　25
予防医学　7
予防的抗菌薬投与　112

〈ら行〉
ライフステージ　3

理学療法士　122
リクライニング位　154
リコール　100
リスク　106,222
リスク管理　111
立位移乗　175
リハビリテーション　3,128
リハビリテーション医学　7
リフト移乗　182
硫酸アトロピン　45
流動性知能　27
リライン　102
リラクセーション　153

るい痩　37
類天疱瘡　118

冷圧刺激法　151
歴年齢　20
連続嚥下　139

老人保健施設　127
老年症候群　29

〈わ行〉
ワーファリン　112
ワルファリン　110,112,201

〈英・数字〉
0.05%NaF配合洗口剤　83
1歯残存症例　192
38%フッ化ジアンミン銀溶液　81

AED　208
AHI（Apnea Hypopnea Index）　76
AI（Apnea Index）　76
American Heart Association　112
ASA（American Society of Anesthesiologists）　108

βラクタム系抗菌薬　56
BMI（Body Mass Index）　37,144
BPSD（Behavioral and Psychological Symptoms of Dementia）　30,198

Candida albicans　211
CRT-D　106
C型肝炎　110

direct therapy　149
DPC　115

EF（Ejection Fraction）　21
effortful swallow　155
excessive hypertension　108

Hugh-Jonesの分類　37
hypertensive emergency　108

hypertensive urgency　108

ICD　107
ICF　223
indirect therapy　149
Informed consent　131
Informed cooperation　131
Inter-disciplinary　16

medical emergency　108
MRSA　56

NICE（National Institute for Health and Clinical Excellence）　112
NST（Nutrition Support Team）　6,
　16,122,206

oral sealing　78
OSAS（Obstructive Sleep Apnea Syndrome）　76

PAP（Palatal Augmentation Prosthesis）　90,156,207
PLP　90,207
Polysurgery　68
PT-INR　62,112,201,209
pushing exercise　152

QOL　18,120

Shaker exercise　152
SPT　88
Stage I transport　136
Stage II transport　137
supraglottic swallow　152

think swallow　155
Tourette　68
Trans-disciplinary　16,130

VAP　206
VAS（Visual Analogue Scale）　225
VE（Videoendoscopy）　148
VF（Videofluorography）　146

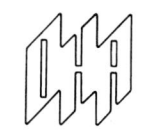

執筆者一覧

下山和弘（東京医科歯科大学歯学部口腔保健学科高齢者口腔保健衛生学分野）
櫻井　薫（東京歯科大学有床義歯補綴学講座）
深山治久（東京医科歯科大学大学院医歯学総合研究科麻酔・生体管理学分野）
米山武義（米山歯科クリニック）

飯田良平（鶴見大学歯学部高齢者歯科学講座）
石田　瞭（東京歯科大学摂食・嚥下リハビリテーション・地域歯科診療支援科）
上田貴之（東京歯科大学有床義歯補綴学講座）
大野友久（聖隷三方原病院リハビリテーション科歯科）
大渡凡人（東京医科歯科大学大学院医歯学総合研究科高齢者歯科学分野）
菅　武雄（鶴見大学歯学部高齢者歯科学講座）
関野　愉（日本歯科大学生命歯学部歯周病学講座）
田中　彰（日本歯科大学新潟病院　口腔外科）
外木守雄（東京歯科大学オーラルメディシン・口腔外科学講座）
戸原　玄（日本大学歯学部摂食機能療法学講座）
野原幹司（大阪大学歯学部附属病院顎口腔機能治療部）
福島正義（新潟大学大学院医歯学総合研究科口腔保健学分野）
又賀　泉（日本歯科大学新潟生命歯学部口腔外科学講座）
三浦雅明（埼玉県総合リハビリテーションセンター　歯科診療部）
山根源之（東京歯科大学オーラルメディシン・口腔外科学講座）
渡邊　裕（東京歯科大学オーラルメディシン・口腔外科学講座）

（敬称略・五十音順）

日本老年歯科医学会監修　高齢者歯科診療ガイドブック

2010年5月25日　第1版・第1刷発行

監修　一般社団法人　日本老年歯科医学会
編集　下山和弘／櫻井　薫／深山治久／米山武義
発行　財団法人　口腔保健協会

〒170-0003　東京都豊島区駒込1-43-9
振替00130-6-9297　Tel 03-3947-8301（代）
Fax 03-3947-8073
http://www.kokuhoken.or.jp/

乱丁・落丁の際はお取り換えいたします．　　印刷／三報社印刷・製本／愛千製本
©Kazuhiro Shimoyama, et al. 2010. Printed in Japan〔検印廃止〕
ISBN978-4-89605-263-3　C3047

本書の内容を無断で複写・複製・転載すると，著作権・出版権の侵害となることがありますので御注意下さい．

JCOPY＜（社）出版者著作権管理機構　委託出版物＞
本書の無断複写は著作権法上での例外を除き禁じられています．複写される場合は，そのつど事前に，（社）出版者著作権管理機構（電話 03-3513-6969，FAX 03-3513-6979，e-mail：info@jcopy.or.jp）の許諾を得て下さい．